国家卫生健康委员会"十四五"规划教材

全国高等职业教育教材

供老年保健与管理专业用

老年人常见疾病与用药

主　编　顾润国　任光圆

副主编　范新蕾　李　华

编　者（以姓氏笔画为序）

石晓峰（菏泽医学专科学校）

龙雨霏（昆明卫生职业学院）

付　勇（毕节医学高等专科学校）

任光圆（宁波卫生职业技术学院）

李　华（日照市人民医院）

吴樱樱（广东江门中医药职业学院）

况　炜（宁波卫生职业技术学院）

陈振华（重庆护理职业学院）

范新蕾（山东医学高等专科学校）

林　彬（山东药品食品职业学院）

顾润国（菏泽医学专科学校）

徐　艳（四川中医药高等专科学校）

人民卫生出版社

·北京·

图书在版编目（CIP）数据

老年人常见疾病与用药 / 顾润国, 任光圆主编. —
北京：人民卫生出版社, 2024.4（2025.5重印）
ISBN 978-7-117-35810-1

Ⅰ. ①老… Ⅱ. ①顾… ②任… Ⅲ. ①老年病–常见
病–用药法 Ⅳ. ①R592.05

中国国家版本馆 CIP 数据核字（2024）第 003103 号

人卫智网 www.ipmph.com 医学教育、学术、考试、健康，
购书智慧智能综合服务平台
人卫官网 www.pmph.com 人卫官方资讯发布平台

老年人常见疾病与用药

Laonianren Changjian Jibing yu Yongyao

主　　编：顾润国　任光圆
出版发行：人民卫生出版社（中继线 010-59780011）
地　　址：北京市朝阳区潘家园南里 19 号
邮　　编：100021
E - mail：pmph @ pmph.com
购书热线：010-59787592　010-59787584　010-65264830
印　　刷：三河市国英印务有限公司
经　　销：新华书店
开　　本：850 × 1168　1/16　印张：13
字　　数：411 千字
版　　次：2024 年 4 月第 1 版
印　　次：2025 年 5 月第 3 次印刷
标准书号：ISBN 978-7-117-35810-1
定　　价：59.00 元

出版说明

随着社会的发展,人们的生活水平不断提高,人口老龄化已经成为世界上大多数国家人口发展过程中的普遍现象。社会迫切需要大批的经过专业教育,具有良好职业素质,具有扎实的老年护理与保健知识,具有较强的操作技能和管理水平的高素质技术技能型人才。

老年保健与管理专业作为培养国家紧缺型养老服务技术技能人才的新专业,于2015年列入教育部《普通高等学校高等职业教育(专科)专业目录》。2019年以来,《国家职业教育改革实施方案》和《国务院办公厅关于推进养老服务发展的意见》等一系列文件的颁布为高等职业教育老年保健与管理专业的发展提出了要求并指明了方向。

为推动老年保健与管理专业的发展和学科建设,规范老年保健与管理专业的教学模式,适应新时期老年保健与管理专业人才培养的需要,在2019年8月教育部公布了《高等职业学校老年保健与管理专业教学标准》以后,人民卫生出版社在全国广泛调研论证的基础上,启动了全国高等职业教育老年保健与管理专业第一轮规划教材编写工作。

本套教材编写紧密对接新时代健康中国高质量卫生人才培养需求,坚持立德树人,德技并修,推动思想政治教育与技术技能培养融合统一,深入贯彻课程思政,在编写内容中体现人文关怀和尊老敬老的中华传统美德。教材遵循技术技能型人才成长规律,编写人员不仅包括开设老年保健与管理专业院校的一线教学专家,还包括来自企业的一线行业专家,充分发挥校企合作的优势,体现"双元"的职业教育教材编写模式。教材编写团队精心组织教材内容,优化教材结构,积极落实卫生职业教育改革发展的最新成果,创新编写模式,从而推动现代信息技术与教育教学深度融合。

本轮教材编写的基本原则:

1. **符合现代职业教育对高素质老年保健与管理专业人才的需求** 教材融传授知识、培养能力、提高技能、提升素质为一体,注重职业教育人才德能并重、知行合一和崇高职业精神的培养。重视培养学生的创新、获取信息及终身学习的能力,突出教材的启发性,为建设创新型国家提供人才支撑。

2. **体现衔接与贯通的职教改革发展思路** 教材立足高职专科层次学生来源及就业面向,实现教材内容的好教、好学、好用。突出教材的有机衔接与科学过渡作用,并将职业道德、人文素养教育贯穿培养全过程,为中高衔接、高本衔接的贯通人才培养通道做好准备。

3. **与职业技能等级证书标准紧密接轨** 职业技能等级证书标准以岗位需求为导向,注重多个学科的交融与交叉,是教学应达到的基本要求。因此教材内容和结构设计与职业技能等级证书考核要求和标准紧密结合,从而促进与1+X证书制度的有效融合,提高学生职业素养和技能水平,提升养老服务与管理人才培养质量。

本套教材共9种,供高等职业教育老年保健与管理专业以及相关专业选用。

前　言

随着我国人均寿命不断提高,老年人口数量快速增长。伴随着年龄增长,老年人机体结构与功能的退行性改变和疾病的发生率逐渐增加,相关健康问题日益突出。切实提高老年保健服务水平,让老年人拥有健康幸福的晚年,是实施积极应对人口老龄化国家战略的重要内容。老年保健服务工作者具备一定的老年常见疾病及用药方面的知识和较强的健康指导能力,将有助于提高对于老年人的日常保健和健康管理的水平,在老年人和医务人员之间搭建起沟通和健康促进的桥梁,协调各方共同维护好老年人健康。

本教材是全国高等职业教育老年保健与管理专业规划教材之一,教材编写团队根据老年保健与管理专业的人才培养目标、培养规格要求,顺应行业改革与发展趋势,以老年人的健康为中心,以疾病管理与用药指导为主线,以老年群体健康需求为重点,对接"1+X"老年照护等职业技能等级证书,确定了《老年人常见疾病与用药》的基本编写思路。一是教材内容结构突出专业特色,分析胜任老年保健与管理岗位工作所必需的素质、知识和技能,确定学习任务和服务情景,在疾病纳入上突出常见性、典型性和年龄相关性,排除少见病、罕见病和需长期在院治疗的严重疾病;在知识方面突出基本性和应用性,避免过多的纯理论探讨;技能方面注重与疾病诊治及康养相关的基本技能,尤其是居家和社区照护常用的基本技术培养;适当加大老年人疾病预防、健康管理等内容的比重。二是体现教材的思想性和时代性,紧紧围绕立德树人根本任务,强化学生的政治素质、公民素养和职业道德培养,凝练本课程的课程思政育人主题为"尊老爱老,无私奉献",围绕主题深入挖掘课程思政教育元素,有机融入教材内容编写,促进知识传授、能力培养和价值塑造相融合。三是贯彻以学生为中心的教育理念,注重教材的启发性与互动性,帮助学生把理论知识转化为专业服务能力,培养学生终身学习的意识;顺应学生学习习惯和需求,加强纸质版教材与数字资源的深度融合,建设形式多样、内容丰富的教学资源,构建立体化"融合教材",提高教材的可读性。

本教材共设计12章内容,其中前两章为总论,包括老龄化与老年疾病概论和老年人合理用药,分别介绍人口老龄化的现状与趋势、老年人健康状况的综合评估、老年人的生理特征、老年人疾病特征,以及年龄因素对药物治疗的影响和老年人合理用药等方面的知识;第三章至第十一章为各论,按照器官系统分别介绍了老年人呼吸、循环、消化、泌尿生殖、血液、内分泌、肌肉骨骼和结缔组织、神经等系统的常见疾病与用药相关知识,主要包括这些疾病的常见病因、典型临床表现、治疗原则、常用药物特点及用药注意事项、居家及社区护理要点、健康指导等内容;第十二章介绍了心肺复苏术和气道异物梗阻的紧急处理两项常用的急救技术。教材编写在内容呈现上力求简明扼要、形式统一;在疾病诊治与用药相关知识方面,与最新临床疾病诊疗规范和临床路径相一致,注重引入临床诊疗新理念、新标准、新技术。

希望学生通过本课程学习,掌握老年人临床常见疾病的基本知识,提高分析和解决老年人健康问题的能力,能及时发现和辨识老年人常见疾病的基本特征,指导患者及时就医;能为患病老年人提供正确的健康照护和居家、社区及机构康复指导,会指导老年人科学预防疾病、合理用药。

本教材编者来自国内各医药卫生类院校和医疗卫生机构,有着较为丰富的教学和临床一线工作经验。编写过程中,全体编者认真负责,历经多次集体讨论、交叉审稿、全员统稿等过程,努力提高教材的科学性、规范性、准确性,确保教材的编写质量。编者所在单位对教材的编写工作给予了大力支持,教材还借鉴和参考了相关教材和专家的一些观点和见解,在此一并表示感谢。

本教材主要作为老年保健与管理专业教学用书,也可作为智慧健康养老服务与管理专业老年人疾病与用药相关内容教学的教材,还可以作为广大老年保健及医养健康行业从业人员培训和自我学习提高的参考书。

　　尽管编者们努力工作,但由于水平和能力所限,教材仍然会存在一些错误和不足,敬请广大读者不吝赐教、提出批评意见,以利于我们在今后工作中不断提高和改进。

顾润国　任光圆

2024 年 4 月

目　录

第一章　老龄化与老年疾病概论

第一章
数字内容

学习目标

1. 掌握老年人生理特征性变化及疾病特征。
2. 熟悉老年人健康状况综合评估的基本内容和流程。
3. 了解我国人口老龄化现状及老年健康服务的保障体系。
4. 能从生理功能改变、疾病特征等维度对老年人用药原则等进行分析。
5. 具有知老、敬老、爱老的品质与助老的意识。

衰老是一个客观的、必经的生命过程,可表现出新陈代谢、免疫功能、脏器功能下降以及疾病状态等。老年健康服务工作者具备一定的老年常见疾病与用药方面的知识和健康指导能力,将有助于提高对于老年人日常照护和健康管理的水平,并能够在老年人和临床医务人员之间搭建起沟通和健康促进的桥梁,协调各方共同维护好老年人健康。

第一节　人口老龄化的现状与趋势

一、年龄与老年

（一）年龄

年龄是指一个人从出生到计算时实际生存的时长,年龄是具有生物学基础的自然标志,在涉及医学、法律时,实际年龄均采用周岁年龄计算。参照世界卫生组织对年龄划分的界限,44 岁以下为年轻人,45~59 岁为中年人,60 岁及以上为老年人。

（二）老年及老年人的年龄划分标准

1. 老年　是人生命过程中的最后一个时期,是随着人体结构功能的衰老而导致劳动和生活等能力显著降低的一个阶段。

2. 老年人的年龄划分标准　随着人类寿命的增加,老年人的年龄划分标准也在改变。根据《中华人民共和国老年人权益保障法》,我国老年人是指 60 周岁以上的公民。通常还将老年人分为低龄老年人（60~69 岁）、中龄老年人（70~79 岁）、高龄老年人（≥80 岁）。有一些国家的老年人的年龄划分标准为 65 岁及以上。随着平均寿命的提高及人口结构的变化,老年人的年龄划分标准也会做相应调整。

3. 人口老龄化　指人口生育率降低和人均寿命延长所导致的总人口中老年人口比例相应增长的

1

社会状态。通常当一个国家或地区 60 岁及以上老年人口达到人口总数的 10%，或 65 岁及以上老年人口达到人口总数的 7%，即意味着该国家或地区进入人口老龄化社会。

二、我国人口老龄化现状及趋势

（一）我国老年人口数量及发展趋势

1. 我国老年人口状况　第七次全国人口普查数据显示，我国 60 岁及以上人口为 2.64 亿，占比 18.7%，其中 65 岁及以上人口为 1.9 亿，占比达到 13.5%。我国老年人口呈现数量巨大且增长迅速、城乡及东西区域不平衡、女性老年人比例高等特点。

2. 我国老龄化进程趋势　我国人口老龄化进程还在继续加快，2010—2020 年，60 岁及以上、65 岁及以上人口比例分别上升了 5.44%、4.63%，与上个十年相比，上升幅度分别提高了 2.51%、2.72%。预计到 2050 年，我国人口老龄化将达到高峰，65 岁及以上老年人口占比将接近 30%。

（二）老年人健康状况变化及疾病发生趋势

由于老年人机体结构与功能的退行性改变及疾病发生率增加，随着老龄化程度不断加深，相关的健康问题日益突出，需要高度关注。

1. 退行性改变　老年人的退行性改变突出表现在脏器功能储备下降。人体器官具有一定范围的功能储备，不需要发挥到最大功能便可满足通常情况下的机体生理需要，随着机体代谢的需要，器官功能可以显著增加。如成人在安静时心脏每分钟的泵血量约为 5L/min，而剧烈运动时可达 30L/min。由于衰老引起的器官功能降低，导致储备不足，表现为机体在内、外环境变化较大时适应能力降低。加之老年人的整体代谢能力、免疫功能和机体自我修复能力也会明显下降，从而导致疾病发生率显著增加。

2. 老年性疾病发生趋势　截至 2018 年底，我国近 1.8 亿老年人患有慢性病，接近老年人口的 70%。老年人患病率排在前 3 位的慢性病依次为高血压、关节炎和消化系统疾病，老年人的高血压发病率约为 50%，其他常见高发疾病还包括冠心病、糖尿病、慢性支气管炎、前列腺病、骨关节退行性病变和恶性肿瘤等。另外，老年人慢性病共病发生率较高，不同年龄段老年人的慢性病共病模式有一定的差异。而在导致老年人死亡的疾病中，排名前 3 位的疾病分别是心血管疾病、糖尿病和恶性肿瘤。各种神经与精神心理性疾病发病率的上升也值得关注，如阿尔茨海默病、脑器质性精神病、抑郁症、焦虑症、偏执性精神障碍等。各类疾病严重影响了老年人生活能力，至 2018 年底，我国失能、部分失能老年人人数约 4 000 万；预计到 2030 年，由于人口快速老龄化将导致慢性病负担至少增加 40%。

第二节　老年人的生理特征

衰老（senescence）是指人的生命周期中随年龄增长而表现出的形态和功能进行性衰退的过程，又称老化（ageing）。有人认为老化是衰老的动态过程，而衰老是老化的发展结果。不同个体老化速度不同，同一个体的不同组织器官老化速度也不同步。

衰老在生理学上主要表现为随年龄的增长，人体器官系统、组织和细胞功能的退行性改变，对内外环境的适应能力逐渐减退，具有全身性、进行性、内在性、个体差异性和可干扰性等特点。

一、老年人生理的总体变化

（一）人体结构成分的变化

主要表现为机体水分减少。正常成年人的全身含水量，男性约占体重的 60%，女性约占体重的 50%，而随着年龄增长，机体的含水量逐渐减少，60 岁以上老年人全身含水量，男性占体重的 51.5%，女性占体重的 42%~45%。含水量的变化主要是细胞内的含水量减少，可从 42% 降至 35%，细胞外水分变化不大。同时，随着年龄增长老年人的新陈代谢逐渐减慢，摄入的热能转化为脂肪而蓄积，脂肪进一步转化为胆固醇，从而导致老年人体内总胆固醇含量增加。因此，在做老年人饮食指导时要考虑到这种变化。

（二）细胞的变化

随着年龄的增长，各种器官的细胞数量逐渐减少，细胞内水分减少，细胞出现萎缩、凋亡和坏死。其中，神经细胞是人体内最先衰老的细胞之一，如脑细胞从 40 岁开始减少，40~70 岁期间脑细胞可减少 20%。细胞的减少和萎缩引起各器官的重量减轻和功能下降。

（三）组织器官功能变化

一般来讲，老年人各种器官的功能均下降，典型变化包括头发变白、稀少，皮肤松弛出现皱褶；感觉尤其是视力、听力等特殊感觉功能下降；造血功能下降，造血组织逐渐被脂肪和结缔组织替代，红细胞和血红蛋白减少；交感和副交感神经的敏感性降低，内脏活动调节能力下降。脏器的基本功能退化也导致储备功能相对降低。通过老年人定期体检以及老年照护工作人员在日常工作中用心观察，可以及时发现老年人各方面功能的变化，从而采取必要弥补措施，避免疾病和意外发生。

（四）对内外环境适应能力变化

机体代谢功能随年龄增长减退，老年人会出现糖耐量降低、蛋白质分解代谢强于合成代谢、脂类消化吸收及合成降解减缓、细胞内液减少、血清钠增加、钙从骨组织向其他组织转移，以及脏器功能活动减弱，导致其对内外环境变化的适应能力下降。在日常的照护工作中，我们要及时发现老年人对内外环境适应能力的变化，给予关心、关爱和有效支持。

二、系统功能的主要变化

1. 呼吸系统　老年人肺泡总数逐年减少，并出现肺组织的弹力纤维减少和胶原纤维增多，肺泡壁弹性减弱，肺泡腔变大，肺泡扩张能力和回缩能力均减低；又由于骨质疏松，胸腰椎压缩、弯曲而向后凸出，肋软骨钙化，肋骨变水平、肋间隙增宽、胸廓前后径增宽，呈桶状变形，使胸廓运动受限，且呼吸肌纤维减少、肌肉萎缩，导致肺活量降低。一般到 70 岁，肺活量可下降 25%，为维持通气量，呼吸频率常代偿性加快。同时，气管及支气管软骨钙化、小气管弹性蛋白变性，也会导致呼吸道弹性降低、功能减退。此外，老年人还存在通气 / 血流比值失调、呼吸中枢反应性下降等改变。

2. 循环系统　老年人心肌出现退行性变化，心肌细胞的收缩力、自律性均下降。心室肌细胞收缩力减弱，射血能力降低，且心肌硬化引起心脏顺应性降低，心室充盈减少，进一步导致每搏输出量减少；窦房结细胞数量减少、起搏能力下降，房室结、房室束、束支不同程度纤维化致传导性下降，故静息心率降低，而精神紧张和运动时心率不能及时迅速提升，最大心率下降，恢复到静息心率的时间延长，且易出现期前收缩、心房颤动及传导功能的变化。

由于动脉硬化，大动脉弹性减退，对血压的缓冲作用减弱，心脏射血时大动脉扩张不足使收缩压迅速升高；而心脏舒张时大动脉不能相应地回缩维持血压，并且可能伴随因动脉瓣关闭不全而导致血液反流，引起舒张压迅速降低，因而脉压增大；但也常因血管腔狭窄，血流阻力增加，故舒张压亦升高。同时，由于静脉血管弹性降低，静脉易扩张影响血液回流，而发生静脉淤血致下肢肿胀等。

3. 消化系统　老年人消化系统功能减退可以表现为：齿龈萎缩，牙齿易松动脱落，造成咀嚼不充分；舌肌发生萎缩、体积减小，舌的运动能力减弱，对食物搅拌功能下降；口腔内唾液分泌减少；由于食管功能退化，食物在食管内的蠕动幅度减低致吞咽缓慢；消化酶分泌减少，导致化学消化功能减弱，引起消化不良；肠道平滑肌萎缩，蠕动减弱，使消化吸收功能减退，并易发生便秘。

4. 泌尿系统　肾脏随着年龄增长而逐渐萎缩，肾单位减少，70 岁时肾单位总数约为青年人的1/2~2/3。肾功能出现缓慢而渐进性的减退，但一般不会出现肾功能障碍。肾小球滤过率下降，肾小管功能随年龄增长而减退，浓缩、稀释功能下降和尿酸化功能受损，且较肾小球功能降低出现得早且明显。肾血流量亦随年龄增长而降低，自 40 岁起平均每年下降约 1.5%~1.9%。输尿管平滑肌变薄，输尿管收缩能力降低，输送尿液的速度减慢。膀胱肌肉萎缩、括约肌收缩无力，膀胱缩小，容量减少，致尿频及夜尿增多等。男性老年人可因前列腺肥大致排尿困难，女性因尿道和盆底肌肉萎缩，易发生压力性尿失禁和尿路感染。

5. 内分泌系统　内分泌器官随年龄增加发生萎缩而重量减少，其血液供应也相应减少，腺体组织退行性变化引起不同程度的内分泌紊乱，如甲状腺素和促甲状腺激素的合成和分泌减少致甲状腺功能减退,胰岛素分泌减少致糖尿病等。

6. 神经系统　脑细胞数量减少及脑血流量下降,出现脑萎缩、重量减轻,导致神经传导功能下降,出现反应时间延长,感觉、运动、认知功能减退,表现为老年人对疾病的反应不明显,运动迟缓,精细动作完成困难,平衡能力下降,易跌倒。老年人记忆力下降,尤其是近记忆下降,情感脆弱,情绪变化快,易冲动。老年人均会出现不同程度的视力障碍,因睫状肌调节能力降低致老视,晶状体蛋白质变性引起白内障,还可能出现视野狭窄、辨别力下降等。老年人还会出现如听力减退甚至耳聋,味觉、嗅觉迟钝,皮肤触觉、温觉及痛觉减弱,以及平衡觉功能减退等。

7. 运动系统　骨骼肌萎缩,肌肉组织间脂肪、结缔组织增加,肌肉假性肥大,收缩力减弱。骨骼中有机物质减少、无机盐增加,致骨的弹性和韧性降低、骨质疏松,易发生畸形和骨折。关节面软骨退化,关节面粗糙,关节周围组织纤维化,关节灵活度下降,易出现骨质增生及关节炎症等。

第三节　老年人疾病特征

一、老年人疾病类型

(一)中青年可发病而老年人患病率显著增高的慢性疾病

这类疾病可在中青年期发生,因老年人机体组织器官老年性变化及修复能力减弱,使得这类疾病在老年期更为常见或变得更为严重,如高血压、高脂血症、动脉粥样硬化、冠心病、脑卒中、慢性阻塞性肺疾病、糖尿病等。

(二)衰老基础上发生的与退行性改变相关的疾病

为老年人特有,且随年龄的增长而发病率增高、病情加重,如钙化性心脏瓣膜病、阿尔茨海默病、老年性耳聋等。

(三)衰老使机体功能减退而引起的急性疾病

与衰老引起机体免疫功能下降、长期劳损或青中年期患病使体质下降等多种因素相关,具有症状不典型、病情较严重等特点,如老年人肺炎等感染性疾病等,其中肺炎居高龄老人死亡原因的首位。

二、老年人疾病特征

(一)基本临床特征

1. 慢性疾病发病率增加　由于老年人调节能力与适应能力下降,任何不良因素都可能导致疾病。多数老年人患有慢性疾病,患病率达76%~89%,远高于中青年的23.7%,其中46%有运动功能障碍,17%生活不能自理。由于免疫功能下降,老年人感染性疾病发病率高,好发部位包括呼吸道、泌尿生殖道、胆道,且易致菌血症和败血症,其中老年人肺炎的总发病率达11.6%,总死亡率4%。而且,由于抵抗力低下,原寄生于体内对机体无损害的菌群成为致病菌,条件致病菌引起的感染常为多种细菌混合感染,并有多重耐药性,给治疗带来困难。

2. 症状隐匿而临床表现不典型　由于老年人感觉迟钝、机体对疾病的反应不敏感,容易出现在疾病初期,症状不明显、不典型,多表现为隐匿发展,病情重而症状轻甚至无症状,易造成漏诊或误诊。如老年人急性心肌梗死,可无心前区疼痛,而仅有胸闷气短,也有老年人心脏病发作时首发症状是晕厥和嗜睡;老年人肺部感染表现为精神萎靡,嗜睡等;老年人内脏穿孔可能仅有精神萎靡,而无典型的腹痛症状或压痛、反跳痛等体征。老年人慢性退行性疾病发病隐匿、发展缓慢,其生理机能减退与病理变化难以区分,这类疾病可以在较长时间内无临床症状,但当疾病慢性进展到一定阶段,器官处于功能衰竭的临界边缘,一旦出现应激反应,可使原尚能维持代偿状态的器官发生急性功能衰竭,病情将在短时间内迅速恶化。因此,应该加强对老年人相关疾病症状的观察,早期发现疾病征兆,及时就医,全面分析症状体征,通过必要的辅助检查,及时确诊治疗,避免病情恶化贻误治疗时机。

3. 病情发展迅速,易恶化,猝死率高　由于老年人器官的老化,功能储存能力不足,应激代偿能力减退,易出现器官功能迅速衰竭,导致病情迅速恶化。如老年重症肺炎患者,容易短时间内相继发生呼吸衰竭、心力衰竭和肺性脑病,直至多脏器衰竭而死亡。由于老年人心脑血管意外的危险因素明显增加、器官代偿能力不足,故易发猝死,65 岁以上猝死者占总猝死人数的 2/3,其中老年人心肌梗死猝死的发生率约为 8%。因此,对于老年患者,要加强病情监测,及时发现各类指标的异常变化,有效防范病情恶化和猝死等意外发生。

4. 常同时患多种疾病 老年人同时患多种疾病情况十分常见,甚至一个脏器同时存在多种病变,给疾病的诊断和治疗带来一定的困难。老年人慢性病共病患病率较高,多数老年人同时患 2 种慢性病,少数老年人同时患 3 种以上慢性病。因此,在老年人疾病诊治中,需要全面系统地考虑各种共患疾病的影响,采取个体化的综合治疗方案,争取最佳治疗效果。

5. 并发症多 老年患者尤其是高龄老人,患病后常易发生并发症,有时会出现多种并发症,严重威胁着老年人的生命安全。如,在某些疾病导致感染、血压变化、水和电解质代谢紊乱及酸碱失平衡等病理变化时,易出现淡漠、谵妄、昏迷等意识障碍及精神症状;在发热和腹泻等失水增加的情况下,易发生脱水等水和电解质代谢紊乱;因长期卧床、化疗及抗生素应用等原因,易并发感染,且常为多菌种及多重感染;在发生严重感染、创伤、急性中毒等疾病时,易引发多脏器衰竭,其中肺部感染是多脏器衰竭的主要诱因。

6. 心理精神因素影响大 进入老年后,脑内多种神经递质的传递能力下降,以及其他疾病的影响,导致老年人出现健忘、智力减退、注意力不集中、睡眠不佳、精神性格改变,同时由于社会角色的转变、身体状况的下降,心理方面存在再适应的问题,从而出现焦虑、忧郁、孤独感、急躁、多疑等心理变化。老年人心理障碍往往会以躯体化障碍出现,患者主观感觉以躯体障碍为主,临床上出现无法解释的身体障碍,或者症状、性质严重程度超出医学检查结果,在心理疏导及应用抗焦虑、抗抑郁药物后好转。此外,心理精神变化也将影响疾病发生发展,如紧张心理会破坏机体的免疫能力,加速肿瘤患者死亡。

7. 药物代谢与作用发生明显变化 由于老年人胃肠道黏膜萎缩、蠕动减少、血流减少,导致药物经主动转运的吸收减少,药物吸收速率减慢、总量减少;由于胃液 pH 轻度升高,与酸碱度有关的药物吸收受到影响。绝大多数老年人肌肉组织的药物吸收速率减慢,血药浓度上升缓慢,药物起效时间延长。由于体内水分减少,而脂肪含量增多,导致老年人水溶性药物分布的容积相应减少,脂溶性药物分布容积增加;由于血浆蛋白含量降低,血浆蛋白结合药物的数量减少,可出现游离药物浓度升高,在使用多种药物时,会存在对血浆蛋白竞争性结合。由于肝脏分解药物功能下降、肾脏排泄药物能力降低,导致药物代谢减慢、半衰期延长,在使用同等剂量药物的情况下,老年人的血药浓度会偏高。因此,老年人用药时要加强观察,必要时检测药物的血药浓度,以便及时发现和处理药物的不良反应。

（二）治疗特征

1. 依从性差 由于老年人记忆力差,总体认知能力下降,用药种类多而复杂,以及药物毒副作用和用药方便性等影响,导致部分老年患者不能遵医嘱用药。

2. 用药种类多 由于老年人多数存在多病共存,常常需要使用多种药物进行治疗。

3. 治疗手段相互影响 多病共存需要多种药物治疗,但由于药物之间相互作用和药物对脏器功能的毒副作用,治疗过程中会出现相互矛盾的问题。

4. 药物疗效存在个体差异 老年人健康状态个体差异大,对药物的反应也存在明显差异,因此即使同龄的老年人用药剂量和疗效也不同。

5. 药物不良反应多 由于肝肾功能减退,药物的代谢、排泄减慢,半衰期延长,清除率下降,且药物种类及剂量增加,体内蓄积增多,导致药物不良反应增加。

第四节 老年人综合评估

一、老年人综合评估概念及流程

（一）老年人综合评估（comprehensive geriatric assessment,CGA）

老年人综合评估是由老年全科医生、老年精神科医生、老年医学护士、社会工作者等人员组成的多学科团队,从老年个体生活质量、躯体健康、心理健康、功能状态以及已患疾病病情等多个维度,针对老年人功能、体能、精神、心理及社会关系等多维度状况进行分析评价,以衡量老年人整体健康状况的系统评价。

（二）评估流程

1. 初评　评估团队接到申请后对老年人进行调查和筛查性检查,提出初步诊治方案,包括针对性专科会诊检查及初步治疗措施等。

2. 专科检查　专科医生进行专科检查。

3. 全面评估　评估团队根据所有检查结果（含专科检查结果）及专科诊治意见,制订长期健康保健诊疗计划。

4. 随访　长期随访,定期监测,及时发现异常或变化并调整诊疗计划。

二、老年人综合评估内容

（一）生活质量评价

1. 生活质量的主观评价　包括生活满意度及主观幸福感。

（1）生活满意度（satisfaction with life,SWL）:是指个人对生活的总体感受及当前实际情况与预期希望之间、与他人之间差距的综合判断。生活满意度从对生活的兴趣、决心、毅力、知足感、自我概念和情绪等方面,评估评测对象心情、兴趣、心理、生理主观状态。

（2）主观幸福感（subjective well-being,SWB）:是指社会个体对其生活质量所做的整体评价,是反映个体生活质量的重要心理学参数,通过认知和情感两个基本要素进行评价。

2. 人类发展指数（human development index,HDI）是综合了人们预期寿命、受教育程度、经济发展等方面的指数,通过该指数以个体所在国家或地区整体发展水平来反映个体生活质量。

3. 经济状况　是决定生活质量的重要因素,对老年人物质和精神生活有广泛影响,通过对被调查者家庭经济来源、有无经济困难、是否定期或经常得到亲属或子女的经济资助、家庭有无失待业人员、单位工资福利待遇、医疗费用支付形式等进行经济状况评估,重点以个人收入是否满足个人消费、是否需要他人支援来衡量评定。

4. 文化水平　生活质量具有文化依赖性,个人文化的核心要素包括价值观、信念和信仰、习俗和道德观,决定着人们对健康、疾病、老化和死亡的认知和信念,是文化水平评估的主要内容。

5. 居住环境状况　居住环境是老年人生活场所,随着年龄增长、活动空间减小,居住环境在老年人学习、社交、娱乐及休息等方面的重要性更加凸显,环境因素的变化如超过了老年人的调节范围和适应能力则会产生不良影响。评价的区域包括一般居室、厨房、浴室、楼梯等,评估内容包括光线、温度等一般状况,水电、地面、家具、扶手、门锁等部位的安全防范措施,电话和紧急电话号码放置,应急措施与标记等,具体要求及表格参照相应技术标准。

（二）躯体健康评估

躯体健康状况评估主要包括形体健康状况、功能状态及有无疾病。形体健康状况判断根据体格指数及是否有显著驼背等畸形。功能状态的评估指标包括体力、反应及肢体活动度、步态、听视觉等方面,根据临床症状、体格检查及实验室检查等判断是否有病理性改变以及影响整体活动的重要器质性疾病。

（三）心理健康评估

1. 认知功能评估　包括感觉与知觉、记忆、思维等方面的评估。老年人感觉器官随年龄增长而感受能力下降,知觉反应相对减慢,由于老年人经验丰富,故其仍可维持一定知觉准确性,但存在定向力障碍,对时间、地点的判断易出现障碍;普遍存在记忆力减退现象,但个体差异较大;进行思维活动时常不能集中注意力,并存在思维迟钝、联想缓慢、计算能力下降等。

2. 情感评估　包括情感控制、喜悦与忧郁感、疑病倾向等。老年人不擅于控制个人情感,尤其喜悦、悲伤、愤怒和厌恶等情绪的表达,表达喜悦时用词较少,其忧郁情绪主要针对健康状态,气愤情绪主要源于个人得失和不愉悦的遭遇,老年女性具有更高的疑病倾向。对老年人的情绪评估主要关注焦虑和抑郁两方面,焦虑主要表现为无明确对象的紧张、不安、急躁;抑郁主要特征是情绪低落,典型表现有兴趣减退甚至消失、悲观失望、无助、疲乏、自我评价低,严重者感觉生命、生活没有意义,有自杀倾向。

3. 心理健康评估的基本方法 包括会谈法、观察法、心理测量法及医学检测法。会谈法通过带有目的性的会话,获得老年人的认知能力、思维能力、语言能力和情感等信息,也可针对性开展健康教育和心理支持;观察法通过有目的、有计划地观察老年人的行为、言谈、表情等,从而对其心理活动进行判断评估;常用的心理测量法包括心理测验法和评定量表法,前者通过一定测量手段如仪器测试个体在相应项目所做出的反应,后者是用标准化的测试项目如量表来测量某种心理特质;医学检测法通过体格检查和实验室检查,测量体温、脉搏、呼吸、血压、血清肾上腺皮质激素水平等,为心理评估提供客观依据。

（四）功能状态评估

1. 躯体功能状态 包括日常生活能力、功能性日常生活能力、高级日常生活能力。躯体功能状态评估常通过多种标准化的评估量表进行,使用最为广泛的是日常生活活动能力量表和工具性日常生活活动能力量表。

日常生活能力评估针对日常自理能力,如穿衣、进食、出行、个人卫生处理等。功能性日常生活能力评估针对自我活动能力,如购物、整理家务、做饭、洗衣、服药、旅游等;高级日常生活能力评估针对老年人主动参加社交、娱乐活动、工作承担的能力等。

跌倒可导致老年人灾难性后果,其风险评估是老年人躯体功能评估的重要内容。评估跌倒发生的危险因素包括:①内部因素,如身体衰弱致无力支撑身体平衡,肢体神经、关节、肌肉疾病致躯体活动灵活性降低,视听觉障碍,触觉和本体感觉功能下降,步态不稳及平衡功能下降,认知功能障碍,晕厥,直立性低血压等以及沮丧、抑郁、焦虑等不良心理状态等;②外部因素,如地面不平、湿滑,照明光线过强或过弱,障碍物,不合适的鞋袜,享受的社会服务水平等。

2. 社会功能状态 通过一般活动能力、家庭活动能力、社会活动能力三方面进行评估。一般活动能力通过了解老年人过去的职业、离退休时间和现承担工作情况,判断离退休对老年人是否带来不良影响,及是否适应一般外出活动。家庭活动能力从与家庭成员的相处情况、家庭中承担的家务活动、参与家庭活动情况等进行分析,判断其在家庭范围内的活动度及能力,以及家庭的支持度。社会活动能力通过收集老年人日常社会活动资料,对其自我概念和社会支持进行分析,并可通过其描述满意度、社会活动角色期望符合度,观察有无不良身心行为反应。

（五）已患疾病的评估

1. 重点人群 老年人群整体存在退行性改变和慢性病多发等情况,要提高医疗健康服务的针对性和及时性,应重点对以下类型老人进行已患疾病的评估:已有生活活动功能不全尤其近期恶化者、已有老年病综合征(活动力减弱、营养不良、大小便失禁等)、患多种慢性病者、同时服用多种药物者、多次住院者、精神心理异常者、社会支持系统存在问题者。

2. 已患疾病评估的内容 包括对老年患者实验室检查异常结果的合理判断,整体全面评估,以及对常见问题的评估及诊治。

（1）合理判断:老年患者实验室检查出现异常存在多种可能,如正常老年期改变、疾病所致、服用药物影响,因此要正确解读、合理判断,确认指标异常产生的原因,提高诊治的针对性。

（2）全面整体评估:老年患者常多病共存,如果按照疾病情况分别就诊,服用多科室医生开出的多种药物,发生药物不良反应的可能性显著提高。因此,必须从患者的整体性出发,对老年患者的健康状况进行全面评估、全面诊断并系统治疗。

（3）常见问题的评估与诊治:老年人存在体力减弱、反应减退、运动迟缓、记忆力下降、视力听力等感觉功能障碍、食欲减退、营养不良、不明原因全身疼痛、下肢水肿、便秘等,这些问题一方面对老年人的身心健康和生活质量产生不良影响,同时也可能是某些疾病的先期表现或信号,必须予以充分重视,不能简单归纳为老化所致而忽视,应及时进行针对性检查,以发现可能潜在的疾病。

思考题

1. 老年人系统功能的主要变化是什么?
2. 老年人疾病特征有哪些?
3. 老年人综合评估的内容有哪些?

（况　炜　任光圆）

第二章　老年人合理用药

第二章
数字内容

　学习目标

1. 掌握老年人用药原则。
2. 熟悉老年人药物治疗的影响因素及用药方案优化。
3. 了解老年人用药不良反应。
4. 能识别老年人用药不良反应,指导老年人合理安全用药。
5. 具有安全用药意识,以及关爱老年人、乐于奉献的职业素养。

案例

张先生,68岁,高血压合并糖尿病8年。定期服用贝那普利、螺内酯降压,血压波动范围为130~140/95~85mmHg,服用格列齐特降血糖,血糖波动范围为6~8mmol/L。张先生和朋友聊天听说氢氯噻嗪的效果较好,自行将螺内酯更换为氢氯噻嗪。1天前出现烦渴多尿,反应逐渐减慢现象,2小时后呼之不应。张先生平时失眠有服用地西泮等镇静催眠药的习惯,并自行服用促睡眠保健品。

请思考:

1. 张先生出现药物不良反应的原因是什么?
2. 如何对张先生进行用药健康指导?

第一节　老年人药物治疗的影响因素

药物治疗是最基本的临床疾病治疗手段。老年人药物治疗不仅要关注药物和机体的相互作用,也要关注老年人生理和生化功能的改变对药物体内过程的影响,以及老年人对药物敏感性和耐受性发生的变化。许多老年人患有多种疾病,用药复杂,依从性较差,这都会影响老年人药物治疗效果。因此,充分了解老年人药物治疗影响因素,可以更合理、安全、有效用药,减少不良反应,对促进老年人生命质量提高具有重要作用。

一、老年人药物代谢动力学特点

老年人药物代谢动力学（pharmacokinetics）是研究药物在老年人体内吸收、分布、代谢、排泄过

9

程和药物浓度随时间变化规律的科学。老年人年龄增加,生理功能减退,组织器官功能下降,这些因素都会影响药动学改变,进而影响药物到达作用部位和形成有效浓度的持续时间,而这些与药物治疗和毒性有密切关系。了解老年人药物代谢动力学特点,可以更好地发挥药物治疗效果,减少不良反应。

老年人药物代谢动力学特点:被动转运药物吸收不变,主动转运药物吸收减少,药物代谢能力减弱,排泄功能降低,血药浓度增高。

（一）药物吸收

药物从给药部位进入血液循环的过程称为药物的吸收过程。

1. 口服给药　口服给药是临床常用的给药途径,常见影响老年人口服药物吸收的影响因素如下:

（1）老年人胃壁细胞功能减退伴随胃肠道黏膜萎缩,导致胃酸分泌减少,胃液 pH 升高,从而影响药物溶解和解离度,最终影响药物吸收。例如,弱酸性药物巴比妥类、地高辛的吸收会因 pH 升高解离度增加,吸收减少。老年人消化道蠕动功能降低,胃排空速度减慢,药物在胃内停留时间延长,使弱酸性药物在胃中吸收增加,而由小肠吸收的药物进入小肠的时间延迟,吸收速率降低,血药达峰时间延迟,峰浓度降低。

（2）老年人胃肠道转运系统功能的降低会影响通过主动转运吸收的药物,如铁、半乳糖、葡萄糖、钙和维生素 B_1、B_6、B_{12} 及 C 在老年人体内吸收减少。

（3）老年人消化道黏膜吸收面积减少,肠道内液体量也相应减少,一些不易溶解的药物如氨苄西林、地高辛等吸收减慢。

2. 其他给药方式　老年人的皮肤黏膜吸收能力降低,舌下给药的途径药物吸收较差;因局部循环较差、肌肉萎缩,故皮下注射、肌内注射等途径给药会使药物吸收速率减慢。

（二）药物分布

药物分布是指药物吸收后从血液循环到达机体各个器官和组织的过程。药物分布不仅关系药物的蓄积、消除速度,也影响药效和毒性。影响药物体内分布的因素有血流量、机体组分、体液 pH 值、药物与血浆蛋白结合率及药物与组织的结合率等。

老年人总体重中水分和肌肉组织减少,脂肪比例相对增多,脂溶性药物在老年人组织中分布较多,作用持久,如地西泮、甲硝唑、利多卡因等;水溶性药物则分布较少,易出现血药浓度增高而发生中毒,如地高辛、苯妥英钠、对乙酰氨基酚等。

老年人体内血浆蛋白浓度减少,血浆蛋白结合率高的药物其游离药物浓度增加,药物作用增强,甚至出现毒性反应。如普萘洛尔、华法林、苯妥英钠、地西泮、氯丙嗪、吗啡等使用时,用药剂量和次数都应相对减少。当合并使用多种血浆蛋白结合率高的药物时,药物之间相互竞争蛋白结合部位,游离药物浓度增大,容易引起或加剧药物不良反应。例如,老年人合用华法林和阿司匹林时可引起严重的出血反应。

（三）药物代谢

药物代谢是指药物在体内发生的化学变化,又称生物转化。肝脏是药物代谢的主要器官。

老年人肝脏重量减轻,肝细胞数量减少、酶的合成和活性降低,使药物在肝脏代谢减慢,半衰期延长,造成主要经肝脏代谢的药物蓄积。但应注意有些肝药酶在老年人体内活性并不降低,如乙醇脱氢酶、乙酰化酶、葡萄糖醛酸转移酶等,药物通过这些酶代谢的速度并不减慢。

与年轻人相比,老年人肝血流量减少 40%~50%,肝代谢药物能力降低,首过效应减弱,生物利用度增加,多次或反复给药会使稳态血药浓度升高,导致药物蓄积,毒副反应增加。一些主要经肝脏消除的药物如普萘洛尔、利多卡因须适当调整给药量。

此外,老年人肝代谢药物的能力受吸烟、饮酒、疾病、用药、饮食等诸多因素的影响,不能仅由一般的肝功能测定来判断肝脏药物代谢能力。因此,老年人用药剂量个体化十分重要。

（四）药物排泄

排泄是指药物以原形或代谢产物的形式经不同途径排出体外的过程。肾脏是药物排泄的重要器官,老年人肾血流量减少,肾小球滤过率、肾小管分泌功能和重吸收功能降低,这些因素导致从肾脏排泄的原形药物和代谢物相应减少。药物的肾清除率降低,半衰期延长,药物易在体内蓄积,引起疗效改变或产生不良反应。老年人应用地高辛、金刚烷胺、阿替洛尔、卡托普利、锂盐等都因肾功能减退、排泄减少、半衰期延长而需减少剂量。肌酐清除率是有效评价肾功能的初筛手段，通过测定可对肾功能减退的老年人进行给药剂量调整。对于肾脏功能损伤严重的老年人用药，最好进行血药浓度的监测。

二、老年人药物效应动力学特点

老年人药物效应动力学是研究药物对老年人机体的作用及作用机制。药物效应与剂量、血药浓度、机体组织器官对药物的敏感性、耐受性相关。药效学是药物产生作用的理论基础，也是临床合理用药依据。老年人器官结构和功能的老化、适应能力下降、内环境稳定调节能力下降以及神经递质含量、受体数量与功能改变，都会对药效学产生影响。

老年人药物效应动力学特点：对大多数药物的敏感性增高、作用增强，对少数药物的敏感性降低，药物耐受性下降。

（一）老年人药物敏感性的改变

1. 中枢神经系统药物 老年人大脑重量减轻、脑血流量减少，中枢神经系统的高级神经功能衰退，对镇静催眠药、抗精神病药、抗抑郁药、中枢镇痛药等药物敏感性增强，容易发生血压变化、脑缺血和精神紊乱。例如，老年人使用地西泮易引起精神运动障碍等不良反应。

2. 内分泌系统药物 老年人内分泌系统的改变，适当补充性激素有缓解作用，但长期大量补充激素则会引起新的平衡紊乱。例如，雌激素易引起女性子宫内膜及乳腺癌变，雄激素易引起男性前列腺肥大或癌变。老年人耐受胰岛素及葡萄糖的能力均有所下降，大脑耐受低血糖的能力减弱，易发生低血糖性昏迷。老年人的同化代谢及异化代谢呈负平衡，对促进蛋白异化的皮质激素作用敏感，易致骨质疏松或自然骨折。

3. 心血管系统药物 老年人心血管系统功能减退，压力感受器的功能受损，血压调节功能不全，对升压药和降压药的反应均较强烈。对作用稍强的降压药易发生直立性低血压，而应用拟肾上腺素类药物可引起血压骤升，诱发脑出血。老年人β肾上腺素受体数量或密度随增龄而减少，亲和力降低，导致对β受体激动药和拮抗药反应较弱。例如，老年人对异丙肾上腺素的正性频率作用、血管和支气管平滑肌的松弛作用均减弱。

4. 抗凝血药 老年人肝脏合成凝血因子的能力下降，维生素K含量不足或吸收障碍引起维生素K缺乏，血管壁弹性纤维减少等都会导致机体对抗凝血药敏感性增高。老年人对肝素和华法林非常敏感，使用后出血发生率增加。

5. 利尿药 老年人水盐调节及酸碱平衡能力较弱，强效利尿药易致失水、失钠，特别是失钾，严重时可发生休克。

（二）老年人药物耐受性下降

1. 多药合用耐受性明显下降 老年人神经递质受体改变，对药物的耐受性明显降低，单一用药或少数药物合用的耐受性较多药合用好，且能各自发挥预期疗效，但若多药合用，容易因药物作用过强发生不良反应。所以合并用药时要注意调整剂量，尽量减少用药品种。

2. 对易引起缺氧的药物耐受性差 老年人呼吸系统、循环系统功能降低，应尽量避免使用影响呼吸和循环功能的药物。哌替啶对呼吸有抑制作用，老年患者要慎用。

3. 对易引起电解质紊乱和酸碱失衡的药物耐受性下降 老年人由于肾调节功能和酸碱代偿能力较差，使机体对易引起电解质紊乱和酸碱失衡药物的耐受性下降，故使用此类药物时剂量宜小、间隔时间宜长。

4. 对肝肾有损害的药物耐受性下降 老年人肝、肾功能降低，对损害肝肾功能的药物耐受性下降。例如，老年患者要慎用利血平和异烟肼。

三、老年人用药依从性

依从性是指患者对药物治疗方案的执行程度。老年人慢性病治疗效果与患者依从治疗方案服药密切相关。世界卫生组织报告显示，老年慢性病患者的用药依从率平均只有50%左右。用药依从性的影响因素很多,包括患者、药物、疾病、社会和医务人员等因素。老年人记忆力减退,部分存在安全用药意识薄弱、自我风险管理能力较差,不能严格遵守医嘱服药,易发生漏服、多服、自行更改剂量、自行停药等现象。部分老年患者还轻信电视广告和药品推销员,购买服用一些不必要的药物。此外,药物的形状和理化性质也会影响用药依从性,药片过大,老年人吞咽功能下降,会导致服药困难。因此,针对性地提高老年患者服药依从性是控制病程进展、提升药物治疗效果的关键。

第二节　老年人用药不良反应

药物不良反应(adverse drug reaction, ADR)是指与用药目的无关,并为患者带来不适或痛苦的反应。老年人由于药动学的改变,各系统、器官功能及代谢能力逐渐衰退,机体耐受性降低,对药物敏感性发生变化,药物不良反应发生率增高。所以在临床用药时,应注意掌握用药剂量和间隔时间,并针对所用药物的特定不良反应症状密切观察,尽量避免不良反应的发生,及早发现以便采取补救措施。

一、药物不良反应类型

药物不良反应按性质不同可分为以下几类:

1. 副作用(side reaction)　又称副反应,是由于药物作用的选择性低,具有多个作用,当某一作用作为治疗目的时,其他作用就成为副作用,药物副作用和治疗作用可随着用药目的不同而发生变化。例如,阿托品用于麻醉前给药时,其抑制腺体分泌作用为治疗作用,而松弛平滑肌、加快心率等为副作用;当用于治疗胃肠痉挛时,其松弛平滑肌作用为治疗作用,抑制腺体分泌则为副作用。

2. 毒性反应(toxic reaction)　是指用药剂量过大、用药时间过长或机体对药物敏感性过高时,药物对机体产生的危害性反应。用药后立即发生的毒性反应称为急性毒性,多损害循环、呼吸及神经系统功能。长期反复用药,药物在体内蓄积而缓慢发生的毒性反应称为慢性毒性,多损害肝、肾、骨髓、内分泌等功能。致突变、致畸及致癌作用是药物损伤细胞遗传物质所致慢性毒性中的特殊毒性反应,简称"三致反应",常用于评价药物的安全性。毒性反应一般比较严重,但是可预知,应该避免发生。

3. 变态反应(allergic reaction)　又称过敏反应,是药物作为抗原或半抗原所引发的病理性免疫反应。致敏物质可以是药物本身,也可以是药物的代谢产物或药物制剂中的其他物质。变态反应发生与药物原有药理效应、用药剂量无关,且症状和程度各不相同,从轻微的皮疹、发热至肝功能损害、休克等。因此,用药前应询问患者有无用药过敏史,并按规定确定是否需做过敏试验,凡有过敏史或过敏试验阳性反应者禁用。

4. 后遗效应(residual effect)　是指停药后血药浓度已降至最小有效浓度以下时残存的药理效应。例如,服用巴比妥类催眠药后,次晨出现的困倦、头晕、乏力等现象。

5. 停药反应(withdrawal reaction)　又称反跳反应,是指长期应用某些药物,突然停药使原有症状迅速重现或加剧的现象。例如,长期应用普萘洛尔降血压,突然停药可出现血压骤升。

6. 依赖性(dependence)　是指长期应用某些药物后,患者对药物产生主观和客观上连续用药的现象。若停药后仅表现为主观上的不适,没有客观上的体征表现,称为习惯性(habituation)或精神依赖性;若用药时产生欣快感,而停药后不仅会出现主观上的不适,还会发生严重生理功能紊乱的戒断症状,称为成瘾性(addiction)或生理依赖性。

7. 特异质反应(idiosyncratic reaction)　是指少数患者因遗传异常而对某些药物产生的异常反应。例如,缺乏葡萄糖-6-磷酸脱氢酶的患者,应用伯氨喹、磺胺类药物时可发生溶血性贫血。

二、老年人不良反应发生率高的原因

1. 同时接受多种药物治疗　老年人常患多种疾病,接受多种药物治疗,易产生药物的相互作用,加强或减弱药物效果,增加药物不良反应。老年人药物不良反应发生率与用药种类成正相关,用药品

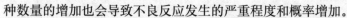

种数量的增加也会导致不良反应发生的严重程度和概率增加。

2. 药动学和药效学改变　老年人药动学的改变让药物在血液和组织内的浓度变化,使药物作用增强或减弱。老年人耐受性和敏感性的改变使药物代谢和排泄能力减弱,具有药理活性的代谢产物易产生蓄积毒性。

3. 滥用非处方药　有些老年人因缺乏医药知识,擅自更换治疗药物或服用滋补药、保健药和抗生素,用药不当也易产生药物不良反应。

三、老年人常见高风险用药

由于生理生化功能改变,老年人按成年人的常规量用药,容易出现药效过强或毒性蓄积而发生不良反应。老年人常见高风险用药见表 2-1,使用此类药物的不良风险可能超过预期获益,应做好不良反应观察及用药监督工作,帮助老年人合理安全用药。

表 2-1　老年人常见高风险用药

药物	不良反应
神经系统药物	
劳拉西泮	神经系统不良反应(镇静时间延长、健忘、共济失调、认知功能障碍、行为异常);跌倒;低血压;呼吸抑制
阿普唑仑	半衰期延长;神经系统不良反应(镇静时间延长、嗜睡、健忘、共济失调、认知功能障碍、情绪激动、烦躁不安、幻觉、精神错乱、抑郁);跌倒和骨折;低血压;呼吸抑制
苯海索	抗胆碱能不良反应(口干、视物模糊、心动过速、恶心、呕吐、尿潴留、便秘);长期应用可出现神经系统不良反应(嗜睡、抑郁、记忆力下降、幻觉、意识混乱)
艾司唑仑	神经系统不良反应(镇静时间延长、嗜睡);跌倒
唑吡坦	神经系统不良反应(认知功能障碍、烦躁不安、幻觉、精神错乱、反应时间延长);跌倒和骨折
地西泮	半衰期延长;神经系统不良反应(镇静时间延长、嗜睡、健忘、共济失调、认知功能障碍、烦躁不安、幻觉、精神错乱、抑郁);跌倒和骨折;低血压;呼吸抑制
解热镇痛抗炎药	
双氯芬酸	消化道出血、溃疡;肝损伤;肾损害;高血压
布洛芬	消化道出血、溃疡;肝损伤;肾损害;高血压
吲哚美辛	神经系统不良反应;消化道出血、溃疡或穿孔;肝损伤;肾损伤
心血管系统药物	
利血平(>0.1mg/d)	神经系统不良反应(镇静、抑郁、嗜睡);直立性低血压;胃肠功能紊乱
多沙唑嗪	直立性低血压;脑血管和心血管疾病;尿失禁、排尿障碍;神经系统不良反应(眩晕、轻微头晕、嗜睡)
地高辛(>0.125mg/d)	严重心律失常(QT 间期延长和尖端扭转性心律失常)
胺碘酮	严重心律失常(QT 间期延长和尖端扭转性心律失常)
抗过敏药	
氯苯那敏	抗胆碱能不良反应(便秘、口干、尿潴留);神经系统不良反应(镇静时间延长、嗜睡、意识不清、谵妄);心电图变化(QT 间期延长)
苯海拉明	抗胆碱能不良反应(口干、视物模糊、胃肠道反应);神经系统不良反应(镇静、头晕、意识障碍);心电图变化

续表

药物	不良反应
内分泌系统药物	
胰岛素	低血糖风险（谨慎增加剂量）
格列本脲	长效药物，可引起低血糖
血液系统药物	
华法林	个体差异大；蛋白结合率高，过量易致大出血
氯吡格雷	血液系统不良反应（血小板减少、中性粒细胞减少、胃肠道出血、紫癜、鼻出血、眼部出血、血尿、颅内出血）；神经系统不良反应（头痛、头晕、意识混乱、幻觉）
噻氯匹定	血液系统不良反应（中性粒细胞减少、粒细胞缺乏、血栓性血小板减少性紫癜、再生障碍性贫血、出血倾向）
呼吸系统药物	
茶碱	心脏不良反应（心房纤维化、心房扑动、心动过速等）；神经系统不良反应（癫痫、失眠、易激惹）；恶心及腹泻（剂量相关性）
消化系统药物	
莨菪碱类	抗胆碱能作用强，避免使用（特别是长期使用）
颠茄生物碱	抗胆碱能作用强，避免使用（特别是长期使用）
泌尿系统药物	
螺内酯	心力衰竭患者高血钾风险增加，尤其剂量 >25mg/d，合并使用非甾体抗炎药、血管紧张素转化酶抑制剂、血管紧张素受体拮抗剂或补钾制剂

四、老年人常见药物不良反应症状

老年人常见药物不良反应症状包括皮肤、消化系统、呼吸系统、心血管系统、神经系统、泌尿系统、全身性症状等，其中皮肤、消化系统、呼吸系统的不良反应发生率较高。老年人常见药物不良反应症状见表 2-2。

表 2-2　老年人常见药物不良反应症状

器官或系统	不良反应症状
皮肤及附件	皮疹、荨麻疹、瘙痒、皮炎、皮下血肿、瘀斑
消化系统	恶心、呕吐、腹泻、便秘、胃肠出血、腹痛、肝功能异常、黄疸
呼吸系统	呼吸困难、咳嗽、气促
心血管系统	高血压、低血压、心律不齐、房室传导阻滞
神经系统	头晕、失眠、精神症状、嗜睡
泌尿系统	少尿、尿频、蛋白尿、尿潴留、血尿、下肢水肿
代谢及营养障碍	高血糖、低血糖、高血钾、低血钾、低钠血症
全身性	高热、惊厥、寒战、过敏样反应

第三节　老年人用药原则

老年人随着年龄增加,药物体内过程和药效学也随之发生变化,进而影响药物疗效及安全性。临床用药应结合老年人的生理功能变化及药物的药动学和药效学特点,权衡利弊合理用药,保障老年人健康。

（一）受益原则

受益原则是指老年人用药要有明确的指征,用药受益/风险>1,即治疗盖处大于风险方可用药。治疗时应选择疗效确切而不良反应少的药物,尽量避免不适宜用药。例如,对于无器质性心脏病、无血流动力学障碍的心律失常老年人,长期用抗心律失常药可使死亡率增加,应尽可能不用或少用抗心律失常药。

（二）5种药物原则

5种药物原则是指用药品种尽量不超过5种。许多老年人多病共存,联合用药种类越多,不良反应发生率越高。对患有多种疾病的老年人,在保证药物疗效的情况下,不宜盲目应用多种药物,用药种类应尽量简单,最好5种以下,治疗时分轻重缓急,注意药物间潜在的相互作用。同时重视非药物治疗,减少和控制服用补药。

（三）小剂量原则

老年人肝肾功能多有不同程度减退,或合并有多器官严重疾病,药物耐受性低,用药剂量需个体化,力求用最低的药物剂量来解决问题。老年人用药剂量要准确适宜,从小剂量开始逐渐达到适宜于个体的最佳剂量,一般开始用成人量的1/4~1/3,然后根据临床反应调整剂量,直至出现满意疗效而无药物不良反应为止。老年人用药剂量的确定,要综合考虑年龄、健康状况、治疗反应等因素,遵守剂量个体化原则。

（四）择时原则

择时原则是根据时间生物学和时间药理学的原理,选择最合适的用药时间进行治疗,实现以最小剂量,达到最佳疗效和最小毒性的治疗效果。人体的许多生理功能,如心排血量、胃酸分泌、血浆蛋白水平、肝药酶的活性、尿液和胆汁的排泄等均存在明显的昼夜节律。老年人常用药物最佳用药时间见表2-3。

表2-3　老年人常用药物最佳用药时间

服用时间	药物名称	说明
清晨	肾上腺皮质激素	减少对下丘脑-垂体-肾上腺皮质系统的反馈抑制,避免导致肾上腺皮质功能下降
餐前	抑酸药、促胃肠动力药、降糖药（磺酰脲类）	饭前服用,更好发挥药物疗效
	抗菌药（头孢拉定、头孢克洛、阿莫西林、阿奇霉素）	进食延缓药物吸收,减少药物对胃肠道刺激
餐中	非甾体抗炎药	减少药物对胃肠道刺激
餐后	铁剂、抗肿瘤药	对消化道刺激较大,饭后服用可以减轻胃肠不适
睡前	催眠药	睡前服用后安然入睡
	钙剂（碳酸钙）	睡前服用减少食物对钙吸收的影响,更好利用钙
	血脂调节药（他汀类）	肝脏合成胆固醇峰期多在夜间,睡前服药提高疗效
	平喘药	凌晨容易发生哮喘,睡前服药止喘效果好

（五）暂停用药原则

老年人用药期间,应密切观察患者状态,一旦出现新症状,应明确是药物不良反应还是病情进展。前者应停药,后者考虑增加药量或调整用药。对于服药的老年人出现新的症状,停药受益可能多于加药受益。若停药后症状好转或消失,说明是药品不良反应,多数药品不良反应在停药后数天至3周内消失。

第四节 优化老年人用药方案

药物治疗方案是根据患者疾病诊断,制订治疗目标,从而选择适当的治疗方法。在药物治疗过程中,应监测临床与实验室各项指标,如符合预期结果则继续原治疗方案,如发现治疗效果不佳则要找到原因、修正原治疗方案或制订新的治疗方案,最后评估治疗结果,实现患者痊愈或最大限度地改善病情,提高生活质量。

一、明确用药目的

明确老年人疾病诊断及药物作用,及时反馈患者的用药感受及疾病症状变化,协助医生优化用药治疗方案。老年人并非所有自觉症状、慢性病都需药物治疗,如轻度消化不良、睡眠欠佳等,只要注意饮食卫生、避免情绪波动均可避免用药。

二、掌握用药剂量和数量

老年人初始用药宜从小剂量开始,并酌情增加至适宜剂量。对患有多种疾病的老年人,应掌握用药种类和数量,关注多药联用可能产生的不良反应。对养老机构老年人自带药物,应统一登记并保管,并由专业人员对自带药品进行管理,避免因老年人自行使用药物发生不良反应。

三、选择最佳用药剂型和时间

对老年人而言,注射给药相比其他给药方式更容易出现不良反应,所以应尽量采用口服药物,只有在急、危、重和无法选择口服药的情况下,才选择注射用药。口服给药优先选择长效制剂或缓释制剂等,方便患者使用。口腔黏膜干燥的老年人,服用片剂、胶囊制剂时要给予充足的水送服。胃肠功能不稳定的老年人不宜服用缓释剂,因为胃肠功能的改变影响缓释药物的吸收。对吞咽困难的老年人不宜选用片剂、胶囊制剂,宜选用液体剂型,如冲剂、口服液等。许多食物和药物同时服用后相互作用会干扰药物吸收,应充分记录老年人的进食及作息时间,反馈给医生合理安排用药时间和用药间隔。

四、观察药物不良反应

老年人对药物和外界反应敏感性降低且部分同时存在多种疾病,因而造成老年人不良反应症状往往不明显,发现时常已引起严重后果。用药前应全面了解老年人既往和现在的用药情况、药物过敏史、肝肾功能、吞咽能力等,以及老年人对用药相关知识的掌握程度。对不良反应高危人群主动进行监测,有效地在早期发现不良事件并及时处理,教会老年人和家属观察药物不良反应,保证老年人安全用药。

五、加强用药指导宣教

用药指导可促进患者合理用药,提高用药依从性。应向老年人及家属详细介绍药物服用方法、不良反应以及注意事项,嘱咐遵医嘱服药,牢记服药时间,服药期间不能随意停服或漏服,定期复查,以便及时调整用药,尤其是对有多种疾病共存或属于过敏体质的老年人。对于空巢、独居老人,可将每日服用药物置于药盒里,标注好药物信息,提醒老人将药盒放置在醒目位置,养成按时服药的习惯。借助专题讲座、宣传资料、科普视频等多种形式向老年人及家属普及疾病用药知识,提高用药健康素养。

六、避免滥用保健滋补药品

老年人机体免疫力下降,适当地进补对保健有一定作用,但要恰到好处,保健品用之不当会适得其反。部分老年人因缺乏医药知识,轻信电视或手机视频宣传,擅自服用药物和保健品,容易引起药物不良反应。应教育老年人患病后到正规医院诊断治疗,避免随意自我药疗,也不宜随意联合用药,避免滥用中草药、滋补药及各类保健品。

思考题

简述老年人用药原则。

（陈振华）

第三章 老年人呼吸系统疾病与用药

第三章
数字内容

 学习目标

1. 掌握上呼吸道感染、慢性支气管炎、慢性阻塞性肺疾病、肺炎、睡眠呼吸暂停低通气综合征、支气管哮喘、肺结核的典型临床表现、药物治疗原则和健康指导措施。
2. 熟悉老年人常见呼吸系统疾病的病因及辅助检查手段。
3. 了解老年人常见呼吸系统疾病的并发症及病理变化。
4. 能识别老年人常见呼吸系统疾病的典型症状,能进行合理用药指导、日常生活指导和健康教育。
5. 具有关爱老年人、耐心细致的职业素养。

第一节　急性上呼吸道感染

王先生,60 岁,于 3 天前受凉后出现发热,咳嗽、咳痰,伴有鼻塞,流涕呈白色浑浊。无恶心、呕吐,无胸闷、气短。服用复方甘草片、阿莫西林等,症状未见明显缓解。查体:体温 38.7℃,呼吸运动正常,双肺呼吸音清,未闻及干湿性啰音及胸膜摩擦音。

请思考:

1. 王先生可能患了什么病? 依据是什么?
2. 如何为王先生进行健康指导?

急性上呼吸道感染(acute upper respiratory tract infection)简称上感,为鼻腔、咽或喉部急性炎症的总称。主要病原体是病毒,少数是细菌。通常病情轻、病程短,有自限性,预后良好。急性上呼吸道感染好发于冬春季节,多为散发,有一定的传染性,可在气候突变时小规模流行,老年人因免疫功能低下或有慢性呼吸道疾病更易发病。该病主要通过含有病毒的飞沫空气传播,或经污染的手和用具接触传播,应提倡做好个人防护,做到有效预防。

一、病因

急性上呼吸道感染有 70%~80% 由病毒引起,包括鼻病毒、冠状病毒、腺病毒、流感和副流感病毒

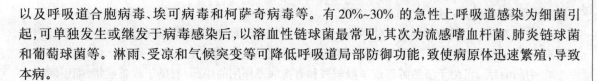

以及呼吸道合胞病毒、埃可病毒和柯萨奇病毒等。有 20%~30% 的急性上呼吸道感染为细菌引起,可单独发生或继发于病毒感染后,以溶血性链球菌最常见,其次为流感嗜血杆菌、肺炎链球菌和葡萄球菌等。淋雨、受凉和气候突变等可降低呼吸道局部防御功能,致使病原体迅速繁殖,导致本病。

二、临床表现

临床表现有以下类型。

1. 普通感冒(common cold) 多为病毒感染引起,起病较急。主要表现为鼻部症状,如喷嚏、鼻塞、流清水样鼻涕,也可表现为咳嗽、咽干、咽痒或烧灼感甚至鼻后滴漏感。2~3 天后鼻涕变稠,可伴咽痛、流泪、味觉迟钝、呼吸不畅、声嘶等,有时可由于咽鼓管炎致听力减退。严重者有发热、轻度畏寒和头痛等。体检可见咽部轻度充血。一般 5~7 天痊愈,伴发并发症者可致病程迁延。

2. 急性病毒性咽炎和喉炎 由鼻病毒、腺病毒、流感病毒、副流感病毒以及肠病毒、呼吸道合胞病毒等引起。临床表现为咽痒和灼热感,咽痛不明显,咳嗽少见。急性喉炎多为流感病毒、副流感病毒及腺病毒等引起,临床表现为明显声嘶、讲话困难,可有发热、咽痛或咳嗽,咳嗽又使咽痛进一步加重。体检可见喉部充血、水肿,局部淋巴结轻度肿大和触痛,有时可闻及喉部的喘息声。

3. 急性咽扁桃体炎 病原体多为溶血性链球菌,其次为流感嗜血杆菌、肺炎链球菌和葡萄球菌等。起病急,咽痛明显,伴发热、畏寒,体温可达 39℃ 以上。查体可发现咽部明显充血,扁桃体肿大和充血,表面有黄色脓性分泌物,有时伴有颌下淋巴结肿大、压痛,而肺部查体无异常体征。

三、辅助检查

1. 血液检查 因多为病毒性感染,白细胞计数正常或偏低,伴淋巴细胞比例升高。细菌感染者可有白细胞计数与中性粒细胞增多和核左移现象。

2. 病原学检查 因病毒类型繁多,且明确类型对治疗无明显帮助,一般无需病原学检查。需要时可用鼻拭子、咽拭子、血清学诊断或病毒分离鉴定等方法确定病毒的类型。细菌培养可判断细菌类型并做药物敏感试验以指导临床用药。

四、并发症

少数患者可并发急性鼻窦炎、中耳炎、支气管炎。以咽炎为表现的上呼吸道感染,部分患者可继发溶血性链球菌引起的风湿热、肾小球肾炎等,少数患者可并发病毒性心肌炎,应予警惕。有基础疾病的老年患者,如慢性阻塞性肺疾病和支气管哮喘、支气管扩张等,可诱发急性加重。心功能不全患者可出现心衰加重。

五、诊断与鉴别诊断

根据鼻咽部症状和体征,结合血液检查和胸部 X 线检查,可作出临床诊断。一般无需病因诊断,特殊情况下可进行细菌培养和病毒分离,或病毒血清学检查等确定病原体。

急性上呼吸道感染须与流行性感冒相鉴别。流行性感冒为流感病毒引起,可为散发,时有小规模流行,病毒发生变异时可大规模暴发。起病急,鼻咽部症状较轻,但全身症状较重,伴高热、全身酸痛和眼结膜炎症状。病毒检查可供鉴别。

六、治疗

由于尚无特效抗病毒药物,急性上呼吸道感染以对症治疗为主,同时戒烟、注意休息、多饮水、保持室内空气流通和防治继发性细菌感染。

1. 对症治疗 对有鼻后滴漏感和咽干的患者可予伪麻黄碱治疗以减轻鼻部充血,亦可局部滴鼻应用,必要时加用解热镇痛类药物,包括对乙酰氨基酚、布洛芬等。有哮喘病史者忌用阿司匹林。

2. 抗病毒药物治疗 奥司他韦和利巴韦林有较广的抗病毒谱,对流感病毒、副流感病毒和呼吸道合胞病毒等有较强的抑制作用,可缩短病程。

3. 抗生素治疗　普通感冒无需使用抗生素。有白细胞升高、咳黄痰等细菌感染证据,可根据当地流行病学史和经验选用口服青霉素类、第一代头孢菌素或大环内酯类抗生素等药物。

4. 中药治疗　可给予清热解毒或辛温解表和有抗病毒作用的中药,有助于改善症状,缩短病程。

七、健康指导

1. 增强体质,提高抵抗力　指导老年人适当锻炼、规律生活、加强营养,避免受凉和过度劳累,可以增强抵抗力、降低易感性。

2. 做好防护,减少传播　上呼吸道感染流行时应戴口罩,避免前往人多的公共场所。在养老机构老年人发生急性上呼吸道感染时,应避免集体用餐,送餐至老年人居室。老年人居室每半日开窗通风1次,每次不少于30分钟。通风时,老年人应注意保暖,避免因室内外温差过大加重病情。

3. 严密观察,及时发现病情变化　早晚测量体温,并做好健康记录。如有呼吸困难、胸闷、憋喘等症状,应及时送医。

4. 遵医嘱用药　按时服药,密切观察服药后病情变化,如有过敏等不良反应时应及时就医。

5. 关心关爱,平缓情绪　严密观察和了解老年患者心理状态,为其营造良好的氛围和舒适环境,向老年患者介绍上呼吸道感染的疾病过程,避免因担心疾病而造成心理紧张和情绪波动,对不能自理的老年患者应给予更多的关怀和照顾。

第二节　慢性支气管炎

 案例

赵先生,59 岁。间断咳嗽、咳痰伴喘息5 年,加重2 周。

患者于5 年前受凉后出现咳嗽、咳痰伴喘息,痰量中等且黏稠,自服抗炎及止咳药(具体不详)后缓解。此后5 年反复出现上述症状,多于冬春季节出现,咳嗽以晨间和夜间明显,咳嗽时伴有咳痰,多为白色黏痰,痰量时有增多或呈黄色,每次发作常迁延1 个月以上,经治疗后稍缓解,每年发作3~4 个月左右。2 周前因受凉后咳嗽、咳痰加重,痰液呈黄色黏液状,不易咳出。吸烟30 余年,20~30 支/d。

请思考:

1. 赵先生可能患了什么疾病? 依据是什么?

2. 如何为赵先生进行健康指导?

慢性支气管炎(chronic bronchitis)简称慢支,是气管、支气管黏膜及其周围组织的慢性非特异性炎症。临床上以咳嗽、咳痰为主要症状,或有喘息,每年发病持续3 个月或更长时间,连续2 年或2 年以上,并排除具有咳嗽、咳痰、喘息症状的其他疾病。

一、病因

本病病因尚未完全清楚,可能是多种环境因素与机体自身因素长期相互作用的结果。

1. 吸烟　吸烟是最重要的环境发病因素,烟草中的焦油、尼古丁和氢氰酸等化学物质具有多种损伤效应,吸烟者慢性支气管炎的患病率比不吸烟者高2~8 倍。

2. 职业粉尘和化学物质　接触职业粉尘及化学物质,如烟雾、变应原、工业废气等,浓度过高或接触时间过长,均可能促进慢性支气管炎发病。

3. 空气污染　大量有害气体如二氧化硫、二氧化碳、氯气等可损伤气道黏膜上皮,使纤毛清除功能下降,黏液分泌增加,为细菌感染增加条件。

4. 感染因素　病毒、支原体、细菌等感染是慢性支气管炎发生发展的重要原因之一。病毒感染以流感病毒、鼻病毒、腺病毒和呼吸道合胞病毒常见。细菌感染常继发于病毒感染,常见病原体为肺炎链球菌、流感嗜血杆菌和葡萄球菌等。这些感染因素同样造成气管、支气管黏膜的损伤和慢性炎症。

5. 其他因素　免疫功能紊乱、气道高反应性、自主神经功能失调、年龄增大等机体因素和气候等环境因素，均与慢性支气管炎的发生和发展有关。如老年人肾上腺皮质功能减退，细胞免疫功能下降，溶菌酶活性降低，从而容易造成呼吸道的反复感染。寒冷空气可以刺激腺体增加黏液分泌，纤毛运动减弱，黏膜血管收缩，局部血液循环障碍，有利于继发感染。

二、临床表现

（一）症状

主要症状为咳嗽、咳痰或伴有喘息。缓慢起病，病程长，反复急性发作而使病情加重。急性加重系指咳嗽、咳痰、喘息等症状突然加重，主要原因是由病毒、细菌、支原体和衣原体等病原体引起的呼吸道感染。

1. 咳嗽　一般晨间咳嗽为主，睡眠时有阵咳或排痰。较重者则咳嗽频繁，甚至常年不断。

2. 咳痰　一般为白色黏液或浆液泡沫性痰，偶可带血。清晨排痰较多，起床后或体位变动可刺激排痰。急性发作伴有细菌感染时，多为黏液脓性痰，痰量亦随之增加。

3. 喘息或气急　喘息明显者可能伴发支气管哮喘。若伴肺气肿时可表现为活动后气促。

（二）体征

早期多无异常体征。急性发作期可在背部或双肺底闻及干、湿啰音，咳嗽后可减少或消失。如伴发哮喘可闻及广泛哮鸣音并伴呼气期延长。

三、临床分期

按病情进展可分为急性加重期和临床缓解期。

1. 急性加重期　咳嗽、咳痰、喘息等症状任何一项明显加剧，或一周内出现脓性或黏液脓性痰，痰量明显增多，或伴有发热等炎症表现。

2. 临床缓解期　经治疗或自然缓解后症状基本消失或偶有轻微咳嗽和少量痰液，并保持2个月以上。

四、辅助检查

1. X线检查　早期可无异常。反复发作者表现为肺纹理增粗、紊乱，呈网状或条索状、斑点状阴影，以双下肺明显。

2. 呼吸功能检查　早期无异常。如有小气道阻塞时，最大呼气流速-容量曲线在75%和50%肺容量时流速明显降低。

3. 血液检查　细菌感染时可出现白细胞总数和/或中性粒细胞计数增高。

4. 痰液检查　可培养出致病菌。涂片可发现革兰氏阳性菌或革兰氏阴性菌。

五、诊断

依据咳嗽、咳痰或伴有喘息，每年发病持续3个月，连续2年或2年以上，并排除其他可以引起类似症状的慢性疾病（如肺结核、支气管扩张、支气管哮喘、间质性肺疾病等）可作出诊断。

六、治疗

（一）急性加重期的治疗

1. 控制感染　多依据患者所在地常见病原菌，经验性选用抗生素，一般口服，病情严重时静脉给药。如左氧氟沙星0.4g/次，每日1次。如果能培养出致病菌，可按药敏试验选用抗生素。感染彻底控制后，应及时停用抗菌药物，以免长期应用引起副作用或细菌产生耐药性。

2. 镇咳祛痰　可使用复方甘草合剂10ml/次，每日3次。干咳为主者可用镇咳药物，鼓励患者多饮水以有助于咳出痰液。对老年体弱无力咳嗽或痰量较多者，应以祛痰为主，不应选用强烈镇咳药

（如可待因），以免抑制中枢，加重呼吸道的阻塞和炎症，导致病情恶化。

3. 平喘 有气喘者可加用支气管扩张剂，如氨茶碱 0.1g/ 次，每日 3 次。

（二）缓解期治疗

1. 戒烟，应避免吸入有害气体和其他有害颗粒。

2. 增强体质，预防感冒。

3. 反复呼吸道感染者可试用免疫调节剂或行中医中药治疗。

七、健康指导

1. 疾病知识指导 让患者及家属了解慢性支气管炎的相关知识，认识到本病可发展成慢性阻塞性肺疾病甚至肺源性心脏病，应积极配合治疗，减少急性发作。

2. 生活方式指导 告知患者要积极参加体育锻炼，增强体质，预防机体对疾病的易感性。适时增添衣物，注意保暖，避免受凉。经常开窗通风，保持室内空气新鲜。

（1）戒烟：应根据患者吸烟的具体情况，指导患者戒烟，必要时可药物干预。动员家属戒烟，减少烟雾吸入。

（2）运动指导：根据患者情况选择合适的体育运动，如健身操、太极拳、跑步等；指导患者进行腹式呼吸锻炼，有利于改善通气功能。

3. 用药指导 遵医嘱用药。反复呼吸道感染者可用板蓝根、野菊花、桑叶等中草药熬汤饮用。

4. 自我病情监测指导 告知患者及家属病情变化的征象，如体温升高、呼吸困难加重、咳嗽剧烈、咳痰不畅等，均提示病情变化或加重，需及时就诊。

5. 心理指导 严密观察和了解患者心理状态，关心关爱患者，帮助患者预防和缓解精神压力以及纠正和治疗病态心理。

第三节 慢性阻塞性肺疾病

 案例

李先生，74 岁。反复咳嗽、咳痰、喘息 20 余年，活动后气促 5 年，加重 1 周。患者反复咳嗽、咳痰20 余年，常于天气转凉或着凉后出现上述症状，经治疗症状可明显改善，但每天晨起时仍有咳嗽，以白色黏痰为主。近 5 年来出现活动后胸闷、气促，休息后缓解。1 周前着凉后出现咳嗽、咳痰和气喘，痰多黏稠，活动后气短加重。年轻时有吸烟嗜好，已戒烟 10 年。

体格检查：体温 37.6℃，脉搏 96 次 /min，呼吸频率 28 次 /min，血压 120/78mmHg。口唇发绀，胸廓呈桶状，呼吸运动减弱，触觉语颤减弱，叩诊呈过清音，听诊呼吸音减弱，双下肺可闻及细湿啰音。

辅助检查：胸部影像学检查显示双肺肺气肿改变。

请思考：

1. 对李先生病情观察的重点有哪些？

2. 如何为李先生进行健康指导？

慢性阻塞性肺疾病（chronic obstructive pulmonary disease，COPD）简称慢阻肺，是呼吸系统常见病，其特征是持续存在的呼吸系统症状和气流受限。在我国，慢阻肺是慢性肺源性心脏病和慢性呼吸衰竭最常见的病因。

一、病因

本病病因与慢性支气管炎相似，可能是多种环境因素与机体自身因素长期相互作用的结果。具体见本章第二节。

二、临床表现

（一）症状

起病缓慢，病程较长，早期可以没有自觉症状。主要症状包括：

1. 慢性咳嗽　随病程发展可终身不愈。常晨间咳嗽明显，夜间阵咳或排痰。

2. 咳痰　一般为白色黏液或浆液泡沫性痰，偶可带血丝，清晨排痰较多。急性发作期痰量增多，可有脓性痰。

3. 气短或呼吸困难　是慢阻肺的标志性症状，最初在较剧烈活动时出现，后逐渐加重，以致在日常活动甚至休息时也感到气短。

4. 喘息和胸闷　部分患者特别是重度患者或急性加重时出现喘息。

5. 其他　晚期患者有体重下降，食欲减退等。

（二）体征

早期多无异常体征。随病情进展可出现肺气肿体征，主要表现为：桶状胸，呼吸浅快，两肺呼吸音减弱，呼气延长，部分患者可闻及干、湿啰音，心音遥远。

三、辅助检查

1. 肺功能检查　是判断持续气流受限的主要客观指标。吸入支气管扩张剂后，第 1 秒用力呼气容积（FEV_1）/用力肺活量（FVC）<70% 可确定为持续气流受限。

2. 胸部 X 线检查　慢阻肺早期胸片无异常变化。随着病情进展，可出现肺纹理增粗、紊乱等非特异性改变，也可出现肺气肿。X 线胸片改变对慢阻肺诊断的特异性不高，但对于与其他肺疾病进行鉴别具有重要价值，对于明确自发性气胸、肺炎等常见并发症也十分有用。

3. 胸部计算机体层成像检查　计算机体层成像（computed tomograph，CT）检查可见慢阻肺小气道病变的表现、肺气肿的表现以及并发症的表现，但其主要临床意义在于排除其他具有相似症状的呼吸系统疾病。

4. 血气检查　对确定发生低氧血症、高碳酸血症、酸碱平衡失调以及判断呼吸衰竭的类型有重要价值。

5. 其他　慢阻肺合并细菌感染时，外周血白细胞计数增高，核左移。痰培养可能查出病原菌。

四、诊断

根据吸烟等高危因素史、临床症状和体征等资料，临床可以怀疑慢阻肺。肺功能检查确定持续气流受限是慢阻肺诊断的必备条件，吸入支气管扩张剂后，FEV_1/FVC<70% 为确定存在持续气流受限的界限，若能同时排除其他已知病因或具有特征病理表现的气流受限疾病，则可明确诊断为慢阻肺。

五、并发症

1. 慢性呼吸衰竭　常在慢阻肺急性加重时发生，出现低氧血症和 / 或高碳酸血症，出现缺氧和二氧化碳潴留的临床表现。

2. 自发性气胸　如有突然加重的呼吸困难，并伴有明显发绀，患侧肺部叩诊为鼓音，听诊呼吸音减弱或消失，应考虑并发自发性气胸，通过 X 线检查可以确诊。

3. 慢性肺源性心脏病　由于慢阻肺引起肺血管床减少及缺氧致肺动脉收缩和血管重塑，导致肺动脉高压，右心室肥厚扩大，最终发生右心功能不全。

六、治疗

（一）稳定期的治疗

1. 戒烟　劝导吸烟的患者戒烟是减慢肺功能损害最有效的措施，对吸烟的患者采用多种宣教措施，有条件者可以考虑使用辅助药物。

2. 支气管扩张剂　是目前控制症状的主要措施。可短期按需给药以暂时缓解症状，也可长期规律应用以预防和减轻症状。

（1）β₂肾上腺素受体激动剂：短效制剂如沙丁胺醇气雾剂，100~200μg（每喷100μg）/次，疗效持续4~5小时，每24小时不超过8~12喷。长效制剂如沙美特罗、福莫特罗等，每日吸入2次。

（2）抗胆碱药：短效制剂如异丙托溴铵气雾剂，持续6~8小时，40~80μg（每喷20μg）/次，每天3~4次。长效制剂有噻托溴铵粉吸入剂，每次吸入18μg，每日1次。

（3）茶碱类：茶碱缓释或控释片，0.2g/次，每12小时1次；氨茶碱，0.1g/次，每天3次。

3. 糖皮质激素　目前常用剂型有沙美特罗加氟替卡松、福莫特罗加布地奈德。

4. 祛痰药　对痰不易咳出者可应用，常用药物有盐酸氨溴索，30mg/次，每日3次；N-乙酰半胱氨酸，0.6g/次，每日2次；或羧甲司坦，0.5g/次，每日3次。后两种药物可以降低部分患者急性加重的风险。

5. 长期家庭氧疗　对慢阻肺并发慢性呼吸衰竭者可提高生活质量和生存率。长期家庭氧疗的使用指征为：①PaO₂≤55mmHg或SaO₂≤88%，有或没有高碳酸血症；②PaO₂55~60mmHg或SaO₂<89%，并有肺动脉高压、右心衰竭或红细胞增多症（血细胞比容>0.55）。一般用鼻导管吸氧，氧流量为1.0~2.0L/min，吸氧时间>15h/d。目的是使患者在海平面、静息状态下，达到PaO₂≥60mmHg和/或使SaO₂升至90%以上。

（二）急性加重期的治疗

1. 确定急性加重的原因　最多见的原因是细菌或病毒感染，根据病情严重程度决定门诊或住院治疗。

2. 支气管扩张剂　药物同稳定期。有严重喘息症状者可给予较大剂量雾化吸入治疗，如应用沙丁胺醇500μg/次，或沙丁胺醇1 000μg/次加异丙托溴铵250~500μg，通过小型雾化器给患者吸入治疗以缓解症状。

3. 低流量吸氧　发生低氧血症者可用鼻导管吸氧，或通过文丘里面罩吸氧。鼻导管给氧时，吸入的氧浓度为28%~30%，应避免吸入氧浓度过高引起二氧化碳潴留。

4. 抗生素　当患者呼吸困难加重，咳嗽伴痰量增加、有脓性痰时，应依据患者所在地常见病原菌及其药物敏感情况积极选用抗生素治疗。

5. 糖皮质激素　对病情较重患者可考虑口服泼尼松龙30~40mg/d，也可静脉给予甲泼尼龙40~80mg/次，每日1次，连续5~7天。

6. 机械通气　对于并发较严重呼吸衰竭的患者可使用机械通气治疗。

7. 其他治疗措施　合理补充液体和电解质以保持机体水电解质平衡。注意补充营养，保证热量和蛋白质、维生素等营养素的摄入，必要时可以选用肠外营养治疗。积极排痰治疗，最有效的措施是保持机体有足够体液，使痰液变稀薄；其他措施包括刺激咳嗽、叩击胸部、体位引流等方法。

七、健康指导

1. 疾病知识指导　让患者及家属了解慢性阻塞性肺疾病的相关知识，使其认识到疾病虽然是不可逆的改变，但要积极治疗和护理以减少急性发作，改善呼吸功能，延缓病情发展，提高生活质量。指导其以积极的心态对待疾病，理解预防为主、康复锻炼的意义，鼓励主动进行治疗和康复锻炼，配合治疗和照护。

2. 生活方式指导　告知患者要增强体质，养成良好的生活方式。

（1）戒烟：应根据患者吸烟的具体情况，指导患者戒烟，必要时可药物干预。动员家属戒烟，减少烟雾吸入。

（2）运动指导：根据患者情况选择合适的体育运动，如气功、健身操、太极拳、跑步等。指导患者进行腹式呼吸锻炼，有利于改善通气功能。进行耐寒锻炼，提高机体耐寒及抗病能力。

（3）生活指导：指导患者因天气变化及时增减衣物，避免淋雨、受凉、疲劳等降低机体抵抗力的因素。在冬春季节，注意保暖，避免直接吸入冷空气。尽量少去公共场所，保持居室通风，调节适宜的温度、湿度。指导患者进食高热量、高蛋白、高维生素的易消化饮食，以提高机体的抵抗力。避免过冷、过热、产气食物或引起便秘的食物，以防因腹胀而影响膈肌运动。

3. 用药指导　遵医嘱应用抗生素、支气管舒张药和祛痰药物,指导患者正确定时定量地使用气雾剂和其他药物,注意观察疗效和不良反应。

4. 自我病情监测指导　注意呼吸困难的程度,如出现呼吸加快、口唇发绀、心悸胸闷、乏力气短、难以平卧等症状,要马上吸氧,及时就医,以缓解缺氧状态,预防呼吸衰竭发生。

5. 心理指导　鼓励患者正视疾病,认识 COPD 是影响老年人健康的常见疾病,指导患者和家属了解疾病知识,并以积极的心态对待疾病。

第四节　肺　炎

刘女士,65 岁。反复发热伴阵发性咳嗽 20 天。

患者 20 天前无明显诱因出现反复发热,体温最高可达 39.4℃,伴畏寒、寒战,阵发性咳嗽,偶有白色黏痰,不易咳出。无痰中带血丝,无胸闷、憋气。自服感冒药等药物治疗后症状无改善。查体:急性病容,呼吸急促,皮肤灼热、干燥,左侧呼吸运动幅度减少,叩诊稍浊,呼吸音减低,可闻及胸膜摩擦音。

请思考:

1. 刘女士可能患了什么疾病? 依据是什么?

2. 如何为刘女士进行健康指导?

肺炎(pneumonia)是指终末气道、肺泡和肺间质的炎症,可由病原微生物、理化因素、免疫损伤、过敏及药物所致。细菌性肺炎是最常见的肺炎,也是最常见的感染性疾病之一。肺炎按解剖分类可分为大叶性(肺泡性)肺炎、小叶性(支气管性)肺炎和间质性肺炎。长期卧床的危重患者多发生小叶性肺炎。按病因分类可分为细菌性肺炎、非典型病原体所致肺炎、病毒性肺炎、肺真菌病及其他病原体所致肺炎。按肺炎的获得环境分为社区获得性肺炎(CAP)和医院获得性肺炎(HAP)两类。

一、病因与发病机制

发生肺炎决定于两个因素:病原体和宿主。如果病原体数量多,呼吸道局部和全身免疫防御系统损害,即可发生肺炎。病原体可通过下列途径引起社区获得性肺炎:①空气吸入;②血行播散;③邻近感染部位蔓延;④上呼吸道定植菌的误吸。医院获得性肺炎还可通过误吸胃肠道的定植菌(胃食管反流)和通过人工气道吸入环境中的致病菌引起。除了金黄色葡萄球菌、铜绿假单胞菌和肺炎克雷伯菌等可引起肺组织的坏死性病变易形成空洞外,肺炎痊愈不遗留瘢痕,肺的结构与功能均可恢复。

二、临床表现

根据病原体或者患病环境不同,患者的临床表现均不相同,老年人常见的感染种类如下。

（一）细菌性肺炎

细菌性肺炎类型较多,不同的细菌感染,临床表现不同。

1. 肺炎球菌肺炎　以肺炎链球菌肺炎最常见,发病前常有受凉、淋雨、疲劳、醉酒、病毒感染史,多有上呼吸道感染的前驱症状。起病多急骤,高热、寒战,全身肌肉酸痛,体温通常在数小时内升至39~40℃,体温高峰在下午或傍晚,或呈稽留热,脉率随之增速。可有患侧胸部疼痛,放射到肩部或腹部,咳嗽或深呼吸时加剧。痰少,可带血或呈铁锈色,偶有恶心、呕吐、腹痛或腹泻,易被误诊为急腹症。细菌性肺炎的症状变化较大,可轻可重,取决于病原体和宿主的状态。肺炎球菌肺炎常见症状为咳嗽、咳痰,或原有呼吸道症状加重,并出现脓性痰或血痰,伴或不伴胸痛。肺炎病变范围大者可有呼吸困难,呼吸窘迫。

2. 葡萄球菌肺炎　本病起病多急骤,寒战、高热,体温多高达 39~40℃,胸痛,痰脓性,量多,带血丝或呈脓血状。毒血症状明显,全身肌肉、关节酸痛,体质衰弱,精神萎靡,病情严重者可早期出现周围循环衰竭。院内感染者通常起病较隐袭,体温逐渐上升。老年人症状可不典型。血源性葡萄球菌肺炎常有皮肤伤口、疖痈和中心静脉导管置入等,或有静脉吸毒史,咳脓性痰较少见。

（二）支原体肺炎

潜伏期约 2~3 周,通常起病较缓慢。症状主要为乏力、咽痛、头痛、咳嗽、发热、食欲不振、腹泻、肌痛、耳痛等。咳嗽多为发作性干咳,咳少量黏液。发热可持续 2~3 周,体温恢复正常后可能仍有咳嗽。偶伴有胸骨后疼痛。肺外表现更为常见,如皮炎（斑丘疹和多形红斑）等。病变常经 3~4 周后自行消散。部分患者出现少量胸腔积液。血白细胞总数正常或略增高,以中性粒细胞为主。

（三）病毒性肺炎

好发于病毒性疾病流行季节,临床症状通常较轻,与支原体肺炎的症状相似,但起病较急,发热、头痛、全身酸痛、倦怠等较突出,常在急性流感症状尚未消退时,即出现咳嗽、少痰或白色黏液痰、咽痛等呼吸道症状。老年人易发生重症病毒性肺炎,表现为呼吸困难、发绀、嗜睡、精神萎靡,甚至发生休克、心力衰竭和呼吸衰竭等并发症,也可发生急性呼吸窘迫综合征。本病常无显著的胸部体征,病情严重者有呼吸浅速、心率增快、发绀、肺部干湿啰音。白细胞计数正常、稍高或偏低,血沉通常在正常范围,痰涂片所见的白细胞以单核细胞居多,痰培养常无致病菌生长。

（四）肺真菌病

肺真菌病是最常见的深部真菌病。近年来由于广谱抗菌药物、糖皮质激素、细胞毒性药物及免疫抑制剂的广泛使用,器官移植的开展,以及免疫缺陷病如艾滋病增多,肺真菌病有增多的趋势。临床表现无特异性。

三、辅助检查

1. 血液检查　白细胞计数正常或增高,中性粒细胞百分比增高多见,部分患者血白细胞总数不高,中性粒细胞百分比 <80%。

2. 血培养和胸腔积液培养　非污染标本血液和胸腔积液培养是病原学诊断的最可靠依据。

3. 痰培养　老年患者由于咳嗽反射减弱和精神状态改变,咳出的痰量较少,因此痰阳性率低于年轻患者,且因口咽部定植菌发生率高,对于培养结果需综合判断。

4. 影像学检查　对疑似患者均需常规做 X 线检查,CT 检查诊断肺炎的敏感性和特异性优于 X 线检查,在老年人中其应用价值高于一般人群。

四、诊断

社区获得性肺炎临床诊断依据是:①新近出现的咳嗽、咳痰或原有呼吸道疾病症状加重,并出现脓性痰,伴或不伴胸痛;②发热;③肺实变体征和/或闻及湿啰音;④白细胞计数 >10×10⁹/L 或 <4.0×10⁹/L,伴或不伴中性粒细胞核左移;⑤胸部 X 线检查显示片状、斑片状浸润性阴影或间质性改变,伴或不伴胸腔积液。以上 1~4 项中任何 1 项加第 5 项,除外非感染性疾病可作出诊断。

五、治疗

（一）细菌性肺炎

抗感染治疗是肺炎治疗的最主要环节。老年人、有基础疾病或需要住院的社区获得性肺炎,常用氟喹诺酮类,第二、三代头孢菌素,β-内酰胺类/β-内酰胺酶抑制剂,可联合大环内酯类抗生素。医院获得性肺炎常用第二、三代头孢菌素,β-内酰胺类/β-内酰胺酶抑制剂,氟喹诺酮类或碳青霉烯类抗生素。

（二）支原体肺炎

大环内酯类药物为首选,如红霉素、罗红霉素和阿奇霉素。氟喹诺酮类如左氧氟沙星、加替沙星和莫西沙星等以及四环素类也用于肺炎支原体肺炎的治疗,疗程一般 2~3 周。

（三）病毒性肺炎

常用的病毒抑制药物有利巴韦林、阿昔洛韦、更昔洛韦等。

六、健康指导

1. 疾病知识指导　对患者及家属进行有关肺部感染知识的教育，使其了解肺部感染的病因和诱因。指导患者遵医嘱按疗程用药，出院后定期随访。出现高热、心率增快、咳嗽、咳痰、咯血、呼吸困难、胸痛等症状及时就诊。

2. 生活方式指导　多吃富含高蛋白和富含维生素C的食物，避免吃刺激性及生冷的食物。适当加强体育锻炼，增强体质。注意个人和公共卫生。保持口腔卫生，预防吸入性肺炎。指导老年人戒烟、限酒。长期卧床者应注意经常改变体位、翻身、叩背，随时咳出气道内痰液。

3. 疫苗应用指导　易感人群如老年人、居住养老院或长期居住在护理机构的人群可接种流感疫苗、肺炎疫苗等，以预防发病。

第五节　支气管哮喘

王先生，55岁。咳嗽、发热2周，喘息5天。

患者2周前受凉后出现咽痛、咳嗽、发热，以干咳为主，最高体温37.8℃，口服感冒药后发热症状明显改善，但咳嗽症状改善不明显。5天前出现喘息，夜间明显，自觉呼吸时有喘鸣音，常常于夜间憋醒，接触冷空气或烟味后症状加重。既往过敏性鼻炎10年，经常使用抗过敏药物，无烟酒嗜好，其父患湿疹多年。

请思考：

1. 王先生初步诊断为什么疾病？依据是什么？

2. 该如何初步处理？

3. 如何为王先生进行健康指导？

支气管哮喘（bronchial asthma）简称哮喘，是一种以慢性气道炎症和气道高反应性为特征的异质性疾病，以反复发作性的喘息、呼气性呼吸困难、胸闷和咳嗽等为主要症状，伴有可变的呼吸气流受限。

一、病因

哮喘的病因复杂，与多基因遗传和环境双重因素有关。

（一）遗传因素

哮喘患者亲属患病率高于群体患病率，亲缘关系越近，患病率越高。

（二）环境因素

1. 吸入性变应原　如尘螨、花粉、真菌、动物毛屑、二氧化硫、氨气等各种特异和非特异性吸入物，尘螨和真菌是室内空气中的主要变应原，花粉与草粉是室外常见的变应原。

2. 感染　如细菌、病毒、原虫、寄生虫等。

3. 食物　牛奶、鸡蛋、海鲜及调味食品等。

4. 药物　普萘洛尔、阿司匹林等。

二、临床表现

典型表现为发作性伴有哮鸣音的呼气性呼吸困难，可伴有气促、发作性胸闷和咳嗽。哮喘症状可在数分钟内发作，持续数小时至数天，用支气管舒张药治疗后缓解或自行缓解。夜间及凌晨发作或加重是哮喘的特征之一。发作时胸部有广泛的哮鸣音,呼气音延长。但轻度哮喘或非常严重哮喘发作时,哮鸣音可不出现。心率增快、奇脉、胸腹反常运动和发绀常出现在严重哮喘患者中。非发作期体检可无异常。

三、辅助检查

1. 血液检查 血常规中嗜酸性粒细胞百分比和总数升高,血清中 IgE 可升高。

2. 痰液检查 痰涂片在显微镜下可见较多嗜酸性粒细胞。

3. 肺功能检查 在哮喘发作时呈阻塞性通气功能改变,呼气流速指标均显著下降,第 1 秒用力呼气容积(FEV_1)、1 秒率[第 1 秒用力呼气容积占用力肺活量的比值(FEV_1/FVC%)]以及最高呼气流量(PEF)均减少。缓解期上述通气功能指标可逐渐恢复。病变迁延、反复发作者,其通气功能可逐渐下降。

4. 动脉血气分析 严重哮喘发作时可出现缺氧。

5. 胸部 X 线检查 早期在哮喘发作时可见两肺透亮度增加,呈过度通气状态;在缓解期多无明显异常。

6. 特异性变应原的检测 测定变应性指标结合病史有助于对患者的病因诊断和脱离致敏因素的接触。

四、诊断

根据反复发作喘息、气急、胸闷或咳嗽,发作多与接触变应原、冷空气、物理性刺激、化学性刺激、病毒性上呼吸道感染、运动等有关,发作时在双肺可闻及散在或弥漫性以呼气相为主的哮鸣音,呼气相延长等典型症状,可作出初步诊断。

五、治疗

虽然目前哮喘不能根治,但长期规范化治疗可使哮喘症状得到控制,减少复发乃至不发作。

1. 脱离变应原 部分患者能找到引起哮喘发作的变应原或其他非特异刺激因素,立即使患者脱离变应原的接触是防治哮喘最有效的方法。

2. 药物治疗 治疗哮喘药物主要分为两类:

(1)缓解哮喘发作类药物:此类药物主要作用为舒张支气管,故也称支气管舒张药。主要为 $β_2$ 肾上腺素受体激动剂(简称 $β_2$ 受体激动剂),是控制哮喘急性发作的首选药物。茶碱类是目前治疗哮喘的有效药物。老年人及患有肝、心、肾功能障碍者合用西咪替丁、喹诺酮类、大环内酯类药物等可影响茶碱代谢而使其排泄减慢,应减少用药量。

(2)控制或预防哮喘发作类药物:此类药物主要治疗哮喘的气道炎症,亦称抗炎药。由于哮喘的病理基础是慢性非特异性炎症,糖皮质激素是当前控制哮喘发作最有效的药物。可分为吸入、口服和静脉用药。吸入治疗是目前推荐长期抗炎治疗哮喘的最常用方法。常用吸入药物有倍氯米松、布地奈德、氟替卡松、莫米松等,后两者生物活性更强,作用更持久。

六、健康指导

1. 哮喘的健康教育 指导患者学会自我管理、控制病情,鼓励患者找出促发因素,通过长期、适当、充分的治疗,有效地控制哮喘发作,学会在家中自行监测病情变化,熟悉哮喘发作先兆表现及相应处理办法;指导患者记录哮喘日记。

2. 生活方式指导

(1)饮食指导:饮食宜清淡,不宜过饱、过咸、过甜,忌生冷、酒、辛辣等刺激性食物;禁止食入引起哮喘发作的食物如鱼、虾、蟹、蛋类、牛奶等;过敏性体质者宜少食异性蛋白类食物如牛肉、羊肉、鸡蛋等,宜多食植物性大豆蛋白,如豆类及豆制品等;饮食要保证各种营养素的充足和平衡,特别应增加抗氧化营养素如 β-胡萝卜素、维生素 C、维生素 E 及微量元素等;避免呼吸道感染,注意提高免疫功能。

(2)运动指导:建议选择在空气温暖湿润、污染物和过敏原较少的环境中进行游泳、散步、休闲骑行等较低强度的运动,每周 2~4 次,每次持续 30 分钟,尽量避免持续时间长的高强度运动。在运动中尽量避免张口呼吸,随身携带哮喘相关的急救药物。

第六节 睡眠呼吸暂停低通气综合征

 案例

王先生,61 岁。打鼾 40 余年。患者于 40 余年前出现打鼾,伴睡眠中憋醒,每夜发作 1~2 次,以后逐渐加重,白天嗜睡,精神差。18 年来睡眠时被迫采取坐位。

请思考:

1. 王先生初步诊断为什么病?依据是什么?

2. 如何为王先生进行健康指导?

睡眠呼吸暂停低通气综合征(sleep apnea hypopnea syndrome, SAHS)是一种与睡眠相关的严重呼吸障碍,是以睡眠期呼吸节律异常及通气功能异常为主要表现的一组疾病,伴或不伴清醒期呼吸功能异常,以阻塞性睡眠呼吸暂停低通气综合征(obstructive sleep apnea hypopnea syndrome, OSAHS)最为常见,本节将重点介绍。

阻塞性睡眠呼吸暂停低通气综合征是由多种原因导致睡眠状态下反复出现低通气和/或呼吸中断,引起慢性间歇性低氧血症伴高碳酸血症以及睡眠结构紊乱,进而使机体发生一系列病理生理改变的临床综合征。主要临床表现为睡眠打鼾伴呼吸暂停及日间嗜睡、疲乏、记忆力下降等。目前认为,它是高血压、冠心病、心律失常、心力衰竭、卒中等心脑血管病的独立危险因素,与难治性高血压、胰岛素依赖密切相关。

一、病因

1. 肥胖 体重超过标准体重的 20% 或以上,即体重指数(BMI)≥28kg/m²。

2. 年龄 成年后随年龄增长患病率增加,女性绝经期后患病者增多,70 岁以后患病率趋于稳定。

3. 上气道解剖异常 包括鼻腔阻塞(鼻中隔偏曲、鼻甲肥大、鼻息肉、鼻部肿瘤等),Ⅱ度以上扁桃体肥大,软腭松弛,悬雍垂过长或过粗,咽腔狭窄,咽部肿瘤,咽腔黏膜肥厚,舌体肥大,舌根后坠,下颌后缩及小颌畸形等。

4. 遗传因素 具有 OSAHS 家族史。

5. 长期大量饮酒和/或服用镇静、催眠或肌肉松弛类药物。

6. 长期吸烟可加重 OSAHS。

7. 其他易引起 OSAHS 的相关疾病 如甲状腺功能减退症、心功能不全、脑卒中、胃食管反流及神经肌肉疾病等。

二、临床表现

OSAHS 患者睡眠时有打鼾。典型者表现为鼾声响亮且不规律,伴间歇性呼吸停顿,夜间或晨起口干是自我发现夜间打鼾的可靠征象。呼吸暂停是夜间主要症状,严重者出现窒息后憋醒,部分患者夜间憋醒后感心慌、胸闷或心前区不适。老年人和重症者表现夜间小便次数增多。部分患者表现为睡眠行为异常,出现磨牙、惊恐、呓语、幻听和做噩梦等。嗜睡是白天主要症状,重者在吃饭、与人谈话时即可入睡。常感睡觉不解乏,醒后没有清醒感。注意力不集中,症状严重时可加重老年痴呆症状。易出现烦躁、易激动和焦虑等。

三、并发症

OSAHS 患者由于反复发作的夜间间歇性缺氧和睡眠结构破坏,可引起一系列靶器官功能受损,包括高血压、冠心病、心律失常（特别是以慢 - 快心律失常为主）、2 型糖尿病、慢性肺源性心脏病、缺血性或出血性脑卒中、代谢综合征、胃食管反流、心理异常和情绪障碍等。

四、辅助检查

1. 血常规及动脉血气分析　病程长、低氧血症严重者，血红细胞计数和血红蛋白可有不同程度的增加。当病情严重或已并发肺心病、呼吸衰竭者，可有低氧血症、高碳酸血症和呼吸性酸中毒。

2. 多导睡眠监测（polysomnography，PSG）　通过多导生理记录仪进行睡眠呼吸监测是确诊本病的主要手段，通过监测可确定病情严重程度并分型，并与其他睡眠疾病相鉴别，评价各种治疗手段对 OSAHS 的疗效。家庭或床旁应用的便携式监测仪也可用来进行 OSAHS 的初筛。

3. 胸部 X 线检查　并发肺动脉高压、高血压、冠心病时，可有心影增大，肺动脉段突出等相应表现。

4. 肺功能检查　患者可表现为限制性肺通气功能障碍，流速容量曲线的吸气部分平坦或出现凹陷。肺功能受损程度与血气改变不匹配提示有 OSAHS 的可能。

5. 心电图及超声心动图检查　有高血压、冠心病时，出现心肌肥厚、心肌缺血或心律失常等变化。动态心电图检查发现夜间心律失常提示 OSAHS 的可能。

6. 其他　头颅 X 线检查可以定量地了解颌面部异常的程度，鼻咽镜检查有助于评价上气道解剖异常的程度，对判断阻塞层面和程度及是否考虑手术治疗有帮助。

五、诊断

睡眠时打鼾伴呼吸暂停、白天嗜睡、肥胖、颈围粗、上气道狭窄及其他临床症状可初步考虑 OSAHS 诊断，进一步需行多导睡眠监测，若多导睡眠监测显示每夜至少 7 小时的睡眠过程中呼吸暂停和 / 或低通气反复发作 30 次以上，或者睡眠呼吸暂停低通气指数 ≥5 次 /h，且以阻塞性睡眠呼吸暂停为主，可以确诊 OSAHS。

六、治疗

睡眠呼吸暂停低通气综合征的治疗目的是消除睡眠低氧和睡眠结构紊乱，改善临床症状，防止并发症的发生，提高患者生活质量，改善预后。下面主要介绍 OSAHS 的治疗方法。

（一）一般治疗

1. 控制体重　包括饮食控制、药物或手术减肥。

2. 睡眠体位改变　侧位睡眠，抬高床头。

3. 戒烟酒，慎用镇静催眠药物或肌肉松弛药物。

（二）病因治疗

纠正引起 OSAHS 或使之加重的基础疾病，如应用甲状腺素治疗甲状腺功能减退等。

（三）药物治疗

因疗效不肯定，目前尚无有效的药物治疗。

（四）无创气道正压通气治疗

中至重度 OSAHS 患者的一线治疗，包括持续气道正压通气和双水平气道正压通气治疗。在进行无创通气治疗前应先行压力滴定，设定个体所需最适治疗压力后在家中长期治疗，并定期复诊，根据病情变化调整治疗压力。

七、健康指导

1. 疾病知识指导　让患者了解打鼾的危害和睡眠呼吸暂停低通气综合征的表现，了解睡眠呼吸暂停低通气综合征如不及时治疗会造成全身器官的损害，以高血压、冠心病、糖尿病等为主。

2. 生活方式指导　告知患者要改变生活方式，也是最简单易行的方法。

（1）戒烟：应根据患者吸烟的具体情况，指导患者戒烟，必要时可药物干预。动员家属戒烟，减少烟雾吸入。

（2）睡眠体位：侧卧位睡眠，保持上呼吸道通畅，有效减轻睡眠中的缺氧症状。也可将床头适当抬高。

（3）运动指导：根据患者情况选择合适的体育运动，如气功、健身操、太极拳、跑步等。

（4）减轻体重：肥胖者要积极减轻体重，保持体重指数（BMI）在正常范围内。

3. 自我病情监测指导　指导患者监测是否有血氧含量下降，重视血压的监测，按时服用降压药物。谨慎服用镇静药物，以免加重对呼吸中枢的抑制。

4. 心理指导　鼓励患者重视疾病，指导患者和家属了解打鼾的危害和睡眠呼吸暂停低通气综合征的危害，缓解焦虑。

第七节 肺　癌

王先生，63 岁。刺激性咳嗽 2 个月余。患者 2 个月前无明显诱因出现咳嗽，呈刺激性干咳，咳少量白黏痰，偶尔痰中带有血丝。无发热、盗汗及胸痛。既往无高血压、糖尿病史。吸烟 40 余年，30 支 /d。胸部 CT 示：左上肺有直径约 3cm 的实性病灶，边界毛糙。

请思考：

1. 王先生可能患有什么疾病？依据是什么？

2. 如何为王先生进行健康指导？

肺癌（lung cancer）或原发性支气管肺癌（primary bronchogenic lung cancer），是起源于支气管黏膜或腺体的恶性肿瘤。肺癌是严重危害人类健康和生命的疾病，早期多无明显症状，约 2/3 的患者确诊时已属晚期，5 年生存率低于 20%。因此，要提高患者的生存率就必须重视早期诊断和规范化治疗。

一、病因

肺癌的病因和发病机制迄今尚未完全明确，但有证据显示与下列因素有关。

1. 吸烟　研究资料表明，吸烟是肺癌死亡率进行性增加的首要原因。烟雾中的尼古丁、苯并芘、亚硝胺等均有致癌作用。

2. 职业因素　某些职业的工作环境中存在许多致癌物质，已被确认的致癌物质包括石棉、砷、双氯甲基乙醚、铬、芥子气、镍、多环芳香烃类等。这些因素可使肺癌发生危险性增加 3~30 倍。

3. 大气污染　城市中的工业废气、汽车尾气等都有致癌物质，如苯并芘、氧化亚砷、放射性物质、镍、铬化合物、SO_2、NO 以及不燃的脂肪族碳氢化合物等。

4. 饮食与体力活动　有研究显示，成年期水果和蔬菜的摄入量低，肺癌发生的危险性升高。血清中 β 胡萝卜素水平低的人，肺癌发生的危险性高。

5. 遗传和基因改变　遗传因素与肺癌的相关性受到重视。某些基因改变的积累会引起细胞生长和分化的控制机制紊乱，从而发生癌变。

6. 其他因素　某些慢性肺部疾病如慢性阻塞性肺疾病、结节病、特发性肺纤维化、硬皮病以及病毒感染、真菌毒素感染（黄曲霉）等，与肺癌的发生也存在着一定的关联。

二、临床表现

肺癌的临床表现与肿瘤大小、类型、发展阶段、所在部位、有无并发症或转移有密切关系。

（一）原发肿瘤引起的症状和体征

1. 咳嗽　为早期症状，常为无痰或少痰的刺激性干咳，当肿瘤引起支气管狭窄后可加重咳嗽。多为持续性，呈高调金属音性咳嗽或刺激性呛咳。黏液型腺癌可有大量黏液痰。伴有继发感染时，痰量增加,且呈黏液脓性。

2. 痰血或咯血 多见于中央型肺癌。刺激性咳嗽伴有痰中带血丝是肺癌较为典型的表现,应该引起重视。如果肿瘤表面糜烂严重侵蚀大血管,则可引起大咯血。

3. 气短或喘鸣 肿瘤向气管、支气管内生长引起部分气道阻塞,或转移到肺门淋巴结致使肿大的淋巴结压迫主支气管或隆突,或转移引起大量胸腔积液、心包积液、膈肌麻痹、上腔静脉阻塞或广泛肺部侵犯时,可有呼吸困难、气短、喘息,偶尔表现为喘鸣,听诊时可发现局限或单侧哮鸣音。

4. 胸痛 可有胸部隐痛,与肿瘤的转移或直接侵犯胸壁有关。

5. 发热 肿瘤组织坏死可引起发热。多数发热是由于肿瘤引起的阻塞性肺炎所致,抗生素治疗效果不佳。

6. 消瘦 为恶性肿瘤常见表现,可表现消瘦或恶病质。

(二)肿瘤局部扩展引起的症状和体征

1. 胸痛 肿瘤侵犯胸膜或胸壁时,产生不规则的钝痛或隐痛,偶有剧痛,在呼吸、咳嗽时加重。肋骨、脊柱受侵犯时可有压痛点。肿瘤压迫肋间神经,胸痛可累及其分布区域。

2. 声音嘶哑 肿瘤直接或转移至纵隔淋巴结后压迫喉返神经(多见左侧)使声带麻痹,导致声音嘶哑。

3. 吞咽困难 肿瘤侵犯或压迫食管,引起吞咽困难,也可引起气管-食管瘘,导致纵隔或肺部感染。

4. 胸腔积液 肿瘤累及胸膜或肺淋巴回流受阻,可引起胸腔积液。

5. 心包积液 肿瘤可通过直接蔓延侵犯心包,亦可阻塞心脏的淋巴引流导致心包积液。迅速产生或者大量的心包积液可有心脏压塞症状。

6. 上腔静脉阻塞综合征 表现为上肢、颈面部水肿和胸壁静脉曲张。严重者皮肤呈暗紫色、眼结膜充血、视物模糊、头晕、头痛。

7. 霍纳综合征(Horner syndrome) 肺上沟瘤(Pancoast tumor)是肺尖部肺癌,可压迫颈交感神经,引起病侧上睑下垂、瞳孔缩小、眼球内陷,同侧额部与胸壁少汗或无汗,称为霍纳综合征。

(三)肿瘤远处转移引起的症状和体征

肺癌可转移至任何器官系统,累及部位出现相应的症状和体征。

1. 中枢神经系统转移 脑转移可引起头痛、恶心、呕吐等颅内压增高的症状,也可表现眩晕、共济失调、复视、性格改变、癫痫发作,或一侧肢体无力甚至偏瘫等症状。脊髓束受压迫,出现背痛、下肢无力、感觉异常、膀胱或肠道功能失控。

2. 骨骼转移 表现为局部疼痛和压痛,也可出现病理性骨折。常见部位为肋骨、脊椎、骨盆和四肢长骨,多为溶骨性病变。

3. 腹部转移 可转移至肝脏、胰腺、胃肠道,表现为食欲减退、肝区疼痛或腹痛、黄疸、肝大、腹腔积液及胰腺炎症状。肾上腺转移亦常见。

4. 淋巴结转移 常转移至锁骨上窝淋巴结,多位于胸锁乳突肌附着处的后下方,可单个、多个,固定质硬,逐渐增大、增多,可以融合,多无疼痛及压痛。

(四)肺癌的胸外表现

指肺癌非转移性的胸外表现,可出现在肺癌发现的前后,称之为副癌综合征。副癌综合征在小细胞肺癌多见,可以表现为先发症状或复发的首发征象。

1. 内分泌综合征 指肿瘤细胞分泌一些具有生物活性的多肽和胺类物质,常见的有:

(1)抗利尿激素分泌异常综合征:表现为低钠血症和低渗透压血症,出现厌食、恶心、呕吐等水中毒症状,还可伴有逐渐加重的嗜睡、易激动、定向障碍、癫痫样发作或昏迷等神经系统症状。

(2)异位 ACTH 综合征:表现为库欣综合征,如色素沉着、水肿、肌萎缩、低钾血症、代谢性碱中毒、高血糖或高血压等,但表现多不典型,向心性肥胖和紫纹罕见。由小细胞肺癌或类癌引起。

(3)高钙血症:轻症者表现口渴和多尿;重症者可有恶心、呕吐、腹痛、便秘,甚或嗜睡、昏迷,是恶性肿瘤最常见的威胁生命的代谢并发症。切除肿瘤后血钙水平可恢复正常。常见于鳞癌患者。

（4）其他：异位分泌促性腺激素主要表现为男性轻度乳房发育，常伴有肥大性肺性骨关节病，多见于大细胞癌。因 5- 羟色胺等分泌过多引起的类癌综合征，表现为喘息、皮肤潮红、水样腹泻、阵发性心动过速等，多见于小细胞肺癌和腺癌。

2. 骨骼 - 结缔组织综合征　多出现原发性肥大性骨关节病，30% 患者有杵状指（趾），受累骨骼可发生骨膜炎，表现疼痛、压痛、肿胀，多在上、下肢长骨远端。

3. 血液学异常及其他　少数患者有凝血或其他血液学异常。

三、辅助检查

（一）影像学检查

CT 检查可发现肺微小病变和普通 X 线胸片难以显示的部位，对怀疑肺癌的患者推荐此检查。

（二）纤维支气管镜检查

可以直接观察到向器官和支气管内生长的肺癌形态、大小，并且可以取活检进行病理学检查确诊。

（三）病理学检查

1. 痰脱落细胞学检查　是重要诊断方法之一。要提高痰检阳性率，必须获得气道深部的痰液，及时送检，至少送检 3 次以上。该检查敏感性 <70%，但特异性高。

2. 胸腔积液细胞学检查　有胸腔积液的患者，可抽液找癌细胞，检出率为 40%~90%。多次送检可提高阳性率。

四、诊断

对于无其他明显原因出现咳嗽、痰中带血、喘息等症状的患者，以及出现典型肺癌肺外表现的患者，应考虑到肺癌的可能性，并采取相应的辅助检查。推荐肺部 CT 检查，可以早期发现肺癌，提高治疗效果和治愈率。通过脱落细胞学检查及组织活检病理检查可以确诊肺癌。

五、治疗

肺癌的治疗应当根据患者的机体状况、病理学类型、疾病进展等多种因素，采取多学科综合治疗模式，强调个体化治疗。有计划、合理地应用手术、化疗、生物靶向和放射治疗等手段，以期达到根治或最大程度控制肿瘤，提高治愈率，改善患者的生活质量，延长生存期的目的。

（一）手术治疗

是早期肺癌的最佳治疗方法，分为根治性与姑息性手术，应当力争根治性切除，以期达到切除肿瘤，减少肿瘤转移和复发的目的。随着微创技术的发展，胸腔镜手术已经成为肺癌手术治疗的主要方式，具有创伤小、恢复快等优势。

（二）药物治疗

主要包括化学药物治疗（简称化疗）和靶向治疗，用于肺癌晚期或复发患者的治疗，还可用于手术后患者的辅助化疗、术前新辅助化疗及联合放疗的综合治疗等。

（三）放射治疗

可分为根治性放疗、姑息性放疗、辅助放疗和预防性放疗等。根治性放疗用于病灶局限、因解剖原因不便手术或其他原因不能手术者，若辅以化疗，可提高疗效。肺癌对放疗的敏感性，以小细胞肺癌为最高，其次为鳞癌和腺癌，应注意减少和防止白细胞减少、放射性肺炎和放射性食管炎等放疗反应。对全身情况差，有严重心、肺、肝、肾功能不全者应列为禁忌。

（四）介入治疗

对失去手术指征，全身化疗无效的晚期患者可采用支气管动脉灌注化疗，此方法毒副作用小，可缓解症状，减轻患者痛苦。

（五）中医药治疗

祖国医学有许多单方、验方，与西药协同治疗肺癌，可减少患者化疗、放疗时的不良反应，促进机体抵抗力的恢复。

六、健康指导

1. 疾病知识指导　让患者了解肺癌的发病早期尽管可无任何症状,但部分患者也可能会出现刺激性干咳和痰中带血等症状,要高度重视、及时就医检查,帮助患者树立早发现、早诊断、早治疗的肿瘤预防治疗观念。癌肿阻塞大的支气管可出现胸闷、胸痛等症状,晚期癌肿可压迫喉返神经出现声音嘶哑,还可出现吞咽困难、消瘦、乏力、呼吸困难等症状,要及时识别并加以处理。对于确诊的老年人,要帮助他们正确认识疾病、建立信心,积极配合治疗,延缓病情发展。

2. 生活方式指导　要指导老年人保持健康的生活方式,避免接触与肺癌发病有关的危险因素;指导患者适应疾病对生活带来的影响,提高生活质量。

（1）戒烟:指导患者戒烟。

（2）适当运动:老年人平时可通过健身操、太极拳等锻炼身体,提高机体抵抗力。根据患者情况选择合适的体育运动,如指导患者手术后进行下肢运动,避免深静脉血栓形成,早期下床活动促进体力恢复,并进行肩关节活动锻炼,预防肩关节强直及失用性萎缩。指导患者进行腹式呼吸和缩唇式呼吸锻炼呼吸肌,有利于改善通气功能。

（3）饮食指导:加强营养,鼓励患者多饮水。指导患者进食清淡、高热量、高蛋白、高维生素的易消化饮食,以提高机体的抵抗力。

3. 用药指导　指导化疗患者输液穿刺手臂不宜下垂,活动度不可过大,防止药物外渗引起局部组织坏死。用药期间定期复查血常规、肝功能、肾功能等指标,及时发现和纠正化疗副作用。

4. 自我病情监测指导　注意监测体温,指导患者自我观察呼吸系统症状和功能变化,及时发现病情进展和复发。

5. 心理指导　鼓励患者以积极的心态对待疾病,缓解焦虑,树立战胜疾病的信心。

知识链接

吸烟干预步骤

1. 询问并记录吸烟者吸烟情况,包括吸烟频率、吸烟年限、是否戒过烟、曾用的戒烟方法以及复吸原因等。

2. 力劝吸烟者戒烟　向其展示传播材料,为其提供吸烟及戒烟有关信息。

3. 评估其戒烟动机以及烟草依赖情况,对处在尚未准备戒烟期、思考期、准备期、行动期、维持期5个戒烟转变阶段进行评估。

4. 提供帮助　帮助其制订戒烟计划,主要包括戒烟日期、社会支持、问题解决技能、戒烟药物资料等的提供。

5. 随访　随访可以强化戒烟效果,在随访中帮助了解戒烟药物的使用,如何预防复吸等问题,对坚持戒烟者要给予表扬和鼓励。

第八节　肺　结　核

张先生,51岁。反复发热5个月。

患者于5个月前,无明显诱因出现发热,无明显规律（具体温度不详）,伴心悸、干咳,无头痛、胸痛、盗汗。于当地医院诊断为双下肺感染,经治疗（具体药物不详）20余天后病情无好转。患者于1个月前受凉后出现低热,下午明显,咳嗽,咳少量白色黏痰。病后进食和睡眠差,体重稍有下降。右上肺叩诊浊音,语颤稍增强,可闻及支气管肺泡呼吸音和少量湿啰音,患者两次痰涂片查见抗酸杆菌（+++）。

请思考:

1. 张先生初步诊断为什么疾病？依据是什么？
2. 如何指导张先生合理用药？

肺结核(pulmonary tuberculosis)是由结核分枝杆菌感染引起的慢性肺部感染性疾病。肺结核在21世纪仍然是严重危害人类健康的主要传染病,是全球关注的公共卫生和社会问题,也是我国重点控制的主要疾病之一,必须坚持不懈地加强结核病防控工作。

一、病原学

结核病的病原菌为结核分枝杆菌。结核分枝杆菌对干燥、冷、酸、碱等抵抗力强。在干燥的环境中可存活6~8个月,甚至数年。结核分枝杆菌对热、光照和紫外线照射非常敏感,在烈日下暴晒2~7小时可被杀死;紫外线灯照射30分钟有明显杀菌作用;煮沸5分钟即可被杀死。

二、肺结核的传播

传染源主要是痰中带菌的肺结核患者,尤其是未经治疗者。主要通过咳嗽、喷嚏、大笑、大声谈话等方式把含有结核分枝杆菌的微滴排到空气中而传播。通风换气、减少空间微滴的密度是减少肺结核传播的有效措施。老年人、人类免疫缺陷病毒(human immunodeficiency virus, HIV)感染者、免疫抑制剂使用者、慢性疾病患者等免疫力低下人群都是肺结核的易感人群。

三、临床表现

（一）症状

1. 呼吸系统症状

（1）咳嗽、咳痰:咳嗽、咳痰两周以上或痰中带血是肺结核的常见可疑症状。多为干咳或咳少量白色黏液痰。有空洞形成时,痰量增多;若合并其他细菌感染,痰可呈脓性;若合并支气管结核,表现为刺激性咳嗽。

（2）咯血:有1/3~1/2的患者有咯血,多数患者为少量咯血,少数为大咯血。

（3）胸痛:结核病灶累及壁层胸膜时可表现胸痛,为胸膜炎性胸痛,随呼吸运动和咳嗽加重。

（4）呼吸困难:多见于干酪性肺炎和大量胸腔积液患者。

2. 全身症状　发热为最常见症状,多为长期午后低热。部分患者有倦怠乏力、盗汗、食欲减退和体重减轻等。

（二）体征

取决于病变性质和范围。病变范围较小时,可以没有任何体征。渗出性病变范围较大或干酪样坏死时可有肺实变体征。较大的空洞性病变听诊也可以闻及支气管呼吸音。

四、辅助检查

1. 影像学检查　胸部X线检查是诊断肺结核的常规首选方法,可以早期发现肺结核,用于诊断、分型、指导治疗及了解病情变化。胸部CT检查能发现微小或隐蔽性病变、了解病变范围及进行肺部病变鉴别。

2. 痰结核分枝杆菌检查　是确诊肺结核病的主要方法,也是制订化疗方案和考核治疗效果的主要依据。

（1）痰标本的收集:肺结核患者的排菌具有间断性和不均匀性的特点,所以要多次查痰。通常初诊患者至少要送3份痰标本,包括清晨痰、夜间痰和即时痰,复诊患者每次送两份痰标本。无痰患者可采用痰诱导技术获取痰标本。

（2）痰涂片检查：是简单、快速、易行和可靠的方法，但欠敏感。痰涂片检查阳性只能说明痰中含有抗酸杆菌，不能区分是结核分枝杆菌还是非结核分枝杆菌，由于非结核分枝杆菌致病的机会非常少，故痰中检出抗酸杆菌对诊断肺结核有极重要的意义。

（3）痰培养：痰结核菌培养的灵敏性和特异性高于涂片法，一般需培养 2~6 周，常作为肺结核诊断的"金标准"。

3. 结核菌素试验　结核菌素试验阳性仅表示曾有结核分枝杆菌感染，并不一定患有结核病。结核菌素试验阴性除提示没有结核菌感染外，还见于初染结核菌 4~8 周内，机体变态反应尚未充分建立。在机体免疫功能低下或受抑制时，如严重营养不良、重症结核、肿瘤、HIV 感染、使用糖皮质激素及免疫抑制剂等情况下，结核菌素试验结果则多为阴性。

4. 纤维支气管镜检查　对支气管结核的诊断有重要价值。也可取肺内病灶进行活检，提供病理学诊断。

五、诊断

症状、体征对结核病诊断有参考意义，应了解患者肺结核接触史，胸部 X 线检查是诊断肺结核的常规首选方法，肺结核分枝杆菌检查是确诊肺结核的主要方法。

六、治疗

（一）化学药物治疗的原则

肺结核化学治疗的原则是早期、规律、全程、适量、联合。整个治疗方案分强化和巩固两个阶段。

（二）常用抗结核病药物

1. 异烟肼（isoniazid，INH，H）　异烟肼具有强杀菌作用。INH 对巨噬细胞内外的结核分枝杆菌均具有杀菌作用。脑脊液中药物浓度也很高。成人剂量每日 300mg，顿服。偶可发生药物性肝炎，肝功能异常者慎用，用药需注意观察。如果发生周围神经炎可服用维生素 B_6。

2. 利福平（rifampicin，RFP，R）　对巨噬细胞内外的结核分枝杆菌均有快速杀菌作用。INH 与 RFP 联用可显著缩短疗程。成人剂量为每次 450~600mg，顿服。用药后如出现一过性转氨酶上升可继续用药，加保肝治疗观察，如出现黄疸应立即停药。

3. 吡嗪酰胺（pyrazinamide，PZA，Z）　吡嗪酰胺具有杀菌作用，是抗结核的重要药物。常见不良反应为高尿酸血症、肝损害、食欲缺乏、关节痛和恶心。

4. 乙胺丁醇（ethambutol，EMB，E）　乙胺丁醇通过抑制结核分枝杆菌 RNA 合成而发挥抗菌作用，不良反应为视神经炎，应在治疗前测定视力与视野，治疗中密切观察，提醒患者发现视力异常应及时就医。

5. 链霉素（streptomycin，SM，S）　链霉素对巨噬细胞外碱性环境中的结核分枝杆菌有杀菌作用。不良反应主要为耳毒性、前庭功能损害和肾毒性等，应严格掌握使用剂量，老年人、听力障碍和肾功能不良等要慎用或不用。

（三）标准化学药物治疗方案

1. 初治活动性肺结核（含涂阳和涂阴）治疗方案

（1）每日用药方案：①强化期，异烟肼、利福平、吡嗪酰胺和乙胺丁醇，顿服，2 个月。②巩固期，异烟肼、利福平，顿服，4 个月。简写为 2HRZE/4HR。

（2）间歇用药方案：①强化期，异烟肼、利福平、吡嗪酰胺和乙胺丁醇，隔日一次或每周 3 次，2 个月。②巩固期，异烟肼、利福平，隔日一次或每周 3 次，4 个月。简写为 $2H_3R_3Z_3E_3/4H_3R_3$。

2. 复治涂阳肺结核治疗方案　复治涂阳肺结核患者强烈推荐进行药物敏感性试验，敏感患者按下列方案治疗，耐药者纳入耐药方案治疗。

（1）复治涂阳敏感用药方案：①强化期，异烟肼、利福平、吡嗪酰胺、链霉素和乙胺丁醇，每日一次，2 个月。②巩固期，异烟肼、利福平和乙胺丁醇，每日一次，6~10 个月。巩固期治疗 4 个月时，痰菌未转阴，可继续延长治疗期 6~10 个月。简写为 2HRZSE/6~10HRE。

（2）间歇用药方案：①强化期，异烟肼、利福平、吡嗪酰胺、链霉素和乙胺丁醇，隔日一次或每周 3 次，2 个月。②巩固期，异烟肼、利福平和乙胺丁醇，隔日一次或每周 3 次，6~10 个月。简写为 $2_3H_3R_3Z_3S_3E_3/6\text{~}10H_3R_3E_3$。间歇方案必须采用全程督导化疗管理，以保证患者不间断地规律用药。

（四）其他治疗

1. 对症治疗 肺结核的一般症状在合理化学药物治疗下很快减轻或消失，无需特殊处理。咯血是肺结核的常见症状，一般少量咯血，多以安慰患者、消除紧张、卧床休息为主，可用氨基己酸、氨甲苯酸、酚磺乙胺、卡巴克洛等药物止血。大量咯血患者可用垂体后叶素缓慢静脉注射。咯血窒息是致死的主要原因，需严加防范和紧急抢救。

2. 糖皮质激素 糖皮质激素治疗结核病的应用主要是利用其抗炎作用，仅用于结核毒性症状严重者。而且必须确保在有效抗结核药物治疗的情况下使用。

3. 肺结核外科手术治疗 适用于经合理化学药物治疗后无效、多重耐药的厚壁空洞、大块干酪灶、结核性脓胸、支气管胸膜瘘和大咯血保守治疗无效者。

七、结核病控制策略与措施

1. 全程督导化学药物治疗 全程督导化学药物治疗是指肺结核患者在治疗过程中，每次用药都必须在医务人员或经培训的养老护理员的直接监督下进行，因故未用药时必须采取补救措施以保证按医嘱规律用药。督导化学药物治疗可以提高治疗依从性和治愈率，并减少多耐药病例的发生。

2. 病例报告 根据《中华人民共和国传染病防治法》，肺结核属于乙类传染病。各级医疗机构要专人负责，做到及时、准确、完整地报告肺结核疫情。同时要做好转诊工作。

八、健康指导

1. 疾病知识指导 嘱患者合理安排休息，恢复期逐渐增加活动，以提高机体免疫力但避免劳累；保证营养的摄入，戒烟酒；避免情绪波动及呼吸道感染。指导患者及家属保持居室通风、干燥，按要求对痰液及污染物进行消毒处理。与涂阳肺结核患者密切接触的家属必要时应接受预防性化学药物治疗。

2. 疾病预防指导

（1）控制传染源：控制传染源的关键是早期发现和治愈肺结核患者。肺结核病程长、易复发和具有传染性，必须长期随访。对确诊的结核病患者，应及时转至结核病防治机构进行统一管理，并实行全程督导短程化学药物治疗。

（2）切断传播途径：①开窗通风，保持空气新鲜，可有效降低结核病传播。②咳嗽或打喷嚏时患者应用双层纸巾遮掩；不随地吐痰，痰液应吐入带盖的容器内，用含氯消毒液浸泡 1 小时后弃去，或吐入纸巾焚烧处理；接触痰液后用流动水清洗双手。③餐具煮沸消毒或用消毒液浸泡消毒，同桌共餐时使用公筷，以防传染。④衣物、寝具、书籍等污染物可在烈日下暴晒进行杀菌。

（3）保护易感人群：①卡介苗接种。②化学药物预防。对于高危人群，如与涂阳肺结核患者有密切接触且结核菌素试验强阳性者、HIV 感染者、长期使用糖皮质激素及免疫抑制剂者、糖尿病患者等，可以服用异烟肼和 / 或利福平以预防发病。

3. 用药指导 向患者强调坚持规律、全程、合理用药的重要性，保证全程督导短程化学药物治疗顺利完成。用药过程中注意药物的不良反应，一旦出现不适应及时就诊。

4. 自我病情监测指导 指导患者监测体温，治疗期间定期复查胸片和肝功能、肾功能，定期随访。

5. 心理指导 鼓励患者保持良好的心态，重视疾病，积极配合治疗，认识到结核病是一种可以治愈的疾病。

思考题

1. 如何对上呼吸道感染患者、慢性支气管炎患者进行健康指导？
2. 如何诊断慢性阻塞性肺疾病？
3. 如何对肺炎患者进行健康指导？
4. 如何对支气管哮喘患者发作时进行紧急处理？
5. 如何对支气管哮喘患者进行健康指导？
6. 如何对睡眠呼吸暂停低通气综合征进行健康指导？
7. 如何诊断肺癌？
8. 如何对药物治疗的肺癌患者进行健康指导？
9. 如何对结核病患者进行健康指导？

（石晓峰）

第四章 老年人循环系统疾病与用药

第四章
数字内容

第一节 心力衰竭

案例

李女士,65 岁,农民。乏力、活动后气促 3 年,加重 1 个月。患者 3 年前开始出现劳动后气促,休息后缓解,3 年来运动耐量进行性下降。1 个月前开始出现夜间睡眠差,伴胸闷、气促,有时需坐起后方能缓解。既往有高血压病史 15 年,血压控制情况不详。

体格检查:体温 36.3℃,心率 105 次 /min,呼吸 20 次 /min,血压 160/100mmHg,颈静脉无充盈,双下肺可闻及散在湿啰音,心界向两侧扩大律齐,心尖区可闻及 3/6 级收缩期杂音,双下肢无水肿。

请思考:

1. 李女士可能的诊断及诊断依据是什么?
2. 针对李女士的病情应如何给药?
3. 如何对李女士进行健康指导?

一、概念

心力衰竭(heart failure,HF)简称心衰,是各种心脏结构或功能性疾病而导致心室充盈和 / 或射血功能受损,心排血量不能满足机体组织代谢需要,表现为肺循环和 / 或体循环淤血,器官、组织血液灌注不足等的一组综合征。心衰的常见临床表现主要有呼吸困难、体力活动受限和体液潴留。

二、心力衰竭的分类

（一）左心衰竭、右心衰竭和全心衰竭

按心衰发生的部位可分为左心衰竭、右心衰竭和全心衰竭。临床上较常见的是左心衰竭，以肺循环淤血为特征，表现为呼吸困难、体力活动受限。随着左心衰竭发展，肺动脉压力增高，使右心负荷增加，可致右心衰竭出现，最后发展为全心衰竭。单纯的右心衰竭可见于慢性肺源性心脏病，以体循环淤血为特征，表现为颈静脉充盈、胃肠道淤血、肝淤血、下肢水肿、胸腔或腹腔积液等。

（二）慢性心力衰竭和急性心力衰竭

根据心衰发生的时间、速度、严重程度，又分为慢性心力衰竭和急性心力衰竭。急性心力衰竭系因急性且严重的心肌损害、心律失常或突然加重的心脏负荷，使得原本心功能正常或处于代偿期的心脏在短时间内出现功能衰竭或慢性心衰出现急剧恶化。临床上较多见的是急性左心衰竭，主要表现为急性肺水肿或心源性休克。慢性心力衰竭的病程缓慢，多有代偿性心脏扩大、肥厚及其他代偿机制参与。

三、病因及发病机制

（一）基本病因

1. **心肌损害** 分为原发性心肌损害和继发性心肌损害。原发性心肌损害最常见的是冠状动脉疾病导致的缺血性心肌损害，如心肌梗死、慢性心肌缺血，还包括心肌炎、扩张型心肌病、肥厚型心肌病等。继发性心肌损害可见于糖尿病、甲状腺功能亢进、心脏毒性药物等引起的心肌损害。

2. **心脏负荷过重** 心脏负荷包括压力负荷（后负荷）和容量负荷（前负荷）。高血压、主动脉瓣狭窄可引起左心室后负荷过重，肺动脉高压、肺动脉瓣狭窄可增加右心室后负荷。心脏瓣膜关闭不全、慢性贫血、甲状腺功能亢进等，可引起心脏前负荷增加。心脏前、后负荷增加，早期使得心室代偿性肥大，当心脏结构和功能发生改变超过一定限度后就出现失代偿表现。

（二）诱因

心力衰竭的诱因包括感染、心律失常、血容量增加、过度体力消耗或情绪激动、原有心脏病变加重等。呼吸道感染是心衰最常见，也是最重要的诱因。静脉输液过多、过快或不恰当停用利尿药物或降血压药物等，也可诱发心力衰竭或加重心力衰竭。

四、慢性心力衰竭

（一）流行病学

慢性心力衰竭（chronic heart failure，CHF）简称慢性心衰，是心血管疾病的终末期表现和最主要死因。慢性心衰的患病率与年龄相关，60 岁以下人群患病率 <2%，而 75 岁及以上人群患病率可 >10%。引起慢性心衰的病因主要是高血压、冠心病，风湿性心脏病近年来所占比例呈下降趋势，但仍不可忽视。

（二）临床表现

1. **左心衰竭** 以肺循环淤血和心排血量降低为主要表现。

（1）症状：主要为不同程度的呼吸困难，也常有咳嗽、咳痰、咯血等症状。咳嗽多于夜间发生。呼吸困难由轻到重依次为劳力性呼吸困难、夜间阵发性呼吸困难、端坐呼吸、急性肺水肿（又称"心源性哮喘"）。夜间阵发性呼吸困难表现为患者入睡后突然憋气并且被惊醒，被迫取坐位，端坐休息后可缓解。其发生机制与睡眠平卧位时横膈抬高肺血量增加、夜间迷走神经张力增加等因素有关。发生左心衰竭时，患者的器官、组织灌注不足，常伴有乏力、疲倦、运动耐量降低等症状，严重时肾血流量减少可导致尿量减少甚至肾功能不全。

（2）体征：主要表现有心脏和肺的阳性体征。肺部湿啰音多在肺底部开始，多为对称性，随着病情加重可逐渐增多至全肺。心脏体征除有基础心脏病的固有体征外，还常有心脏扩大及二尖瓣反流性杂音等。

2. **右心衰竭** 以体循环淤血为主要表现。

（1）症状：因胃肠道及肝淤血所致的腹胀、食欲缺乏、恶心呕吐等消化道症状是右心衰竭最常见的症状。

（2）体征：右心衰竭患者因体循环淤血而常表现出水肿、颈静脉充盈或怒张、肝大等体征。心源性水肿始于身体低垂部位，呈对称性、凹陷性，也可出现双侧胸腔积液。肝颈静脉回流征阳性具有特征性。

3. 全心衰竭　左心衰竭继发右心衰竭而形成全心衰竭，此时患者因右心排血量减少，肺淤血情况反而有所减轻，自觉呼吸困难有所缓解。

（三）辅助检查

1. 实验室检查

（1）利钠肽：临床上常用 B 型钠尿肽（B-type natriuretic peptide，BNP）或 N 末端 B 型利钠肽原（N-terminal pro-BNP，NT-proBNP）测定进行心衰筛查、诊断和鉴别诊断，也可用于心衰严重程度及预后评估。

（2）心脏肌钙蛋白（cardiac troponin，cTn）：肌钙蛋白升高提示心肌损伤，心力衰竭患者检测该项指标主要用于明确有无急性心肌梗死的病因诊断。严重心衰患者、败血症患者，肌钙蛋白也可出现轻度升高。

（3）常规检查：针对心力衰竭患者，进行血常规、尿常规、肝肾功能、血糖、血脂、电解质、甲状腺功能等检查都十分必要。

2. 心电图　所有心力衰竭或怀疑心力衰竭患者均应进行心电图检查，了解患者心率、心律情况以及有无其他异常，能帮助判断心肌缺血、既往心肌梗死、传导阻滞、心律失常等。

3. 影像学检查

（1）超声心动图：是诊断心力衰竭最主要的仪器检查，能较准确地评价各心腔大小变化及瓣膜结构和功能。

（2）胸部 X 线检查：X 线胸片可反映肺淤血，也可通过心影大小及形态提供病因诊断资料，但并非所有心力衰竭患者都存在心影增大。

（3）冠状动脉造影：对于有心肌缺血症状、心电图提示有心肌缺血表现者，可行冠状动脉造影了解冠状动脉情况，为心力衰竭的病因诊断提供依据。

（4）放射性核素检查：核素心血池显影能较准确地评价左心室容量和 LVEF。核素心肌灌注显像可用于诊断心肌缺血。

4. 有创性血流动力学检查　床旁右心漂浮导管检查可用于计算心脏指数（CI）从而反映左心功能。正常时 CI>2.5L/（min·m²）。

（四）诊断

1. 心力衰竭完整的诊断包括病因学诊断、心功能评价及预后的评估。

2. 心功能评价

（1）NYHA 心功能分级：心力衰竭的严重程度常采用美国纽约心脏病协会（New York Heart Association，NYHA）心功能分级法（表 4-1）。这种分级方案简便易行，临床应用最广，但其缺点是仅凭患者的主观感受和/或医生的主观评价，患者个体间的差异较大，短时间内变化的可能性也较大。

表 4-1　NYHA 心功能分级法

心功能分级	活动受限程度及表现
I 级	日常活动不受限，一般活动不引起心力衰竭症状
II 级	体力活动轻度受限，休息时无症状，一般活动下可出现心力衰竭症状
III 级	体力活动明显受限，低于平时一般活动即出现心力衰竭症状
IV 级	不能从事任何体力活动，休息状态下也存在心力衰竭症状，活动后症状加重

（2）6分钟步行试验：因简单易行、安全方便的优点也常被使用。进行该试验时，要求患者在平直走廊里尽快行走，测定6分钟步行距离，行走距离<150m者为重度心力衰竭，150~450m者为中度心力衰竭，>450m者为轻度心力衰竭。

（五）治疗

心力衰竭的治疗目标是防止和延缓心衰的发生发展，缓解临床症状，提高生活质量，改善长期预后并降低病死率及住院率。治疗原则：需采取综合治疗措施，针对致心肌损伤的疾病如冠心病、高血压、糖尿病等进行早期治疗，调节心力衰竭的代偿机制，阻止或延缓心室重塑等。

1. 病因治疗及消除诱因

（1）病因治疗：针对所有可能导致心脏功能受损的常见疾病如高血压、冠心病等，在尚未造成心脏结构改变前即应早期进行有效治疗。

（2）消除诱因：呼吸道感染是心力衰竭最常见的诱因，如患者存在呼吸道感染，应积极选用适当的抗感染药物进行治疗。

2. 药物治疗

（1）利尿剂：通过排钠排水减轻心脏的容量负荷，是心力衰竭治疗中用于改善症状的"基石"，但不能作为单一治疗药物。常用的利尿剂有以呋塞米为代表的袢利尿剂和以氢氯噻嗪为代表的噻嗪类利尿剂，此两种利尿剂为排钾利尿剂，易导致低钾血症，故使用过程中应监测血钾，常与螺内酯、氨苯蝶啶等保钾利尿剂合用。

（2）血管紧张素受体转换酶抑制剂（ACEI）：可扩张血管并改善心室重塑、延缓心力衰竭进展、降低心力衰竭患者的死亡率。血管紧张素受体转换酶抑制剂常用药物有卡托普利、雷米普利、贝那普利等，常见不良反应有干咳、血管性水肿、高血钾等，使用过程中应注意监测血钾。

（3）血管紧张素Ⅱ受体拮抗剂（ARB）：血管紧张素Ⅱ受体拮抗剂常用药物有缬沙坦、氯沙坦、厄贝沙坦等，作用与血管紧张素受体转换酶抑制剂类似，但干咳等不良反应较少，常作为血管紧张素受体转换酶抑制剂不耐受时用药。不主张血管紧张素受体转换酶抑制剂、血管紧张素Ⅱ受体拮抗剂进行联合用药。

（4）血管紧张素受体脑啡肽酶抑制剂（ARNI）：血管紧张素受体脑啡肽酶抑制剂含有血管紧张素Ⅱ受体拮抗剂及脑啡肽酶抑制剂，能改善心肌重构、显著降低心力衰竭患者住院和心血管死亡风险，推荐用于射血分数降低性心力衰竭的治疗。主要代表药物有沙库巴曲缬沙坦等。

（5）β受体拮抗药：该类药物可抑制交感神经激活对心力衰竭代偿的不利作用，故心力衰竭患者长期应用β受体拮抗药可减轻症状、改善预后、预防猝死及降低死亡率和住院率。代表药物有美托洛尔、比索洛尔等。β受体拮抗药的禁忌证有支气管哮喘、心动过缓、严重房室传导阻滞、急性心力衰竭等。建议所有病情稳定无禁忌证的心力衰竭患者均应由小剂量起始使用β受体拮抗药，逐渐增大至最大耐受剂量并长期维持。β受体拮抗药不能突然停药，可致临床症状恶化。

（6）正性肌力药：最主要的正性肌力药是洋地黄类药物。非洋地黄类正性肌力药物包括有β受体激动药、磷酸二酯酶抑制剂等。β受体激动药包括多巴胺和多巴酚丁胺。磷酸二酯酶抑制剂则包括米力农、氨力农。本部分主要阐述洋地黄类药物。

洋地黄类药物作为正性肌力药物的代表用于治疗心力衰竭已有长达200多年的历史，可显著改善心力衰竭患者的临床症状、改善生活质量，但对于生存率无明显改变。

1）洋地黄类药物作用机制：通过Na^+/K^+-ATP酶发挥药理作用，包括正性肌力、负性心率、负性传导作用，同时还有兴奋迷走神经并反馈性抑制交感神经系统的作用。

2）洋地黄制剂：常用静脉用药的洋地黄类药物为速效的毛花苷C（西地兰）、毒毛花苷K。口服的洋地黄制剂主要为地高辛，常以0.125mg每天一次起始并维持。针对70岁以上老年人或肾功能损害者，应给予更小剂量。

3）洋地黄中毒：洋地黄类药物治疗窗口窄，易出现中毒反应。缺氧、心肌缺血、低血钾、低血镁等情况下更易出现洋地黄中毒。洋地黄中毒常见有以下表现：①各类心律失常，其中以室性期前收缩最常见，多表现为二联律，严重者可能出现室性心动过速，也可表现为房室传导阻滞；②消化系统症状，常为早期中毒表现，患者觉恶心、呕吐、食欲缺乏；③神经系统症状，常表现为视物模糊、黄视、绿视等。

4）洋地黄中毒的救治：首先应立即停药。单发室性期前收缩、一度房室传导阻滞等在停药后常可自行消失。应测血钾，有低钾血症者应尽快补钾，停用排钾利尿剂。针对快速性心律失常者，血钾低者静脉补钾，不低者予利多卡因或苯妥英钠，禁用电复律，因其易致患者发生室颤。缓慢型心律失常者则可予阿托品静脉注射。

3. 非药物治疗 心力衰竭常用的非药物治疗包括：心脏再同步化治疗、植入型心律转复除颤器、左心室辅助装置、心脏移植等。

（六）健康指导

1. 疾病预防指导 指导患者积极治疗心力衰竭原发病，避免诱发因素。呼吸道感染是心力衰竭最常见的诱因，应指导患者预防感冒，尽量避免去人多的公共场所，注意防寒保暖。要指导患者避免过劳、情绪激动、输液过多过快等诱因。嘱患者定期门诊随访。

2. 疾病知识指导 应给心力衰竭患者及家属进行有关疾病知识的宣讲及生活方式指导，告知他们健康的生活方式、保持情绪稳定、避免诱因、规范服用药物、定期随访等。心力衰竭患者应监测体重及水肿情况，发现体重明显增加、水肿加重时，应及时就诊。

3. 饮食指导 心力衰竭患者饮食宜低盐、清淡、易消化，富含维生素，多食蔬菜、水果，防止便秘，戒烟酒。

4. 运动指导 针对病情稳定的心力衰竭患者进行适当的主动运动。指导患者进行打太极拳、练气功、散步等运动，且应以活动时不引起心悸、气急等症状为原则。但若在急性期或病情不稳定者应限制体力活动、卧床休息。

5. 用药指导 嘱患者严格遵医嘱服药，不能随意增减或撤换药物。告知患者及其家属所服药物的名称、剂量、用法及常见不良反应。针对服用洋地黄类药物的患者，应详细告知药物的不良反应，并叮嘱其自测脉搏，若发现脉率明显下降，或脉律由齐整到不齐或由不齐变为齐整时，需及时到医院就诊。

五、急性心力衰竭

急性心力衰竭（acute heart failure，AHF）是指心力衰竭急性发作和/或加重的一种临床综合征，表现为急性新发或慢性心力衰竭急性失代偿。

（一）临床表现

急性心力衰竭可分为急性左心衰竭和急性右心衰竭，急性左心衰竭较常见。急性左心衰竭存在急性肺淤血和急性肺水肿，表现为突发严重的呼吸困难，呼吸频率高达30~50次/min，端坐位、面色灰白或发绀、全身大汗、极度烦躁，严重者咳粉红色泡沫痰，极重者可出现意识障碍。患者早期有血压显著升高，若病情持续，血压则可下降甚至出现休克。肺部听诊可闻及满肺湿啰音和哮鸣音，有部分患者出现舒张早期第三心音奔马律。

（二）辅助检查

胸部 X 线片可见肺水肿表现，如肺门血管影模糊、蝶形肺门等。

（三）诊断

根据患者典型症状和体征，一般不难做出诊断。可疑者可行 BNP/NT-proBNP 检测，若阴性则可排除急性左心衰竭。

（四）治疗

应尽快缓解患者的缺氧和严重呼吸困难，在症状改善的同时稳定血流动力学状态，维护重要脏器功能，避免复发。

1. 一般治疗 帮助患者取半卧位或端坐位，双腿下垂，可减少静脉回流；立即高流量鼻导管酒精湿化吸氧，酒精湿化给氧可加速肺泡内气泡的破裂，改善肺换气；严重者可给予无创呼吸机辅助通气。

2. 药物治疗

（1）镇静：给予吗啡 3~5mg 肌内注射，可起到镇静、减轻烦躁的作用，同时也有舒张小血管的功能,能减轻心脏负荷。使用吗啡时应严密观察患者呼吸情况,防止出现呼吸抑制。

（2）快速利尿:常使用呋塞米 20~40mg 静脉注射,可根据尿量适当增加用量和用药次数。快速利尿有利于肺水肿的缓解。

（3）强心:常用速效洋地黄类药物,如毛花苷 C、毒毛花苷 K 静脉注射。

（4）扩血管:首选硝普钠,可同时扩张小动脉和小静脉,静脉注射后 2~5 分钟起效,一般起始剂量为 0.3μg/（kg·min）静脉滴注,常使用微量泵调节速度。在使用过程中需严格监测患者血压。硝普钠内含有氰化物,不能长时间使用,一般不能连续使用 24 小时。临床上也常使用硝酸甘油静脉滴注扩张小静脉处理。

3. 非药物治疗　包括无创或有创性机械通气、连续性肾脏替代治疗、主动脉内球囊反搏等。

第二节　高　血　压

张先生,73 岁。反复头晕、头痛 3 年。吸烟 20 余年,体型肥胖。体检:血压 168/90mmHg,心率 67 次 /min,呼吸 16 次 /min。心界轻度扩大。超声心动图检查提示左心室肥厚。

请思考:

1. 张先生的高血压分级的危险分层如何?

2. 针对张先生应如何给药?

3. 如何对张先生进行健康指导?

高血压（hypertension）是以体循环动脉压升高为主要临床表现的心血管综合征,可分为原发性高血压（primary hypertension）和继发性高血压（secondary hypertension）。原发性高血压是心脑血管疾病最重要的危险因素,患者无导致血压升高的具体疾病,血压升高的病因尚未明确。继发性高血压是某些确定疾病或病因引起的血压升高,约占 5%,常见的疾病和病因有肾实质性高血压、肾动脉狭窄、嗜铬细胞瘤、原发性醛固酮增多症、库欣综合征、主动脉缩窄等。老年人高血压是指年龄≥65 岁,未使用降压药物的情况下,非同日 3 次测量血压,收缩压≥140mmHg 和 / 或舒张压≥90mmHg。本节主要介绍老年人原发性高血压。

一、病因

原发性高血压是多因素、多环节、多阶段和个体差异性较大的疾病,以下因素可能与其发病有关。

1. 遗传因素　高血压的患病具有明显的家族聚集性,约 60% 的高血压患者存在高血压家族史。

2. 环境因素　主要有高钠低钾饮食、饮酒、精神应激、吸烟等因素。

3. 其他因素　超重与肥胖、口服避孕药、睡眠呼吸暂停低通气综合征等也是高血压发生的相关因素。

二、临床表现及并发症

（一）临床表现

1. 症状　大多起病缓慢,常见症状有头晕、头痛、疲劳、心悸等,血压急剧升高时可有视物模糊、鼻出血等表现,典型高血压头痛多在血压下降后缓解。因为起病多隐匿,故多数患者仅在测量血压时或已发生心、脑、肾等靶器官损害时才被发现。

2. 体征　一般较少,应重点检查周围血管搏动、血管杂音、心脏杂音等。当出现心脏损害时可见心界扩大、主动脉瓣区第二心音亢进等,较常见的有颈部、肋脊角、上腹部等部位闻及血管杂音。

（二）并发症

1. 心脏　高血压性心脏病的典型改变是左心室壁增厚，可伴有左心室及左心房扩张。早期症状不明显，后期因心功能失代偿，逐渐发生心力衰竭。

2. 脑血管病　包括脑出血、脑血栓形成、腔隙性脑梗死、短暂性脑缺血发作等。

3. 慢性肾衰竭　长期持续的血压升高可致进行性肾小球硬化并加速肾动脉粥样硬化的发生，出现蛋白尿、肾损害，晚期可有肾衰竭。

4. 主动脉夹层　为急性并发症，患者表现为突发剧烈胸部、腹部或背部疼痛。主动脉夹层是由于主动脉血液经主动脉内膜裂口处渗入主动脉壁中层形成血肿，使中膜分裂，并沿主动脉长轴延伸剥离，夹层如破裂入心包腔，可引起急性心脏压塞。

5. 视网膜病变　视网膜小动脉早期发生痉挛，随着病程进展出现硬化改变。血压急骤升高可引起视网膜渗出、出血和视盘水肿。

（三）老年人高血压的特点

1. 常见收缩压升高和脉压增大　我国 50.0% 以上的老年人高血压表现为单纯收缩期高血压。

2. 血压易波动　由于老年人大动脉弹性下降，动脉的僵硬度增加，肾脏维持离子平衡能力和血压的神经 - 体液调节能力下降，其血压水平易受各种因素的影响，如体位、进食、情绪、季节或温度等。老年人最常见的异常血压波动是直立性低血压，其次是餐后低血压和血压昼夜节律异常等。

3. 伴有多种危险因素和相关疾病　老年人高血压常伴发糖尿病、高脂血症、冠心病、肾功能不全、脑血管疾病等。

三、辅助检查

1. 基本项目　包括血液生化（电解质、血糖、血脂、血尿酸、肌酐等）、血常规、尿常规、心电图。

2. 推荐项目　24 小时动态血压监测、超声心动图、颈动脉超声、餐后 2 小时血糖、血清同型半胱氨酸、24 小时尿蛋白定量、眼底检查、胸部 X 线检查以及踝臂血压指数等。

3. 选择项目　对怀疑继发性高血压的患者，根据需要可以进行以下检查：血浆肾素活性、血和尿醛固酮、血和尿皮质醇、血肾上腺素及去甲肾上腺素、血和尿儿茶酚胺、动脉造影、肾和肾上腺超声、CT或磁共振成像、睡眠呼吸监测等。对有并发症的高血压患者，进行相应的心、脑和肾检查。

四、诊断

（一）分级

老年人高血压的诊断主要依据诊室测量的血压值，采用经核准的汞柱式或电子血压计，测量休息后安静坐位时上臂肱动脉血压。在未使用降压药物的情况下，非同日 3 次测量血压，收缩压≥140mmHg 和 / 或舒张压≥90mmHg。根据血压升高水平，进一步将高血压分为 1~3 级。老年人高血压水平的定义与分级与一般人群相同，分级标准见表 4-2。

表 4-2　老年人血压水平的定义和分级

类别	收缩压 /mmHg		舒张压 /mmHg
正常血压	<120	和	<80
正常高值	120~139	和 / 或	80~89
高血压	≥140	和 / 或	≥90
1 级（轻度）	140~159	和 / 或	90~99
2 级（中度）	160~179	和 / 或	100~109
3 级（高度）	≥180	和 / 或	≥110
单纯收缩期高血压	≥140	和	<90

注：当收缩压和舒张压分属于不同等级时，取较高等级作为标准。

若为家庭自测血压,当非同日三次测量血压值收缩压均≥135mmHg 和 / 或舒张压均≥85mmHg,可诊断为高血压。24 小时动态血压收缩压平均值≥130mmHg 和 / 或舒张压≥80mmHg,白天均值≥135/85mmHg 或夜间均值≥120/70mmHg 也可诊断为高血压。

（二）心血管危险分层

对诊断为高血压的患者,需结合年龄、心血管疾病家族史、高血压病史长短,是否存在吸烟及腹型肥胖,以及是否合并血糖、血脂及同型半胱氨酸异常等其他心血管危险因素,同时考虑心肌、周围动脉、肾脏等靶器官损害程度,进行心血管危险分层（表 4-3）。

表 4-3 高血压患者心血管危险分层

其他危险因素和病史	血压			
	收缩压 130~139mmHg 和 / 或舒张压 85~89mmHg	1 级 高血压	2 级 高血压	3 级 高血压
无		低危	中危	高危
1~2 个危险因素	低危	中危	中危 / 高危	很高危
3 个以上危险因素或靶器官损害	中危 / 高危	高危	高危	很高危
临床并发症或合并糖尿病	高危 / 很高危	很高危	很高危	很高危

注:因高龄本身就是一项危险因素,故老年人高血压患者至少都是心血管疾病的中危人群。

（三）衰弱评估

有研究表明衰弱是影响高龄老年人降压治疗获益的重要因素之一。因此,推荐在给高龄高血压患者制订降压治疗方案前进行衰弱的评估。目前常采用国际老年营养和保健学会提出的 FRAIL 量表（表 4-4）,通过患者出现疲乏、活动耐力减退等多方面因素评估其衰弱情况,相对其他评估方法更简便易行。

表 4-4 FRAIL 量表

序号	条目	询问方式
1	疲乏	过去 4 周内大部分时间或者所有时间感到疲乏
2	阻力增加 / 耐力减退	在不用任何辅助工具以及不用他人帮助的情况下,中途不休息爬 1 层楼有困难
3	自由活动下降	在不用任何辅助工具以及不用他人帮助的情况下,走完 100m 较困难
4	疾病情况	医生曾经告诉你存在 5 种以上下列疾病:高血压、糖尿病、急性心脏病发作、脑卒中、恶性肿瘤（微小皮肤癌除外）、充血性心力衰竭、哮喘、关节炎、慢性肺病、肾脏疾病、心绞痛等
5	体重下降	1 年或更短时间内出现体重下降≥5%

具备表 4-4 5 条中 3 条及以上者,被诊断为衰弱;不足 3 条为衰弱前期;0 条为无衰弱。大多数老年人高血压需要联合降压治疗,但不推荐衰弱老年人和 80 岁以上高龄老年人初始联合治疗。衰弱对高血压预后的影响及衰弱老年人的血压控制目标仍需进一步研究。

五、治疗

原发性高血压目前尚无根治方法,大多数老年人高血压患者需长期甚至终身治疗。降压治疗的目的是减少高血压患者心、脑血管病的发生率和死亡率,改善生活质量,延长寿命。

（一）治疗原则

老年人高血压降压治疗应强调收缩压达标。要制订老年人高血压患者的降压目标值,注意监测血压变化,不要过快降压,在其能耐受的前提下,逐步使血压达标。同时针对吸烟、血脂异常或肥胖、血糖代谢异常或尿酸升高等可逆性的心血管因素进行干预。

（二）非药物治疗（改善生活方式）

应贯彻于高血压病防治全过程,适用于所有高血压患者（包括正常高值血压）。①合理膳食:减少钠盐摄入,每人每日食盐摄入量不超过 6g 为宜;减少脂肪摄入,补充钙和钾盐。②控制体重:包括控制能量摄入和增加体力活动,将体重指数（BMI）维持在 20.0~23.9kg/m²。③戒烟限酒:饮酒量每日不超过相当于 50g 乙醇的量。④适当运动:中等以下强度,每周 3~5 次,每次 30 分钟。⑤改善睡眠及注意保暖,保持心态平稳。

（三）药物治疗

1. 降压目标与原则

（1）降压目标:老年人高血压患者心血管风险较高,更能从严格的血压管理中获益。一般高血压患者应降至 <140/90mmHg 以下,能耐受和部分高危及以上的患者可进一步降低至 <130/80mmHg,衰弱的高龄患者收缩压不应低于 130mmHg;65~79 岁的老年人,首先应降至 <150/90mmHg,如能耐受,可进一步降至 <140/90mmHg;≥80 岁的老年人应降至 <150/90mmHg;老年和伴有冠心病的糖尿病患者、心衰患者血压控制目标为 <140/90mmHg。老年人、病程较长或已有靶器官损害或并发症的患者,降压速度宜适度缓慢。

（2）用药原则:老年人高血压药物治疗应遵循小剂量、长效、联合、适度、个体化的原则。①小剂量开始:根据需要逐步增加剂量。②优先选择长效制剂:尽可能使用可持续 24 小时降压作用的长效药物,能更有效预防心脑血管并发症。③联合用药:在低剂量单药治疗效果不满意时,可以采用两种或两种以上降压药物联合治疗,可增加降压效果又不增加不良反应。④适度治疗:与一般高血压患者不同的是,对于衰弱老年人和年龄≥80 岁的高龄患者不建议初始联合治疗。⑤个体化治疗:根据患者具体情况及依从性,选择适合患者的降压药物。

2. 常用降血压药物　常用的药物有利尿剂、β 受体拮抗药、钙通道阻滞药（CCB）、血管紧张素转换酶抑制剂和血管紧张素 Ⅱ 受体拮抗剂,各类降血压药物的特点及不良反应见表 4-5。

表 4-5　各类常用降血压药物的特点及用药注意事项

种类	代表药物	药物特点及不良反应	用药注意事项
利尿剂	氢氯噻嗪、呋塞米、螺内酯等	适用于轻中度高血压,对于老年人高血压有较强降压效应。主要不良反应是血钾异常及影响血脂、血糖、血尿酸代谢	早上服用,避免睡前服药,痛风患者禁用。使用利尿剂时需注意血钾情况
β 受体拮抗药	美托洛尔、比索洛尔等	对于心率较快或合并心绞痛者作用较好,可减慢心率和降低心肌收缩力,主要不良反应有增加气道阻力	心动过缓、房室传导阻滞、急性心力衰竭患者禁用。不宜突然停药,可出现撤药综合征
钙通道阻滞药（CCB）	硝苯地平、硝苯地平控释制剂、非洛地平缓释剂、氨氯地平、左旋氨氯地平、尼群地平等	降压起效迅速、降压疗效和幅度强,对老年患者疗效较好。不良反应常见有心率增快、面部潮红、头痛、下肢水肿等	长期用药时应选用长效制剂或缓释、控释制剂,降压效果平稳、持久,同时减少不良反应
血管紧张素转换酶抑制剂（ACEI）	卡托普利、依那普利、贝那普利、赖诺普利、雷米普利等	对肥胖、糖尿病和心脏、肾脏靶器官受损的高血压患者具有较好的疗效,特别适用于伴有心力衰竭、左心室肥大、心肌梗死后、蛋白尿、糖耐量减退或糖尿病肾病的高血压患者。不良反应主要是刺激性干咳和血管性水肿	高钾血症、妊娠妇女和双侧肾动脉狭窄患者禁用。血肌酐超过 265.2 μmol/L 的患者使用时需谨慎,应定期监测血肌酐及血钾水平

续表

种类	代表药物	药物特点及不良反应	用药注意事项
血管紧张素Ⅱ受体拮抗剂（ARB）	氯沙坦、缬沙坦、厄贝沙坦、替米沙坦、坎地沙坦等	降压作用起效缓慢，但持久而平稳，一般在 6~8 周时才达最大作用，作用持续时间能达 24 小时以上。可与大多数降压药物合用	治疗对象和禁忌证与 ACEI 相同，但不良反应较少，一般不引起干咳和血管神经性水肿

六、健康指导

1. 疾病知识指导　让患者了解病情，充分理解控制血压及终身治疗的必要性。向患者解释改变生活方式的重要性，使之理解其治疗意义，自觉地付诸实践，并长期坚持。

2. 生活方式指导　告知患者改变不良生活习惯，不仅可以预防或延迟高血压的发生，还可以降低血压，提高降压药物的疗效，从而降低心血管风险。

（1）饮食指导：①减少钠盐摄入，每天钠盐摄入应低于 6g，增加钾盐摄入，建议使用可定量的盐勺。②限制总热量，尤其要控制油脂类的摄入量。③营养均衡，适量补充蛋白质，增加新鲜蔬菜和水果，增加膳食中钙的摄入。

（2）控制体重：高血压患者应控制体重，避免超重和肥胖。

（3）戒烟限酒：吸烟是心血管事件的主要危险因素，被动吸烟也会显著增加心血管疾病危险。应根据患者吸烟的具体情况，指导患者戒烟，必要时可药物干预。不提倡高血压患者饮酒，如饮酒，则应少量。

（4）运动指导：根据患者年龄和血压水平及个人兴趣选择适宜的运动方式，合理安排运动量。建议每周进行 3~5 次、每次 30 分钟的有氧运动，如步行、慢跑、骑车、游泳和跳舞等。中等运动强度更有效、更安全。

3. 用药指导　①强调长期药物治疗的重要性。②遵医嘱按时按量服药，告知有关降压药的名称、剂量、用法、作用及不良反应，并提供书面指导材料。③不能擅自突然停药，经治疗血压得到满意控制后，可遵医嘱逐渐减少剂量。

4. 家庭血压监测指导　应教会患者和家属正确的家庭血压监测方法，推荐使用质量合格的上臂式自动血压计自测血压，血压未达标者，建议每天早晚各测量血压 1 次；血压达标者，建议每周测量 1 次。指导患者规范操作，如实记录血压测量结果，为医护人员治疗提供参考。

5. 心理指导　关心关爱患病老年人，采取各种措施帮助患者预防和缓解精神压力，纠正和治疗病态心理。

6. 定期随访　血压达标者，可每 3 个月随访 1 次；血压未达标者，建议每 2~4 周随访 1 次。出现血压异常波动或有症状者，随时就诊。

 知识链接

高血压急症

高血压急症是指原发性或继发性高血压患者，在某些诱因作用下，血压突然和明显升高（一般超过 180/120mmHg），伴有进行性心、脑、肾等重要靶器官功能不全的表现，包括高血压脑病、颅内出血、脑梗死、急性心力衰竭、急性冠脉综合征、主动脉夹层、子痫、急性肾小球肾炎等。高血压急症需住院紧急处理。治疗原则是及时、控制性降压，合理选择降压药等，需避免使用如利血平、强效利尿药等。

发生高血压急症时常选用硝普钠、硝酸甘油、尼卡地平和地尔硫草注射液等药物。

第三节　动脉粥样硬化

 案例

沈先生,69 岁,健康体检时发现:甘油三酯(TG)12.6mmol/L,低密度脂蛋白胆固醇(LDL-C)6.6mmol/L,空腹血糖 4.6mmol/L。查体:血压 148/90mmHg,心率 74 次/min,呼吸 16 次/min,心界向左下轻度扩大,各瓣膜区未闻及明显杂音。吸烟 30 余年,体型肥胖,喜食猪油炒制食物,少运动。否认糖尿病病史。心电图提示心肌缺血。

请思考:

1. 若想了解沈先生的动脉情况,最简便易行的检查是什么?

2. 针对沈先生应如何进行健康指导?

动脉粥样硬化(atherosclerosis,AS)是一种危害人类健康的常见病变,主要分布于大、中型弹性和/或肌性动脉壁,先以血管内膜脂质积累、纤维增生、钙质沉着开始,并有动脉中层逐渐退变和钙化,进一步发生斑块内出血、斑块破裂及局部血栓形成,相伴随的是动脉壁变硬、管腔狭窄、中膜弹性减弱,以及心肌梗死、脑卒中和四肢坏疽等严重并发症。我国中老年人动脉粥样硬化的发病率有明显上升趋势。

一、病因

本病病因尚未完全明确。研究表明动脉粥样硬化是由多因素作用于不同环节所致,这些因素称为危险因素(risk factor)。主要的危险因素如下。

1. 年龄　多见于 40 岁以上的中老年人,49 岁以上进展较快,近年来临床发病有年轻化趋势。

2. 性别　男性及绝经后女性发病率较高。

3. 血脂异常　血脂异常是动脉粥样硬化最重要的危险因素。总胆固醇(total cholesterol,TC)、甘油三酯(triglyceride,TG)、低密度脂蛋白胆固醇(low density lipoprotein cholesterol,LDL-C)、极低密度脂蛋白胆固醇(very low density lipoprotein cholesterol,VLDL-C)升高,高密度脂蛋白胆固醇(high density lipoprotein cholesterol,HDL-C)、载脂蛋白 A(apolipoprotein A,apoA)降低等可促进动脉粥样硬化的发生发展。目前比较确定的是 LDL-C 的致动脉粥样硬化作用,因此降低 LDL-C 是治疗的靶目标。

4. 高血压　60%~70% 的冠状动脉粥样硬化患者有高血压。高血压患者动脉粥样硬化发病率明显增高,较无高血压者患冠状动脉粥样硬化的概率增高 3~4 倍。

5. 吸烟　多项研究显示吸烟是心血管疾病的独立危险因素,被动吸烟也是危险因素。

6. 糖尿病和糖耐量异常　糖尿病患者发生动脉粥样硬化的发病率较非糖尿病者高数倍,且进展迅速。若患者合并糖尿病和高血压,则动脉粥样硬化的发病率更显著增高。

7. 肥胖　肥胖也是动脉粥样硬化的危险因素。超过标准体重 20% 或体重指数(BMI)>24kg/m^2 者为肥胖。

8. 家族史　动脉粥样硬化有家族聚集发生的倾向,家族史是较强的独立危险因素。许多危险因素如高血脂、高血压、糖尿病、肥胖等均在不同程度上受遗传控制。因此,具有 AS 家族史的个体发病的危险性相对较高。

二、病理和病理生理

动脉粥样硬化的病理变化主要累及大型肌弹力型动脉(如主动脉)和中型弹力型动脉(冠状动脉和脑动脉最常见)。

临床上,动脉粥样硬化的斑块基本上可分为两类:一类是稳定型;而另一类是不稳定型,正是不稳定型斑块的破裂导致了急性心血管事件的发生。而从长期影响来看,受累动脉弹性减弱、脆性增加,其管腔逐渐变窄甚至完全闭塞,也可扩张而形成动脉瘤。冠状动脉管腔狭窄或闭塞,可引起心绞痛、心肌梗死或心肌纤维化。

三、临床表现

1. 主动脉粥样硬化 大多数无特异性症状。主动脉广泛粥样硬化病变可出现主动脉弹性降低的相关表现,如收缩期血压升高、脉压增宽等。X线检查可见主动脉结向左上方凸出,有时可见片状或弧状钙质沉着阴影。主动脉粥样硬化可以形成主动脉瘤,也可能发生动脉夹层分离。

2. 冠状动脉粥样硬化 将在本章第四节详述。

3. 脑动脉粥样硬化 粥样斑块造成脑血管狭窄、脑供血不足,或因局部血栓形成、斑块破裂、碎片脱落造成脑栓塞等脑血管意外。

4. 肾动脉粥样硬化 可引起顽固性高血压。

5. 肠系膜动脉粥样硬化 可引起消化不良、肠道张力减低、便秘和腹痛等症状。

6. 四肢动脉粥样硬化 以下肢动脉较多见。

四、辅助检查

1. 实验室检查 血液检查有助于危险因素如脂质或糖代谢异常的检出。

2. 影像学检查

(1)螺旋CT血管造影:可判断动脉的粥样硬化程度。

(2)数字减影血管造影(digital subtraction angiography,DSA):为诊断金标准,可显示动脉粥样硬化病变所累及血管的管腔狭窄或动脉瘤样病变,以及病变所在部位、范围和程度。

(3)血管内超声显像(intravascular ultrasound,IVUS)和光学相干断层扫描(optical coherence tomography,OCT):是侵入性检查方法,可了解病变的性质和组成。

(4)经体表彩色多普勒检查:可检测到颈动脉、下肢动脉、肾动脉粥样硬化。

(5)胸部X线片:可发现主动脉粥样硬化所致的血管影增宽和钙化等表现。

五、诊断

本病发展到一定程度,尤其是有器官明显病变时诊断并不困难,但早期诊断很不容易。老年人如检查发现血脂异常,X线、超声及血管造影发现血管狭窄性或扩张性病变,应首先考虑本病诊断。

六、防治和预后

1. 一般防治措施 包括积极控制危险因素、合理膳食、适当的体力劳动和体育锻炼、合理安排工作和生活、戒烟限酒。

2. 药物治疗

(1)调脂治疗:首选降低胆固醇和LDL-C为主的他汀类调脂药。

(2)抗血小板药物:最常用为口服阿司匹林、氯吡格雷、西洛他唑等,此外也可以静脉使用药物包括阿昔单抗、替罗非班等。

(3)溶栓和抗凝药物:溶栓药物包括链激酶、尿激酶等;抗凝药物包括普通肝素、低分子量肝素、华法林等。

3. 预后 本病预后与病变部位、程度、血管狭窄发展速度、受累器官受损情况和有无并发症有关。病变涉及心、脑、肾等重要脏器动脉则预后不良。

七、健康指导

详见本章第四节"冠状动脉粥样硬化性心脏病"的健康指导。

第四节　冠状动脉粥样硬化性心脏病

王先生,70岁,胸痛3小时。患者3小时前与家人争吵过程中出现胸痛,为胸骨后剧烈压榨样疼痛,伴呼吸不顺感、出冷汗。家人立即予硝酸甘油舌下含服,但胸痛一直不能缓解。既往有高血压病史20余年,冠心病、稳定型心绞痛病史4年余,平时未规律诊治,自备硝酸甘油。血压控制情况不详。查体:体温36.4℃,心率88次/min,呼吸22次/min,血压108/62mmHg。心电图示:窦性心律,V_1~V_6导联ST段弓背向上抬高0.1~0.2mV。

请思考:

1. 王先生最可能的诊断是什么?

2. 应该尽快如何处理?

3. 王先生好转出院后,应如何进行健康指导?

冠状动脉粥样硬化性心脏病(coronary atherosclerotic heart disease)简称冠心病(coronary heart disease,CHD),是指冠状动脉粥样硬化引起管腔狭窄或闭塞,导致心肌缺血缺氧甚至坏死而引起的心脏病。冠心病是动脉粥样硬化最常见的器官病变类型,多发于40岁以上成年人,男性发病早于女性。根据发病特点和治疗原则的不同,将冠心病分为以下两大类。

1. 慢性冠脉疾病(慢性心肌缺血综合征)　包括稳定型心绞痛、缺血性心肌病和隐匿型冠心病等。

2. 急性冠脉综合征(acute coronary syndrome,ACS)　包括不稳定型心绞痛(unstable angina,UA)、非ST段抬高心肌梗死(non-ST-segment elevation myocardial infarction,NSTEMI)和ST段抬高心肌梗死(ST-segment elevation myocardial infarction,STEMI),也包括冠心病猝死。

一、稳定型心绞痛

稳定型心绞痛(stable angina pectoris)也称劳力性心绞痛,是在冠状动脉狭窄的基础上,由于心肌负荷的增加而引起心肌急剧的、暂时的缺血与缺氧临床综合征。本病的临床重要特征是在数月内,疼痛发作的程度、频率、持续时间、性质及诱因无明显变化。

(一)临床表现

1. 症状

(1)诱因:发作常由体力劳动或情绪激动诱发,饱食、寒冷、吸烟、心动过速等也可诱发,疼痛多发生于体力劳动或激动的当时。

(2)部位:多在胸骨体之后,可波及心前区,手掌范围大小,界限不清。常放射至左肩、左臂内侧达无名指和小指,或至颈、咽或下颌部。

(3)性质:胸痛常为压迫、发闷或紧缩感,部分患者有烧灼感,偶伴濒死感。

(4)持续时间:疼痛一般持续数分钟至十余分钟,多为3~5分钟,一般不超过半小时。

(5)缓解方式:一般在停止诱发症状的活动后即缓解,舌下含服硝酸甘油也能在几分钟内缓解。

2. 体征　一般无异常体征,发作时常见心率增快、血压升高。

(二)辅助检查

1. 实验室检查　血糖、血脂检查可帮助了解冠心病的危险因素。胸痛明显者需查血清心肌损伤标志物,可与急性冠脉综合征相鉴别。

2. 心电图检查　是发现心肌缺血以及诊断心绞痛最常用的检查方法。

(1)静息时心电图:约半数患者静息心电图正常,也可有陈旧性心肌梗死或非特异性ST段改变。

(2)发作时心电图:绝大多数患者可出现缺血性的ST段移位,常见ST段压低(≥0.1mV),发作缓解后恢复。

（3）心电图负荷试验：常用运动负荷试验，运动方式主要为分级活动平板或踏车。运动中出现典型心绞痛，心电图出现 ST 段水平型或下斜型压低 >0.1mV、持续 2 分钟为运动试验阳性标准。心肌梗死急性期、不稳定型心绞痛、严重心力衰竭或心律失常以及有急性疾病者禁做运动负荷试验。

3. 多层螺旋 CT 冠状动脉成像　可用于判断冠状动脉管腔狭窄程度和管壁钙化情况，对判断管壁内斑块分布范围和性质有一定意义。

4. 冠状动脉造影　目前仍然是冠心病临床诊断的"金标准"。选择性冠状动脉造影可发现狭窄性病变的部位并估计其程度。一般认为管腔直径减少 70%~75% 或以上会严重影响血供。

（三）诊断与鉴别诊断

1. 诊断　根据典型心绞痛的发作特点、年龄和存在冠心病危险因素等，除外其他原因所致的心绞痛，一般可作出诊断。心电图的动态变化支持心绞痛的诊断，心绞痛发作时心电图检查可见 ST-T 改变，症状消失后心电图 ST-T 改变可恢复。未捕捉到发作时心电图改变者可行心电图负荷试验。冠状动脉造影则可以明确冠状动脉病变的严重程度，有助于明确诊断并决定进一步治疗方案。

2. 鉴别诊断　主要与急性冠脉综合征相鉴别。不稳定型心绞痛的疼痛部位、性质、发作时心电图改变等与稳定型心绞痛相似，但发作的劳力性诱因不同，不稳定型心绞痛常在休息或较轻微活动下即可诱发。1 个月内新发的或明显恶化的劳力性心绞痛也属于不稳定型心绞痛。心肌梗死的疼痛程度更剧烈，持续时间多超过 30 分钟，含服硝酸甘油多不能缓解，心电图常有典型的动态演变过程，实验室检查示心肌损伤标志物增高。

（四）治疗

稳定型心绞痛治疗原则是改善冠状动脉血供和降低心肌耗氧以改善患者症状，同时治疗冠状动脉粥样硬化以预防心肌梗死和死亡，延长生存期。

1. 发作时的治疗

（1）休息：发作时立刻休息，一般患者在停止活动后症状会逐渐消失。

（2）药物治疗：发作时可使用作用较快的硝酸酯制剂，舌下含服起效最快。最常用的是硝酸甘油，0.5mg，舌下含服，一般 1~2 分钟开始起效，持续约半小时作用消失。

2. 缓解期的治疗

（1）生活方式的调整：尽量避免各种诱发因素。清淡饮食，不宜过饱；戒烟限酒；调整日常生活与工作量；缓解焦虑、减轻精神负担；体力活动以不诱发疼痛症状为度。

（2）药物治疗：①改善缺血、减轻症状：可选用 β 受体拮抗药、硝酸酯类药、钙通道阻滞药等；对上述药物有禁忌或不耐受者，可选用曲美他嗪、尼可地尔等。②预防心肌梗死、改善预后：使用抗血小板药物预防心肌梗死，如阿司匹林、氯吡格雷。阿司匹林是抗血小板治疗的基石，所有患者只要无禁忌都应该使用，最佳剂量范围为 75~150mg/d。对于所有明确诊断的冠心病患者，无论其血脂水平如何，均应给予他汀类药物治疗，从而延缓斑块进展和稳定斑块。另外，血管紧张素转换酶抑制剂或血管紧张素 II 受体拮抗剂可以显著降低冠心病患者的心血管死亡、非致死性心肌梗死等主要终点事件的相对危险性。

（3）血管重建治疗：常用方法包括经皮冠状动脉介入治疗（percutaneous coronary intervention，PCI）和冠状动脉旁路移植术（coronary artery bypass graft，CABG）。

（五）健康指导

1. 疾病知识指导

（1）改善生活方式：良好的生活方式是冠心病治疗的基础。应指导患者：①合理膳食，提倡低热量、低脂、低盐饮食，多进食蔬菜和富含粗纤维食物，避免暴饮暴食。②戒烟限酒。③适量运动，以有氧运动为主，根据个体病情和耐受情况调节运动的强度。④平衡心态，患者应保持良好的心态，避免急躁暴怒。

（2）避免诱发因素：过劳、情绪激动、饱餐、用力排便、寒冷刺激等都是心绞痛发作诱因，应注意避免。

2. 用药指导　指导患者平时遵医嘱服药,不能擅自增减药量或停药,自我监测药物不良反应。外出时随身携带硝酸甘油以备急需,并告知患者及家属在胸痛发作时应立即停止活动并舌下含服硝酸甘油。硝酸甘油见光易分解,需用棕色瓶存放,为确保疗效,药瓶开封后每 6 个月更换 1 次。

3. 病情监测指导　教会患者及家属监测病情,定期复查心电图、血糖、血脂、肝肾功能等,并监测血压。若胸痛较之前发作频繁、程度加重、持续时间延长等,或休息及含服硝酸甘油后持续不能缓解,应立即到医院就诊。提醒患者定期复查心电图、血糖、血脂、肝肾功能等,并监测血压。

二、不稳定型心绞痛和非 ST 段抬高心肌梗死

不稳定型心绞痛和非 ST 段抬高心肌梗死亦属于急性冠脉综合征的范畴,是由于动脉粥样硬化斑块破裂,伴有不同程度的血栓形成、血管痉挛及远端血管栓塞所导致的一组临床综合征,两者的病因、病理生理基础和临床表现相似,主要不同在于缺血是否严重到引起心肌坏死的程度。

（一）临床表现

1. 症状

（1）不稳定型心绞痛:包括:①静息型心绞痛,指发作于休息时,持续时间通常大于 20 分钟的心绞痛。②初发型心绞痛,指 1~2 个月内新发的心绞痛,很轻的体力活动即可诱发。③恶化型心绞痛,指既往有心绞痛病史,近 1 月内心绞痛症状加重,发作次数频繁、时间延长或更易诱发。

（2）变异型心绞痛:是不稳定型心绞痛的一种特殊类型,特征为静息心绞痛,心电图显示一过性 ST 段抬高。

（3）非 ST 段抬高型心肌梗死:临床表现与不稳定型心绞痛相似,但比 UA 更严重,持续时间更长,两者的区别在于心肌坏死标志物是否增加。UA 可发展为 NSTEMI 或 ST 段抬高心肌梗死。

2. 体征　大多数 UA/NSTEMI 可无明显体征。高危患者可引起心功能不全,出现肺部啰音或原有啰音增加,出现一过性第三心音以及由于二尖瓣反流引起的一过性收缩期杂音。

（二）辅助检查

1. 心电图　心电图既可帮助诊断,也可以根据其异常的范围和严重程度提示预后。发作时的心电图尤其有意义,与之前心电图对比,可提高诊断价值。大多数患者胸痛发作时有一过性 ST 段抬高（或压低）和 T 波低平（或倒置）,其中 ST 段抬高主要见于变异型心绞痛。而 ST 段的动态改变（≥0.1mv 的抬高或压低）是严重冠状动脉疾病的表现,可能会发生急性心肌梗死或猝死。

通常上述心电图动态改变可随着心绞痛的缓解而完全或部分消失,若心电图改变持续 12 小时以上,则提示 NSTEMI 的可能。

2. 心肌损伤标志物　可以帮助鉴别 UA 或 NSTEMI,还可提供有价值的预后信息。常用生化指标包括肌酸激酶同工酶（CK-MB）、心脏肌钙蛋白（cTnT 和 cTnI）、肌红蛋白。其中肌钙蛋白特异性和敏感性最高,在症状发生后 24 小时内,cTn 的峰值超过正常对照值的 99 个百分位须考虑 NSTEMI 的诊断。

（三）诊断

临床上不稳定型心绞痛的诊断主要依靠临床表现以及发作时心电图 ST-T 的动态改变;如 cTn 阳性意味着患者已发生少量心肌损伤,需考虑非 ST 段抬高心肌梗死,相比 cTn 阴性的患者,cTn 阳性的患者预后较差。冠状动脉造影仍是诊断冠心病的重要方法,可以直接显示冠状动脉狭窄程度,对决定治疗策略有重要意义。

（四）治疗

1. 一般治疗　患者应立即卧床休息,消除紧张情绪,必要时可应用小剂量的镇静剂和抗焦虑药物。对于进行性缺血且对初始药物治疗反应差的患者,以及血流动力学不稳定的患者,均应入心脏监护室加强监护和治疗。病情稳定后,应鼓励早期活动,预防栓塞。保持大便通畅,避免用力排便,如便秘可给予缓泻剂。

2. 抗缺血治疗

（1）硝酸酯类药物:若收缩压不低于 90mmHg,可静脉应用硝酸甘油。

（2）镇痛剂:常用吗啡、哌替啶等,注意避免呼吸功能抑制。

（3）β受体拮抗药：起病早期应用β受体拮抗药，可减慢心率，降低死亡率。一般选用心脏高选择性的β受体拮抗药，如阿替洛尔、美托洛尔和比索洛尔等。口服给药应从小剂量开始，逐渐增加，剂量应个体化。应注意患者有无β受体拮抗药禁忌证。

（4）钙通道阻滞药：冠状动脉痉挛所致的变异型心绞痛，治疗首选非二氢吡啶类钙通道阻滞药。

3. 抗血栓治疗

（1）抗血小板治疗：如无禁忌证，无论采用何种治疗策略，所有患者均应口服阿司匹林。常用的口服抗血小板药物还有氯吡格雷、西洛他唑、双嘧达莫等，静脉使用的有替罗非班。

（2）抗凝治疗：抗凝治疗是为了抑制凝血酶的生成和/或活化，减少血栓相关事件的发生，除非有禁忌，所有患者均应在抗血小板治疗基础上常规接受抗凝治疗。常用的抗凝药物包括普通肝素、低分子肝素和比伐芦定等。

4. 其他药物

（1）调脂治疗：常用他汀类药物调节血脂、稳定斑块。

（2）血管紧张素转换酶抑制剂或血管紧张素Ⅱ受体拮抗剂：长期应用能降低心血管事件发生率。

5. 冠状动脉血运重建术　经皮冠状动脉介入治疗是 UA/NSTEMI 患者血运重建的主要方式。针对病变严重、有多支血管病变的症状严重和左心室功能不全的患者，可选择冠状动脉旁路移植术。

（五）健康指导

参考"稳定型心绞痛"部分的健康指导。

三、急性 ST 段抬高心肌梗死

急性 ST 段抬高心肌梗死是指急性心肌缺血性坏死，大多是在冠状动脉病变的基础上，发生冠状动脉血供急剧减少或中断，使相应心肌严重而持久地急性缺血导致心肌细胞死亡。

（一）临床表现

1. 先兆　多数患者在发病前数天有乏力、胸部不适、活动时心悸、气急、烦躁、心绞痛等前驱症状，以新发生心绞痛或原有心绞痛加重最为突出。及时发现、处理心肌梗死先兆，可使部分患者避免发生急性 ST 段抬高心肌梗死。

2. 症状

（1）疼痛：最先、最主要的症状，常发生于安静时，疼痛部位和性质与心绞痛相似，但程度较重、持续时间较长，休息和含服硝酸甘油多不能缓解。患者常伴有烦躁不安、出汗、恐惧、胸闷或有濒死感。

（2）全身症状：有发热、心动过速、白细胞计数增高和红细胞沉降率增快等，由坏死物质吸收所引起。

（3）胃肠道症状：疼痛剧烈时可伴有恶心、呕吐和上腹胀痛。

（4）心律失常：24 小时内最多见，各种心律失常中以室性心律失常最多，尤其是室性期前收缩，若出现短阵室性心动过速、多源性或 R-on-T 现象，常为心室颤动的先兆。室颤是急性 ST 段抬高心肌梗死早期，特别是入院前最主要的死因。

（5）低血压和休克：急性 ST 段抬高心肌梗死疼痛期常见有血压下降，如疼痛缓解，收缩压仍 <80mmHg，出现烦躁不安、面色苍白、皮肤湿冷、大汗淋漓、尿量减少等，为休克表现，为心肌广泛坏死、心排血量急剧下降所致。

（6）心力衰竭：主要是急性左心衰竭，为梗死后心脏舒缩力显著减弱或不协调所致。患者表现为呼吸困难、咳嗽、发绀、烦躁等，严重者可发生肺水肿。

2. 体征　心率多增快，可出现第四心音奔马律，少数有第三心音奔马律。二尖瓣乳头肌功能失调或断裂可致心尖区出现粗糙的收缩期杂音或伴收缩中晚期喀喇音。除早期血压可升高外，几乎所有患者都有血压降低。

3. 并发症　主要有乳头肌功能失调或断裂、心脏破裂、栓塞、心室壁瘤、心肌梗死后综合征。

（二）辅助检查

1. 心电图 常有进行性改变,对心肌梗死的诊断、定位、判断病情演变和预后都有帮助。

（1）特征性改变:① ST 段呈弓背向上型抬高（面向损伤区的导联）；②宽而深的 Q 波,又称病理性 Q 波（面向心肌坏死区的导联）；③ T 波倒置（面向缺血区的导联）。在背向梗死区的导联则出现相反的改变。

（2）动态改变:①超急性期（数小时内）,异常高大两支不对称的 T 波。②急性期（数小时 ~2 天内）,ST 段明显抬高,弓背向上,随后出现病理性 Q 波。其中,Q 波在 3~4 天内稳定不变,以后 70%~80% 永久存在。③亚急性期（数日 ~2 周）,ST 段逐步回落到基线水平,T 波变得平坦或倒置。④慢性期（数周至数个月）,T 波对称性倒置,可永久存在或在数个月至数年内逐渐恢复。

2. 血清心肌损伤标志物 血清心肌损伤标志物增高水平与心肌坏死范围及预后明显相关。

（1）肌红蛋白:起病后 2 小时内升高,12 小时内达高峰,24~48 小时内恢复正常,是心肌损伤时升高最早的标志物。

（2）肌钙蛋白 I（cTnI）或肌钙蛋白 T（cTnT）:起病 3~4 小时后升高,前者于 11~24 小时达高峰,7~10 天降至正常,后者于 24~48 小时达高峰,10~14 天降至正常。cTnI 或 cTnT 是最特异和敏感的心肌坏死的指标。

（3）肌酸激酶同工酶（CK-MB）:起病后 4 小时内升高,16~24 小时达高峰,3~4 天恢复正常。CK-MB 增高的程度能较准确地反映梗死的范围,其高峰是否提前可助于判断溶栓治疗是否成功。

3. 血液一般项目检查 起病 24~48 小时后进行血液检查可见白细胞升高,红细胞沉降率增快,C 反应蛋白升高等。

4. 放射性核素检查

（1）正电子发射体层摄影（positron emission tomography, PET）:可观察心肌代谢的变化,是目前唯一能直接评价心肌存活性的影像技术。

（2）单光子发射计算机体层摄影（single photon emission computed tomography, SPECT）:可用于评估室壁运动、厚度和整体功能。

5. 超声心动图 有助于了解心室壁的运动和左心室功能,也可用于诊断室壁瘤和乳头肌功能失调,检测心包积液及室间隔缺损。

6. 选择性冠状动脉造影 可明确冠状动脉闭塞的部位,用于考虑行介入治疗。

（三）诊断与鉴别诊断

结合典型的临床表现、特征性的心电图改变和实验室检查发现即可诊断本病。但对症状不典型者有可能漏诊。对老年患者,突然发生休克、严重心律失常、心力衰竭等表现而原因未明者,或突然发生较重而持久的胸闷或胸痛者,都应考虑本病的可能。宜先按急性心肌梗死来处理,并短期内进行心电图、血清心肌损伤标志物测定等的动态观察以确定诊断。

鉴别诊断主要考虑以下疾病。

1. 心绞痛 心绞痛和急性心肌梗死的鉴别要点见表 4-6。

表 4-6 心绞痛和急性心肌梗死的鉴别要点

鉴别诊断项目	心绞痛	急性心肌梗死
疼痛		
1. 部位	中下段胸骨后	相同,但部位可较低
2. 性质	压榨性或窒息性	相似,程度更剧烈
3. 诱因	劳力、情绪激动、受寒、饱食等	常无明显诱因
4. 持续时间	短,1~5 分钟,一般不超过 15 分钟	长,数小时或 1~2 天
5. 频率	频繁	不频繁
6. 缓解因素	休息可缓解,含服硝酸甘油可迅速显著缓解	休息和含服硝酸甘油不缓解
气喘或肺水肿	极少	可有

续表

鉴别诊断项目	心绞痛	急性心肌梗死
血压	多升高	大多数患者降低,甚至出现休克
坏死物质吸收表现 (发热、白细胞升高)	无	常有
血清心肌损伤标志 物升高	无	有
心电图变化	发作时 ST 段和 T 波变化	特征性、动态的心电图变化

2. 主动脉夹层 胸痛程度剧烈,一开始即达高峰,两上肢血压和脉搏可出现明显差别,无心肌损伤标志物升高。二维超声心动图检查、X 线检查、胸腹主动脉多层螺旋 CT 冠状动脉成像或磁共振血管成像有助于鉴别诊断。

3. 急性肺动脉栓塞 可发生胸痛、咯血、呼吸困难、低氧血症和休克。但可出现右心负荷急剧增加的表现,如发绀、肺动脉瓣区第二心音亢进、颈静脉充盈、肝大、下肢水肿等。典型心电图表现为 I 导联 S 波加深,Ⅲ导联 Q 波显著、T 波倒置,右胸导联 T 波倒置等。肺动脉多层螺旋 CT 冠状动脉成像可检出肺动脉大分支血管的栓塞。

4. 其他 需与急性心包炎鉴别,急性心包炎早期即有心包摩擦音,全身表现一般不如急性心肌梗死严重。因急性心肌梗死疼痛部位可较低,部分患者表现为上腹痛,需与急腹症鉴别。

(四)治疗

强调及早发现、及早住院,加强住院前的就地处理。治疗原则是尽快恢复心肌的血液灌注以挽救濒死的心肌、防止梗死扩大、保护和维持心脏功能,及时处理严重心律失常、泵衰竭和各种并发症。

1. 监护和一般治疗 急性期 12 小时卧床休息,24 小时内应鼓励患者在床上行肢体活动。保持环境安静,减少探视。所有急性心肌梗死患者都应收入冠心病监护室进行监护治疗,持续心电图、血压、呼吸的监测。除颤仪应随时处于备用状态,严重者还应监测肺毛细血管压和静脉压。对有呼吸困难和血氧饱和度降低者,最初几日给予间断或持续鼻导管或面罩吸氧。

2. 解除疼痛

(1)吗啡或哌替啶:皮下或静脉注射,可缓解疼痛,也可减轻患者交感神经过度兴奋和濒死感。

(2)硝酸酯类药物:大多数急性心肌梗死患者有应用硝酸酯类药物指征,而在下壁心肌梗死、可疑右心室心肌梗死或明显低血压的患者,不适合使用。

(3)β 受体拮抗药:无禁忌证者应在发病 24 小时内尽早常规口服应用。

3. 抗血小板和抗凝治疗 抗血小板药物常联合应用阿司匹林和氯吡格雷,疗程建议超过 1 年。除非有禁忌,所有 ST 段抬高心肌梗死患者无论是否溶栓,均应在抗血小板治疗基础上常规联合抗凝治疗,可选用普通肝素、低分子肝素等。

4. 再灌注治疗 是指使闭塞的冠状动脉再通,恢复心肌灌注,挽救缺血心肌,缩小梗死范围的治疗方法。应于起病 3~6 小时内,最多在 12 小时内,使闭塞的冠状动脉再通,心肌得到再灌注。

(1)经皮冠状动脉介入治疗:有急诊经皮冠状动脉介入治疗(到达医院后 90 分钟内开始介入治疗);对溶栓治疗后仍胸痛者可行补救性经皮冠状动脉介入治疗;而针对溶栓治疗成功的患者,若无缺血复发表现,可在 7~10 天后行冠状动脉造影,必要时可行经皮冠状动脉介入治疗。

(2)溶栓疗法:无条件施行介入治疗或延误再灌注时机者,若无禁忌证,应立即(接诊后 30 分钟内)予以溶栓治疗。发病 3 小时内,心肌梗死溶栓治疗血流完全灌注率高,获益最大。年龄≥75 岁者应首选经皮冠状动脉介入治疗,选择溶栓治疗时应慎重,并酌情减少溶栓药物剂量。

1)适应证:①急性胸痛发病未超过 12 小时,预期首次医疗接触至导丝通过梗死相关动脉时间超过 120 分钟;②发病 12~24 小时仍有进行性缺血性胸痛和心电图至少 2 个或 2 个以上相邻导联 ST 段抬高(胸导联≥0.2mV,肢导联≥0.1mV),或血流动力学不稳定,若无直接经皮冠状动脉介入治疗条件且无溶栓禁忌证,应考虑溶栓治疗。

2)禁忌证:①既往发生过出血性脑卒中者,6个月内发生过缺血性脑卒中或脑血管事件;②中枢神经系统受损、颅内肿瘤或畸形;③近期(2~4周)有活动性内脏出血;④未排除主动脉夹层;⑤入院时严重且未控制的高血压(>180/110mmHg)或慢性严重高血压病史;⑥目前正在使用治疗剂量的抗凝药或已知有出血倾向;⑦近期创伤史(2~4周),包括头部外伤、创伤性心肺复苏等;⑧近期外科大手术(<3周);⑨近期曾有在不能压迫部位的大血管行穿刺术(<2周)。

3)溶栓药物:常用尿激酶、链激酶或重组组织型纤溶酶原激活剂(rt-PA)等。

(3)紧急冠状动脉旁路移植术:对于介入治疗失败或溶栓治疗无效有手术指征者,争取6~8小时内施行。

5. 积极消除心律失常　心律失常必须及时消除,以免演变为严重心律失常甚至猝死。

6. 控制低血压和休克　ST段抬高心肌梗死时可有心源性休克,应在血流动力学监测下,采用升压药、血管扩张药、补充血容量和纠正酸中毒等抗休克处理。

7. 治疗心力衰竭　主要是治疗急性左心衰竭。ST段抬高心肌梗死发生后24小时内不宜用洋地黄制剂。

8. 其他治疗　如β受体拮抗药、血管紧张素转换酶抑制剂和血管紧张素Ⅱ受体拮抗剂、调脂药物等。

(五)健康指导

1. 疾病知识指导　老年保健工作者有义务通过健康教育和广泛的宣传,使公众了解急性心肌梗死的表现和危害性,熟悉并能够辨识其早期症状。教育患者和家属在发生疑似心肌梗死症状(胸痛)时,尽早拨打"120"急救电话,及时就医。有条件时应尽可能利用信息化手段将心电图传送到相关医院,并在10分钟内确诊。应在公众中普及心肌再灌注治疗知识,最大限度地提高心肌再灌注效率。

2. 疾病知识指导　告知患者急性心肌梗死的疾病特点,树立终身治疗的观念。积极做到全面综合的二级预防,即冠心病二级预防ABCDE原则。

A:阿司匹林(aspirin),抗心绞痛治疗(anti-anginal therapy);

B:β受体拮抗药,血压控制(blood pressure control);

C:控制血脂水平(cholesterol lowing),戒烟(cigarette quitting);

D:控制饮食(diet control),治疗糖尿病(diabetes treatment);

E:运动锻炼(exercise),健康教育(education)。

3. 用药指导　急性心肌梗死患者因用药多、长期用药和药品价格较高,往往用药依从性低。应采取多种方式指导患者严格遵医嘱用药,可通过不遵医行为导致严重后果的病例,让患者认识到遵医嘱用药的重要性。教会患者定时测脉搏、血压,自我监测病情。编制个人用药手册,定期电话随访,提高用药依从性。若胸痛发作频繁、程度重、时间长,服用硝酸甘油疗效差时,应及时就医。

4. 运动康复指导　康复运动前应进行医学评估与运动评估,确定康复运动的指征。协同患者制订个体化运动方案。运动应遵循有序、有度、有恒的原则,以行走、慢跑、简化太极拳等有氧运动为主,可联合静力训练和负重等运动。根据个体心肺功能决定运动强度,应以不超过最大心率70%~85%的运动强度或自我感觉不劳累为度。有氧运动每周3~5天,抗阻运动、柔韧性运动每周2~3天。初始恢复运动时,6~10min/次,随着患者的适应性提高,循序渐进,可逐渐延长至30~60min/次。经2~4个月体力活动锻炼后,先恢复部分或轻工作,再逐步过渡到全天工作。若患者以前从事的是重体力劳动、驾驶员、高空作业以及其他精神紧张工种的建议更换。

5. 照顾者指导　急性心肌梗死是心脏性猝死的高危因素,应教会家属心肺复苏的基本技术以备急用。指导家属要支持和鼓励患者,帮助其营造一个良好的身心休养环境,及时疏导患者的焦虑或烦躁等不良情绪。

思考题

1. 慢性心力衰竭的临床表现有哪些?
2. 急性左心衰竭的处理原则是什么?
3. 高血压的诊断包括哪些内容?
4. 高血压常用的药物有哪些? 分别有何特点?
5. 如何对老年高血压患者进行健康指导?
6. 如何对老年动脉粥样硬化患者进行用药指导?
7. 如何对老年动脉粥样硬化患者进行健康指导?
8. 稳定型心绞痛的临床表现有哪些?
9. 急性 ST 段抬高心肌梗死的临床表现有哪些?
10. 急性 ST 段抬高心肌梗死的主要治疗要点有哪些?
11. 如何给冠状动脉粥样硬化性心脏病患者做健康指导?

（吴樱樱）

第五章 老年人消化系统疾病与用药

第五章
数字内容

 学习目标

1. 掌握老年人消化系统疾病的药物治疗原则和健康指导措施。
2. 熟悉老年人消化系统疾病的临床表现和诊断依据。
3. 了解老年人消化系统疾病的病因、发病机制。
4. 能对老年人消化系统疾病进行合理用药指导、健康教育。
5. 具有爱心、耐心、责任心及良好的沟通与交流能力。

第一节 胃食管反流病

 案例

李先生,68 岁。反酸、胃灼热 2 年,加重 1 周。

患者于 2 年前出现餐后反酸、胃灼热,与进食量及食物性质无关,平卧时症状加重,社区医院考虑为慢性胃炎,予奥美拉唑、雷尼替丁等药物治疗,症状有所缓解。1 周前上述症状加重,伴胸痛不适,有时夜间出现症状。

请思考:

1. 李先生可能患了什么病? 依据是什么?
2. 如何为李先生进行合理用药及健康指导?

胃食管反流病(gastroesophageal reflux disease)是指胃十二指肠内容物反流入食管引起不适症状和 / 或并发症的疾病,其症状以反流和胃灼热最为常见。根据是否发生食管糜烂及溃疡,可分为非糜烂性反流病(nonerosive reflux disease)及反流性食管炎(reflux esophagitis)。

胃食管反流病为老年人常见病,随着年龄的增加发病率逐渐升高,我国以非糜烂性反流病多见,男女发病无明显差异。

一、病因及发病机制

本病是多种因素引起的以食管下括约肌功能障碍为主的胃食管动力障碍性疾病,胃酸、胃蛋白酶及胆汁等反流物损伤为直接因素。

（一）抗反流屏障结构与功能异常

能引起食管下括约肌结构受损的因素包括贲门失弛缓症术后、食管裂孔疝、腹内压增高、长期胃内压增高等；引起食管下括约肌功能障碍或一过性松弛延长的因素包括某些食物（如高脂肪、巧克力等）、药物（如钙通道阻滞药、地西泮及某些激素等）。在上述因素影响下，当食管黏膜受到反流物损伤时，可导致胃食管反流病。

（二）食管清除作用降低

干燥综合征等疾病可导致食管蠕动异常和唾液分泌减少。食管裂孔疝在改变食管下括约肌结构的同时，还降低食管对反流物的清除作用，从而导致胃食管反流病。

（三）食管黏膜屏障功能降低

长期饮酒、吸烟、刺激性食物或药物可使食管黏膜抵御反流物损害的屏障功能降低。

二、临床表现

（一）食管症状

1. 反流和胃灼热 是本病最常见和典型的症状。反流是指胃十二指肠内容物在无恶心和不用力的情况下涌入咽部或口腔的感觉，含酸味时称反酸。胃灼热是指胸骨后或剑突下烧灼感，常由胸骨下段向上延伸。反流和胃灼热多在餐后 1 小时发生，卧位、弯腰或腹内压增高时可加重，部分患者也可发生于夜间睡眠时。

2. 胸痛 由反流物刺激食管引起，严重时表现为剧烈刺痛。若不伴典型反流和胃灼热的胸痛患者，须先排除心绞痛再考虑胃食管反流病。

3. 吞咽困难或胸骨后异物感 呈间歇性发作，多为食管痉挛或功能紊乱所致，与进食的食物性质无关。若症状持续或进行性加重，多考虑为食管狭窄引起。

（二）食管外症状

部分患者可反复出现咽喉炎、慢性咳嗽、哮喘和牙蚀症，少数患者以上述表现为首发或主要表现。老年人更易发生吸入性肺炎，甚至出现肺间质纤维化。

（三）并发症

1. 上消化道出血 严重者食管黏膜糜烂及溃疡而引起呕血及黑便。

2. 食管狭窄 反复发作的食管炎可导致瘢痕狭窄。

3. 巴雷特（Barrett）食管 食管远端黏膜的鳞状上皮被化生的柱状上皮替代时，称之为巴雷特食管，有癌变倾向。

三、辅助检查

（一）胃镜检查

为诊断反流性食管炎的首选检查，同时能判断其严重程度及并发症情况。通过胃镜检查结合活检还可鉴别多种原因引起的食管炎及食管疾病。

（二）食管钡剂造影

不能耐受胃镜检查者，可行食管钡剂造影排除其他食管疾病。

（三）24 小时食管 pH 监测

应用便携式 pH 记录仪监测患者 24 小时食管 pH，明确食管是否存在酸、碱反流。

四、诊断

患者出现典型反流和胃灼热表现，可初步考虑胃食管反流病。予质子泵抑制剂进行治疗（如奥美拉唑，每次 20mg，每天 2 次，连用 7~14 天），若症状明显缓解，则初步诊断为胃食管反流病。胃镜检查结合 24 小时 pH 监测可明确其类型。

五、治疗

（一）药物治疗

1. 质子泵抑制剂 是治疗胃食管反流病的首选药物（如奥美拉唑每次 20mg，每天 1 次，连用 4~8 周）。严重者或合并食管裂孔疝患者可延长疗程或增大药物剂量。

2. 组胺 H_2 受体拮抗剂 适用于症状较轻患者（如法莫替丁，每次 20mg，每天 2 次，连用 8~12 周）。增加剂量可提高疗效，但同时也会增加不良反应。

3. 促胃肠动力药 如多潘立酮、莫沙必利、依托必利等，适用于轻症患者，或作为与抑酸药联用的辅助用药。

4. 难治性胃食管反流病治疗 若采用标准剂量质子泵抑制剂治疗 8 周后，反流和 / 或胃灼热等症状无明显改善，称为难治性胃食管反流病，则应视患者具体原因调整治疗方案。

5. 维持治疗 非糜烂性反流病和轻度食管炎可在有症状时用药，无症状时停药。若停药后症状迅速复发且持续，以及重度食管炎、食管狭窄、巴雷特食管患者，则需长期维持治疗。质子泵抑制剂仍为首选维持治疗药物。

（二）手术治疗

若患者不能坚持长期药物维持治疗，或持续存在与反流相关的慢性咳嗽、咽喉炎及哮喘，且质子泵抑制剂疗效欠佳的患者，可考虑行抗反流手术。手术疗效确切，但可能会发生相关手术并发症。

（三）并发症治疗

并发上消化道出血的老年患者应尽可能实施心电监护，监测生命体征。出血尚未完全停止前须禁食，同时采取平卧位并保持呼吸道通畅，避免误吸引起窒息，有条件时可予吸氧。在采取必要急救措施后及时安全地转送医院，以便查明出血部位及原因，采取有效救治措施。并发食管狭窄或巴雷特食管者，应尽早到医院就诊进一步治疗。

六、健康指导

（一）疾病知识指导

让患者了解病情，若患者有慢性咳嗽性疾病，应及时治疗，避免长期咳嗽引起腹内压增高。

（二）生活方式指导

告知患者改变生活方式，良好的生活方式有助于保持食管黏膜的屏障功能，减少各种刺激因素对食管的影响，从而缓解症状。

1. 饮食指导 ①高纤维易消化饮食，进食后不宜立即卧床；为减少卧位及夜间反流，睡前 2 小时内不宜进食，睡觉时可将床头抬高 15~20cm。②避免食用降低食管下括约肌压力的食物，如高脂肪食物、巧克力、咖啡、浓茶等。

2. 禁酒及戒烟 吸烟及饮酒会导致食管黏膜屏障功能降低，加重病情。根据患者实际情况进行限烟限酒，直至完全戒除。

3. 减少引起腹内压增高的因素 ①保持大便通畅，若无禁忌应多饮水，适量运动，不可久坐或长时间卧床。②避免过度肥胖、紧束腰带等。③运动宜适量，避免负重劳动。

4. 用药指导 部分患者需药物长期维持治疗，应进行充分沟通并取得配合，指导患者长期坚持用药；应慎用降低食管下括约肌压力的药物及引起胃排空延迟的药物，如硝酸甘油、钙通道阻滞药、抗胆碱能药物等。

5. 定期随访 对巴雷特食管患者定期随访有助于早期发现异型增生和癌变。对于不伴异型增生的患者，其胃镜随访间期为 3~5 年。如发现重度异型增生或早期食管癌，应及时行内镜或手术治疗。

第二节 食 管 癌

案例

张女士，62 岁。进行性吞咽困难半年。

患者于半年前自觉进食后哽噎感，未予重视。上述症状呈进行性加重，起初是难咽干硬食物，随后吞咽粥食也出现哽噎感，伴胸骨后烧灼感。发病来体重减轻 8kg，大小便正常。既往体健，无吸烟及饮酒史，喜食辛辣热烫食物。

请思考：

1. 张女士可能患了什么病？依据是什么？

2. 如何为张女士进行健康指导？

食管癌（esophageal carcinoma）是上消化道常见的恶性肿瘤，原发于食管黏膜上皮，主要为鳞癌和腺癌。临床上以进行性吞咽困难为进展期典型症状。男性发病率高于女性，发病年龄多在 40 岁以上，以 60~64 岁年龄组发病率最高。

一、病因

食管癌的病因尚不明确，其发生可能与以下因素相关。

（一）亚硝胺及真菌

研究表明，高发区的粮食和饮水中，亚硝胺及真菌亚硝胺含量较高，且与当地食管癌和食管上皮重度增生的患病率成正相关。

（二）饮食习惯

喜食粗糙和过烫食物等对食管黏膜的慢性刺激均可导致食管癌发生率增高。重度饮酒者以及长期吸烟者食管癌发病率增加数倍。

（三）营养因素

维生素（A、B_2、C、E、叶酸等）及某些微量元素缺乏是食管癌的危险因素。

（四）遗传因素

食管癌的发病常表现家族倾向。

二、病理

食管癌的病变部位以中段最多，其次为下段，上段最少。早期病变局限于黏膜层和黏膜下浅层。中晚期癌组织可累及食管全周、突入腔内或穿透管壁侵犯邻近器官。我国 90% 的食管癌为鳞状细胞癌，而腺癌则多与长期胃食管反流引起的巴雷特食管恶变有关。

食管癌的扩散和转移方式有：

1. 直接蔓延　癌组织首先向黏膜下层和肌层浸润，穿透食管壁后向周围组织及器官蔓延。

2. 淋巴转移　是食管癌的主要转移方式。

3. 血行转移　晚期常转移至肝、肺、骨等处。

三、临床表现

（一）早期症状

早期食管癌的症状多不典型，且临床表现差异较大。可表现为胸骨后不适、烧灼感及针刺或牵拉样痛，或有食物通过缓慢、滞留或轻度哽噎感。部分患者甚至无任何症状。

（二）中晚期症状

1. 进行性吞咽困难　为中晚期食管癌典型症状，起初是难咽干硬食物，继而只能进半流质、流质，最后液体也难以咽下。

2. 吞咽疼痛　因食管糜烂、溃疡或近段食管炎所致。进食热烫或酸性食物尤甚。

3. 其他　肿瘤侵犯邻近器官或向远处转移，则出现相应的晚期症状。如压迫喉返神经可出现声嘶、呛咳；侵犯膈神经可导致呃逆；出现肝转移可引起黄疸；发生骨转移可引起疼痛；侵入气管、支气管可引起食管 - 支气管瘘、纵隔脓肿、肺炎、肺脓肿等；侵犯主动脉可造成致死性大出血。晚期患者呈消瘦、贫血、脱水等恶病质状态。

四、辅助检查

1. 胃镜及超声内镜检查　胃镜是食管癌诊断的首选方法，可直接观察病灶位置、大小、形态等，同时可取活检以确诊，借助碘染色等还可提高早期食管癌的检出率。超声内镜有助于判断食管癌的壁内浸润深度、肿瘤对周围器官的侵犯情况。

2. 食管钡剂造影　适用于可疑病例不宜行胃镜检查时。其主要表现为：①黏膜皱襞紊乱、粗糙或中断；②管腔局限性狭窄，病变处食管僵硬，近段食管扩张；③不规则充盈缺损或龛影。

3. CT 检查　多用于确定分期，确定能否手术治疗。

五、诊断

若进食食物出现通过缓慢、有哽噎感或咽下困难者，应及时行相关检查以明确诊断。

六、治疗

早期食管癌在内镜下切除常可达到根治效果。中晚期食管癌可采取以手术治疗为主，放疗、化疗等多种治疗为辅的综合治疗。

1. 内镜治疗　早期食管癌可在内镜下行黏膜切除或剥离术，射频消融、光动力疗法等也有一定疗效。中晚期食管癌若发生梗阻，也可采取内镜解除梗阻，以提高患者生活质量。

2. 手术治疗　是可切除食管癌的首选治疗方法。若患者全身情况和心肺功能良好，且无明显远处转移征象，需行手术治疗。食管原位癌可在内镜下行黏膜切除，术后 5 年生存率超过 85%。对较大的鳞癌，术前可先予放疗和化疗，待瘤体缩小后再手术。对晚期食管癌、不能根治、放疗或进食有困难者，可行姑息性手术，如胃或空肠造瘘术、食管腔内置管术、食管分流术等，以达到改善营养、延长生命的目的。

3. 放疗　用于术前或术后辅助治疗，或对有手术禁忌者行单独放疗。

4. 化疗　食管癌化疗多与其他治疗方法联合应用，强调规范化、个体化。常用的化学治疗药物有顺铂（PDD）、博来霉素（bleomycin）、紫杉醇等。

5. 其他疗法　免疫疗法及中医中药治疗也具有一定疗效。

七、健康指导

1. 疾病知识指导　让老年人了解并避免引起食管癌的致病的因素，如改良饮水（减少水中亚硝胺及其他有害物质）、防霉去毒、培养良好的饮食习惯、积极治疗食管上皮增生等。加大防癌宣传教育，在高发区人群中做普查和筛检。

2. 饮食指导　①应避免过烫、过硬食物等。②食管癌术后患者应常规禁食，待胃肠功能恢复及无出血等风险后可进少量流质饮食，如无不适可逐渐过渡至普通饮食。③保证营养均衡，补充必需维生素及某些微量元素，避免进食霉变食物及含亚硝胺等有害物质食物。④严格进行戒烟戒酒，减少对食管的刺激。

3. 运动指导　老年人要劳逸结合，适度活动与锻炼，保证充分睡眠。术后患者，可先行少量活动，根据情况适量增加活动量。若行开胸手术者，要教会患者咳嗽咳痰，避免肺部感染；术后应加强功能锻炼，尽早恢复肺功能，防止肌肉粘连，预防术侧肩关节强直及肌肉失用性萎缩。

4. 用药指导　针对疾病发生的病因，可适量应用维 A 酸类化合物及维生素等预防药物。指导术后患者遵医嘱坚持放疗或化疗等相关治疗。

5. 心理指导　指导患者保持良好的心态,避免情绪剧烈波动。有条件者可参加社会性抗癌组织活动,增加精神支持,以提高机体抗癌能力。

6. 复诊指导　遵医嘱定期复查;手术患者若术后3~4周再次出现吞咽困难,则可能为吻合口狭窄,应及时就诊。

第三节　消化性溃疡

章先生,61岁。反复上腹疼痛3年,加重伴黑便2天。

患者于3年前出现餐后1小时左右上腹部隐痛,并伴饱胀、嗳气,无反酸不适。自服胃药(具体不详)后症状缓解。此后腹痛反复发作,均未正规诊治。2天前上述症状加重,排黑便3次,呈柏油样便,量不多。发病以来饮食及睡眠欠佳,体重下降约3kg。

请思考:

1. 章先生可能患了什么病? 依据是什么?

2. 如何为章先生进行合理用药及健康指导?

消化性溃疡(peptic ulcer)指胃肠黏膜发生的局限性圆形或椭圆形的全层黏膜缺损。通常与胃液的胃酸和消化作用有关,病变发展可穿透黏膜肌层或达更深层次。消化性溃疡多发生于胃、十二指肠,也可发生于食管-胃吻合口、胃-空肠吻合口或附近,以及含有胃黏膜的梅克尔(Meckel)憩室等。消化性溃疡可发生于任何年龄段,男性多于女性。十二指肠溃疡(duodenal ulcer)多见于青壮年,胃溃疡(gastric ulcer)多见于中老年人。近年来随着治疗心脑血管疾病中使用阿司匹林等药物的增多,老年人消化性溃疡发病率有所增高。

一、病因及发病机制

消化性溃疡的病因和发病机制是多因素的,包括幽门螺杆菌感染、胃酸分泌过多及黏膜防御功能减弱等。

1. 幽门螺杆菌(helicobacter pylori,HP)感染　是消化性溃疡的重要致病因素。据统计,我国胃、十二指肠溃疡患者HP检出率分别为70%和90%。部分HP可产生毒素,作用于胃黏膜,改变胃黏膜细胞的通透性,导致局部组织损伤,破坏黏膜层的保护作用。同时,临床研究表明,根除HP有助于消化性溃疡的愈合及降低复发率。

2. 胃酸与胃蛋白酶　胃酸分泌过多时,胃蛋白酶被激活,使得胃十二指肠黏膜出现"自身消化"现象。十二指肠溃疡部分患者存在胃酸分泌远高于正常人,其原因可能由幽门螺杆菌感染后通过一系列机制引起,而其胃肠黏膜防御和修复功能在胃酸分泌增多的情况下更易受到损害,从而发生溃疡。

3. 药物　长期服用非甾体抗炎药、糖皮质激素等药物可以引发溃疡。非甾体抗炎药是导致胃黏膜损伤最常见的药物,有10%~25%的用药患者可发生溃疡。

4. 其他　大量饮酒、长期吸烟、应激状态等也是消化性溃疡的常见诱因,遗传因素等也与消化性溃疡的发病有关。

二、临床表现

1. 腹痛　是消化性溃疡最主要的症状,疼痛性质不一,或呈饥饿样不适感,部位多在上腹部。其疼痛特点多表现为:①慢性,病程较长,可达数年或10年以上;②周期性,发作期可为数周至数月;③节律性,多有与进餐相关的节律性,饥饿痛或夜间痛一般为十二指肠溃疡,胃溃疡则多在餐后疼痛,部分患者可因并发症而出现疼痛性质及节律的改变。

2. 其他　部分患者可有反酸、嗳气、恶心、呕吐、食欲减退等消化不良症状。少数老年患者或长期服用非甾体抗炎药者可能无明显腹痛,而是以消化道出血、穿孔等并发症的症状就诊。

3. 老年人溃疡特点　由于非甾体抗炎药为老年人群常用药物,故老年人溃疡发生呈上升趋势。老年人溃疡一般无典型表现,甚至无任何症状。疼痛多无规律,常有体重减轻和贫血表现。老年人胃溃疡一般较大,易被误认为胃癌。

4. 特殊溃疡

（1）复合性溃疡:指胃及十二指肠同时存在溃疡,男性多见,其幽门梗阻的发生率较高。

（2）幽门管溃疡:少见,多表现为餐后迅速出现腹痛,易发生幽门梗阻、穿孔、出血等并发症,同时需注意癌变可能。

（3）球后溃疡:发生于十二指肠球部以下的溃疡统称为球后溃疡,其疼痛可向右上腹及背部放射。由于位置较低,发生炎症水肿时可引起胆总管引流障碍,出现梗阻性黄疸,药物治疗效果一般不理想。

三、并发症

1. 出血　是消化性溃疡最常见的并发症,超过一半以上的上消化道出血为消化性溃疡所致。出血量少者表现为粪便隐血阳性、黑便,严重者出现呕血或暗红色血便,甚至发生周围循环衰竭、低血容量性休克而危及生命。

2. 穿孔　活动性溃疡病灶往深部发展穿透浆膜即发生穿孔。急性穿孔后,各种消化液及食物进入腹腔,引起严重腹膜炎。患者表现为突发剧烈腹痛,从上腹开始,迅速波及全腹,部分患者出现休克。

3. 幽门梗阻　多为十二指肠溃疡或幽门管溃疡引起。炎症水肿或痉挛引起的梗阻为暂时性,而瘢痕性梗阻则为持续性。患者表现为上腹胀痛,进食后加重,伴呕吐,呕吐物可为宿食,呕吐后腹痛可稍缓解。严重呕吐可引起水电解质紊乱。

4. 癌变　长期反复发作的胃溃疡有癌变风险,十二指肠溃疡一般不发生癌变。老年患者如果经规律内科治疗效果不佳,需警惕癌变可能。

四、辅助检查

1. 常规检查　多数患者 HP 检测阳性。部分患者血常规检查有贫血表现。由于溃疡出血,可以出现粪便隐血阳性,但要注意溃疡恶变的可能。

2. 胃镜检查及活检　是消化性溃疡诊断的首选方法,在明确病变位置、大小的同时,可进一步取活检鉴别良恶性溃疡。针对出血患者还可进行止血治疗等。

3. X 线钡剂造影　能较好地显示胃肠黏膜的形态,适用于有胃镜检查禁忌或不愿行胃镜检查者。

4. 诊断性腹腔穿刺检查　疑有胃肠穿孔者,若临床表现不典型,可行诊断性腹腔穿刺检查以协助诊断。

五、诊断

有典型发作的慢性、周期性、节律性上腹痛病史,且与进食相关者可初步考虑消化性溃疡诊断,进一步行胃镜检查可以确诊。胃溃疡和十二指肠溃疡各有其特点,可以通过以下方面进行鉴别诊断（表 5-1）。

表 5-1　胃溃疡及十二指肠溃疡鉴别

	胃溃疡	十二指肠溃疡
好发人群	中老年	青壮年
胃酸分泌	正常或降低	增多
好发部位	胃角、胃窦、胃小弯	十二指肠球部
HP 阳性率	约 80%~90%	90% 以上
腹痛特点	餐后痛	饥饿痛或夜间痛

六、治疗

（一）药物治疗

1. **抑制胃酸分泌** H₂受体拮抗剂和质子泵抑制剂是目前临床上最常用的抑制胃酸分泌的药物。

（1）H₂受体拮抗剂：疗效确切，价格适中，代表药物有西咪替丁 800mg/d、雷尼替丁 300mg/d 等，治疗剂量时每日可分两次服用，维持剂量则每晚睡前一次顿服。

（2）质子泵抑制剂：起效快，抑酸作用强且持久，是治疗消化性溃疡的首选药物。常用药物有奥美拉唑 20mg/d、泮托拉唑 20mg/d、兰索拉唑 30mg/d 等，每日一次服用。

2. **根除幽门螺杆菌** 幽门螺杆菌感染使用单一药物难以彻底根除，目前临床推荐使用四联方案，即 1 种质子泵抑制剂联合 2 种抗生素和 1 种铋剂，连用 10~14 天。可根据实际情况制订个性化根除幽门螺杆菌方案（表 5-2）。

表 5-2　根除幽门螺杆菌常用药物

质子泵抑制剂	奥美拉唑、泮托拉唑、兰索拉唑、埃索美拉唑、雷贝拉唑等
抗生素	阿莫西林、克拉霉素、喹诺酮类、甲硝唑、替硝唑、四环素等
铋剂	果胶铋、枸橼酸铋钾等

3. **保护胃黏膜** 铋剂一般不单独作为治疗消化性溃疡的药物，通常用于根除幽门螺杆菌联合治疗时使用。服用铋剂后舌苔和粪便常变黑。铋剂主要通过肾脏排泄，故肾功能不全者禁用。

（二）手术治疗

对于经严格的内科治疗无效，或并发急性大出血内科治疗无效、急性穿孔、瘢痕性幽门梗阻、疑有癌变者可选择外科手术治疗。

七、健康指导

（一）疾病知识指导

加强疾病宣教及指导，向患者及家属讲解引起和加重溃疡病的相关因素。

（二）生活方式指导

良好的生活方式能减少各种刺激因素对胃肠道的影响，促进溃疡愈合，减少并发症的发生。

1. **饮食指导** ①选择营养丰富、易消化的食物。最好以面食为主，因面食不仅易消化，其碱性还能中和胃酸。②少食腌熏食品，少饮浓茶、浓咖啡等；避免过冷、过烫、过辣及煎炸食物等。

2. **禁酒及戒烟** 烟酒会直接对胃黏膜产生化学性刺激，加重病情。溃疡病患者应尽早戒除。

3. **运动指导** 选择合适的锻炼方式可以提高机体抵抗力，但要注意劳逸结合、避免过劳。

（三）用药指导

指导患者遵医嘱正确服药，不随便停药或减量，防止溃疡复发，并学会观察药效及不良反应。指导患者遵医嘱停服不必要的非甾体抗炎药及咖啡因、泼尼松等易诱发溃疡病的药物，注意少用或不用其他对胃有刺激或引起恶心、不适的药物。如确有必要服用这些药物，建议和食物一起或餐后服用，或遵医嘱加用保护胃黏膜的药物。

（四）心理指导

鼓励患者保持乐观情绪，减轻精神压力，避免过度紧张与劳累，避免应激状态下诱发溃疡或加重病情。

（五）定期随访

按时复诊，遵医嘱定期做胃镜检查。若上腹疼痛节律发生变化或加剧，或者出现呕血、黑便时，应立即就医。

第四节 胃 癌

 案例

王女士,65 岁。左上腹隐痛伴饱胀感 3 个月。

患者于 3 个月前出现进食后左上腹隐痛不适,并伴饱胀感,无反酸、嗳气,无恶心、呕吐,无呕血、黑便等。当地医院考虑慢性胃炎,给予抑酸、保护胃黏膜等治疗(具体不详)后症状有所缓解。近日感乏力、食欲减退。行大便潜血检查(+)。发病来饮食及睡眠欠佳,体重下降约 4kg。

请思考:

1. 王女士可能患了什么病? 依据是什么?

2. 如何为王女士进行合理用药及健康指导?

胃癌(gastric cancer)是指源于胃黏膜上皮细胞的恶性肿瘤,多为腺癌。胃癌占胃部恶性肿瘤的 95% 以上。我国发病率及病死率均较高,男性高于女性,好发年龄为 55~70 岁。

一、病因及发病机制

胃癌的病因和发病机制尚未完全阐述清楚,可能与以下因素相关。

1. 环境与饮食因素 长期食用霉变食品、咸菜、烟熏和腌制鱼肉以及高盐食品,胃癌发生率明显增加。研究表明,多吃新鲜水果和蔬菜、正确贮藏食物,可降低胃癌的发生。

2. 感染因素 HP 感染被世界卫生组织确认为胃癌肯定的致癌原,HP 感染率高的国家和地区胃癌发病率也高。其机制可能是 HP 能促使硝酸盐转化成亚硝酸盐及亚硝胺而致癌,以及感染引起胃黏膜慢性炎症,促使上皮细胞过度增殖,发生畸变致癌。EB 病毒及某些感染因素也可能参与胃癌的发生。

3. 遗传因素 10% 的胃癌患者有家族史;具有胃癌家族史者,其发病率高于普通人群 2~3 倍。

4. 胃良性疾病 与胃癌相关的胃良性疾病如慢性萎缩性胃炎、胃息肉、残胃炎、胃溃疡等以及某些异型增生发生胃癌的风险性较高。

二、病理

约 50% 的胃癌发生在胃窦;其次为贲门,约占 1/3。根据胃癌的发展阶段分为早期胃癌和进展期胃癌。早期胃癌是指病灶局限且深度不超过黏膜下层的胃癌,不论有无局部淋巴结转移;病灶深度超过黏膜下层的属进展期胃癌。胃癌的转移方式主要有:①直接蔓延,直接侵袭蔓延至相邻器官;②淋巴结转移,是胃癌最主要的转移方式;③血行转移,最常转移到肝脏,其次是肺;④种植转移,癌细胞侵及浆膜层脱落入腹腔,种植于肠壁和盆腔等脏器,胃癌种植转移于卵巢称为库肯伯格瘤(Krukenberg tumor)。

三、临床表现

绝大多数早期胃癌无任何症状,部分患者可有上腹隐痛、饱胀、消化不良等非特异性症状。进展期胃癌最常见的症状是体重减轻和上腹疼痛,还可出现贫血、食欲减退、厌食、乏力等。癌肿位于贲门胃底时可出现胸骨后疼痛及哽噎感;位于幽门附近可引起幽门梗阻的症状,如呕吐宿食;溃疡型胃癌出血时则引起呕血和黑便。晚期胃癌发生远处转移时可出现相应的表现。

四、辅助检查

1. 实验室检查 血常规可以有贫血的表现;胃癌出血则粪便隐血呈阳性。一般将血清肿瘤标志物如癌胚抗原(CEA)、CA19-9 及 CA724 等作为胃癌早期预警和术后治疗判断,而不用于胃癌的诊断。

2. 胃镜检查及活检　是胃癌诊断的最可靠的方法,可直接观察病变部位、性质,并取活组织做病理检查确诊。发现胃癌病灶后再行超声内镜(EUS)检查,能进一步判断肿瘤侵犯深度,区分早期胃癌和进展期胃癌,同时能了解局部淋巴结转移情况。

3. X线钡剂造影　若有胃镜检查禁忌者,可行X线钡餐检查。可显示胃内的溃疡或隆起型病灶,分别表现为龛影或充盈缺损,但无法确定病变的良恶性。

五、诊断

对于出现反复上腹隐痛不适者、疼痛的节律和性质改变的慢性胃病患者及重点人群,需行胃镜检查,以便及时早期诊断。

六、治疗

1. 内镜治疗　早期胃癌可行内镜下黏膜切除术,同时组织送病理检查,如切缘发现癌变或癌肿浸润到黏膜下层,则需进一步行外科手术治疗。

2. 手术治疗　手术治疗是目前胃癌最有效的治疗手段,其治疗效果取决于胃癌的分期。早期胃癌可行胃部分切除术;进展期胃癌如无远处转移,则尽可能行根治性手术;若发生远处转移或并发梗阻者,可考虑行姑息性手术,以提高患者生存质量。

3. 化学治疗　一般用于辅助手术治疗或不能施行手术者采用的联合化疗。常用药物有丝裂霉素、氟尿嘧啶、替加氟、顺铂、多柔比星等。

七、健康指导

(一)疾病知识指导

加强疾病知识宣教,对有胃癌家族史及癌前病变者应密切随访,强调早诊断、早治疗。有幽门螺杆菌感染者,应尽早行根除HP治疗。

(二)生活指导

1. 饮食指导　①多食富含维生素C的新鲜水果、蔬菜,多食肉类、鱼类、豆制品和乳制品。②倡导低盐饮食,少食咸菜及腌熏食品。③不食霉变食物。④绿茶可能对本病具有一定预防作用,可适量饮用。⑤行胃大部切除甚至全胃切除术后患者,应注意少食多餐。

2. 戒烟戒酒　指导患者严格戒烟戒酒。

3. 运动指导　指导患者适量活动,增强机体抵抗力,注意劳逸结合,避免过度劳累。

(三)用药指导

指导患者遵医嘱服药,合理使用止痛药。

(四)心理指导

指导患者保持乐观态度和良好的心理状态,以积极的心态面对疾病。晚期患者更应注重心理变化,加强沟通交流,防止出现过激举动。

(五)复诊指导

遵医嘱定期门诊复查,检查肝功能、血常规、粪便隐血等项目,手术患者前3年内每年复查2~4次胃镜,3~5年每半年复查1次,5年后每年1次。教会患者及家属观察病情变化,早期识别并发症并及时就诊。

第五节　便秘与腹泻

龙先生,78岁。大便干燥伴排便困难1个月。

患者自诉1个月前无明显诱因出现大便干燥难解,约5天排便一次,无腹痛,无黏液脓血便,无里急后重,无呕吐、发热等不适。自行在家采取多饮水,调整饮食等处理后症状未见明显好转。发病以来精神饮食睡眠欠佳,小便尚正常。

请思考:

1. 引起龙先生便秘的原因可能有哪些?

2. 如何为龙先生进行合理用药及健康指导?

一、便秘

便秘(constipation)是指每周少于 3 次排便,大多伴排便困难及粪便干结。约 20% 老年人有便秘表现,是老年人常见的临床症状,且多长期存在,影响生活质量。

(一)病因

根据便秘是否由具体疾病所致,分为功能性便秘和器质性便秘,其常见原因如下。

1. 功能性便秘

(1)饮食因素:如进食量少,或饮食结构不合理(食物缺乏纤维素或水分不足)等。

(2)排便习惯紊乱:因工作、生活、精神等因素干扰了正常的排便习惯。

(3)结肠运动功能紊乱:如肠易激综合征,可表现为便秘与腹泻交替。

(4)药物因素:老年人长期使用泻药,形成药物依赖,造成便秘。

(5)生活因素:活动量过少,易引起便秘和排便困难。

(6)其他因素:老年人体弱,参与排便的肌肉张力较差,导致排便推动力不足,难以将粪便排出体外。

2. 器质性便秘

(1)肠梗阻:各种原因引起的肠梗阻可导致排便困难。

(2)局部病变:如大量腹腔积液、膈肌麻痹、系统性硬化症、肌营养不良等导致排便无力;腹腔或盆腔内肿瘤压迫肠管;痔疮、肛裂、肛周脓肿等疾病可引起肛门括约肌痉挛、排便疼痛,导致惧怕排便等。

(3)全身性疾病:糖尿病、尿毒症、低钾血症、甲状腺功能减退症、脑血管意外、截瘫等全身性疾病导致肠肌松弛或麻痹,引起排便无力。

(4)药物副作用:部分药物可使肌松弛而引起便秘,如吗啡类、抗胆碱能药、钙通道阻滞药、神经阻滞剂、镇静剂、抗抑郁药以及含钙、铝的制酸剂等。

(二)临床表现

每周排便次数少于 3 次,排便困难,粪便干结如羊粪且数量少,每次排便时间长,排便后仍有粪便未排尽的感觉,可有下腹胀痛,食欲减退,疲乏无力以及头晕、烦躁、焦虑、失眠等表现。部分患者可因用力排坚硬粪块而伴肛门疼痛,以及出现肛裂、痔疮、肛乳头炎、腹股沟疝等。多在左下腹触及条索状物。

(三)辅助检查

便秘的病因多样,需根据患者可能的病因选择相应的检查方法。

1. 实验室检查 包括血常规检查、大便常规+隐血试验、癌胚抗原检查、肾功能检查、电解质检查、血糖检查、甲状腺功能检查等。

2. 内镜检查 对于便秘疑有肠道病变者,应行肠镜检查,可直接观察肠道黏膜情况、有无息肉、肿瘤等,必要时可进一步取活组织检查以明确。

3. X 线检查 腹部立卧位平片可协助判断有无肠梗阻;胃肠钡剂造影对了解胃肠运动功能有参考价值;钡剂灌肠造影可发现结肠扩张、乙状结肠冗长和肠腔狭窄等病变,有助于便秘的病因诊断。

4. 其他 对部分排便困难患者,可考虑行排粪造影、肛管直肠压力测定、肛门肌电图检查等以协助诊断。

(四)诊断

便秘的诊断重在明确病因,应结合患者表现及相关辅助检查综合判断,优先排除器质性便秘,在除外器质性便秘的情况下再考虑功能性便秘诊断。

(五)治疗

根据病因不同选择不同的治疗方法。

1. 器质性便秘 针对病因治疗,若暂未明确或无法明确病因者,可临时选用合适的泻药,缓解便秘症状。

2. 功能性便秘

（1）一般处理:详见本节健康指导中的生活指导。

（2）药物治疗:经一般处理无效者,可考虑给予泻药、促胃肠动力药等药物;若有粪便嵌塞者,可予以盐水或肥皂水灌肠。

1）泻药:老年人使用泻药应注意个体差异（表5-3）。

表5-3 常用泻药

药物类型	常用药物	适应证	备注
刺激性泻药	大黄、酚酞、番泻叶等	急性便秘	使用不宜超过1周
渗透性泻药	甘露醇、乳果糖等		
润滑性泻药	石蜡、甘油等	急性便秘	使用不宜超过1周
膨胀性泻药	麸皮、甲基纤维素、聚乙二醇等	慢性腹泻	
盐类泻药	硫酸镁	急性便秘	肾功能不全者及老年患者慎用硫酸镁

2）促胃肠动力药:常用药物有莫沙必利和伊托必利,可促进胃肠平滑肌蠕动,促进小肠和大肠的运转,对慢传输型便秘有效,可长期间歇使用。

3）调节肠道菌群:双歧三联活菌、乳酸菌素片、酪酸菌片等药物可改变肠道微生态,调节肠道蠕动,对缓解便秘和腹胀有一定作用。

（3）其他:生物反馈疗法对部分有直肠、肛门盆底肌功能紊乱的便秘有效。部分有手术适应证患者可考虑手术治疗。

（六）健康指导

1. 疾病知识指导 加强疾病知识宣教,指导老年人注意预防便秘,减少疾病发作。

2. 生活指导

（1）饮食指导:①增加膳食纤维及多饮水,如多食新鲜蔬菜、水果、粗粮等。②规律饮食,避免暴饮暴食或进食过少。③食物宜清淡易消化,避免辛辣刺激性食物。

（2）排便指导:指导患者建立良好的排便习惯,定时排便、规律排便,避免排便间隔时间过长。

（3）戒烟戒酒:不宜过量饮酒及大量吸烟,应指导患者适当予以限制。

（4）运动指导:便秘患者应增加体育锻炼,以增强排便能力。在无禁忌及不引起劳累的情况下,可适当做仰卧起坐,或选择步行、骑自行车等。若身体较虚弱,不能耐受剧烈运动,可考虑锻炼腹式呼吸及进行腹部按摩等,促进胃肠蠕动。

3. 用药指导 根据患者情况选择合适泻药,避免滥用药物而加重便秘。如无必要,应避免使用吗啡类、抗胆碱能药、钙通道阻滞药、神经阻滞剂、镇静剂、抗抑郁药以及含钙、铝的制酸剂等能引起或加重便秘的药物。

4. 心理指导 指导患者保持积极健康的心态。若无器质性病变,应与患者积极沟通,消除患者疑虑,使其树立治疗信心,增强患者治疗依从性。对于在应激或情绪障碍情况下加重便秘的患者,可建议行心理治疗。

5. 复诊指导 器质性便秘者,应遵医嘱按时复诊。

二、腹泻

腹泻是指排便次数增多（>3次/d）,或粪便量增加（>200g/d）,或粪质稀薄（含水量>85%）。根据病程可分为急性腹泻和慢性腹泻两大类,病程短于4周者为急性腹泻,超过4周或长期反复发作者为慢性腹泻。

（一）病因及发病机制

腹泻一般由多种机制共同作用而发生,其主要类型和发病机制见表5-4。

表 5-4　腹泻的发病机制及临床特点

	发病机制	临床特点
渗透性腹泻	由于肠腔内存在大量的高渗食物或药物,导致肠腔内渗透压升高,体液水分大量进入肠腔所致	禁食后腹泻减轻或停止
分泌性腹泻	由于肠黏膜受到刺激而致水、电解质分泌过多或吸收受抑,导致分泌、吸收失衡而引起	每日大便量 >1L（可多达 10L）;水样便,无脓血,粪便 pH 多为中性或碱性;禁食 48 小时后腹泻仍持续存在,大便量 >500ml/d
渗出性腹泻	肠黏膜发生炎症、溃疡等病变时,完整性受到破坏,大量体液渗出到肠腔,导致腹泻	粪便含有渗出液或血液成分,甚至血液
动力异常性腹泻	肠道蠕动过快,肠内容物快速通过肠腔,与肠黏膜接触时间过短,影响消化与吸收,水电解质吸收减少,发生腹泻	便急、粪便不成形或水样便,粪便不带渗出物和血液,往往伴有肠鸣音亢进或腹痛

（二）辅助检查

1. 实验室检查　粪便常规 + 隐血试验、血常规、电解质检测、血气分析、肝肾功能检查、小肠吸收功能试验等。

2. 腹部超声检查　了解肝、胆、胰有无病变以协助诊断。

3. X 线及 CT 检查　通过钡餐造影、选择性血管造影等了解胃肠道情况。

4. 内镜检查　通过内镜检查可了解胃肠道炎症、肿瘤等病变。

（三）诊断

慢性腹泻的诊断应积极寻找病因。引起腹泻的疾病繁多,故需结合患者年龄、性别、病程、腹泻特点、伴随症状及相关检查综合分析,作出准确的诊断。

（四）治疗

腹泻的治疗应主要针对病因,部分患者还需根据其病理生理特点给予对症支持治疗。

1. 病因治疗　根据不同病因,采取相应的治疗方法。如感染性腹泻需针对病原体进行治疗;乳糖不耐受和乳糜泻需分别去除食物中的乳糖或麦胶蛋白;高渗性腹泻应停止服用高渗的药物或饮食;炎症性肠病可选用氨基水杨酸制剂、糖皮质激素及免疫抑制剂等治疗。

2. 对症治疗

（1）纠正腹泻所引起的水、电解质紊乱和酸碱平衡失调。

（2）对严重营养不良者,应给予肠内或肠外营养支持治疗。

（3）若为感染性腹泻,在感染未控制前,不宜使用止泻药;非感染性腹泻可根据患者情况选用止泻药（表5-5）。

表 5-5　常用止泻药

药物	剂量	作用机制
双八面体蒙脱石散	3g/ 次, 3 次 /d	收敛、吸附、保护黏膜
次碳酸铋	0.2~0.9g/ 次, 3 次 /d	收敛、吸附、保护黏膜
药用炭	1.5~4g/ 次, 2~3 次 /d	收敛、吸附、保护黏膜
鞣酸蛋白	1~2g/ 次, 3 次 /d	收敛、吸附、保护黏膜
地芬诺酯	2~5mg/ 次, 3 次 /d	减少肠蠕动
洛哌丁胺	4mg/ 次, 3 次 /d	减少肠蠕动
消旋卡多曲	100mg/ 次, 3 次 /d	抑制肠道过度分泌

（五）健康指导

1. 疾病知识指导　加强疾病知识宣教，指导患者收集疾病相关资料，以便就诊时医生能更及时准确进行诊断。

2. 生活指导　指导患者保持良好的生活习惯，尽量避免引起腹泻的因素。

（1）饮食指导：①注意饮食卫生，避免胃肠感染引起腹泻。②有胃肠道手术史的老年人，应注意避免进食过快而引起腹泻。③有肝胆胰等基础疾病者，食物宜清淡、易消化，避免辛辣刺激性食物。④肠道黏膜病变者，饮食以少渣、易消化食物为主，避免生冷、多纤维、味道浓烈的刺激性食物，避免浓茶、浓咖啡等饮料。⑤急性腹泻者，应根据病情和医嘱，给予禁食、流质、半流质或软食；有脱水等相关表现，应及时补充含盐水分。

（2）戒烟戒酒：应尽量避免烟酒刺激。

（3）运动指导：腹泻患者应注意休息，特别是急性起病、全身表现明显者，应卧床休息，减少活动以减弱肠道运动，减少排便次数。待病情缓解后再酌情适量活动。

3. 用药指导　腹泻的治疗以病因治疗为主。使用止泻药时应指导患者观察排便情况，腹泻得到控制应及时停药。避免使用胃肠道反应较重的药物，加重胃肠道负担。

4. 心理指导　指导患者保持积极的心态、稳定患者情绪，特别是慢性腹泻治疗效果不明显时，鼓励患者配合检查和治疗。

5. 复诊指导　根据腹泻不同病因，应遵医嘱按时复诊。

第六节　肝　硬　化

 案例

张先生，71岁，反复上腹胀痛不适10年，乏力、呕吐1周。

患者10年前无明显诱因开始出现上腹胀痛不适，恶心、乏力、食欲不振；无呕血、黑便，无畏寒、发热，无呕吐、腹泻等，未予正规诊治。上述症状反复出现，1周前感乏力明显，进食后呕吐2次，为少量胃内容物，随即到医院就诊。患者自发病以来，神志清，精神差，食欲不振，睡眠差，小便黄，大便无异常。30余年乙肝病史，曾间断服用药物治疗（具体不详）。

请思考：

1. 张先生可能患了什么病？依据是什么？

2. 如何为张先生进行合理用药及健康指导？

肝硬化（liver cirrhosis）是一种由不同病因引起的慢性进行性弥漫性肝病，其病理改变为肝脏弥漫性纤维化、假小叶形成、再生结节和肝内外血管增殖。早期无明显症状，发展至失代偿期则以门静脉高压和肝功能减退为主要临床表现。

一、病因和发病机制

1. 病因

（1）病毒性肝炎：是肝硬化最常见的病因，以乙型肝炎居多。从肝炎发展至肝硬化阶段的时间差异较大，可从数月至数十年不等。

（2）酒精：长期大量饮酒，可直接引起中毒性肝损伤，进一步发展为酒精性肝炎、肝纤维化，最终引起肝硬化。

（3）营养障碍：脂肪性肝炎、长期营养结构不合理及消化吸收不良等均可导致肝硬化。

（4）药物或化学毒物：长期使用某些药物（如异烟肼）及接触毒物（如砷），可在肝脏蓄积，引起中毒性肝炎，最终发展为肝硬化。

（5）其他：胆汁淤积、循环障碍、寄生虫感染、某些遗传和代谢疾病等因素均可导致肝硬化。

（6）隐源性肝硬化：部分患者的病因无法确定,称为隐源性肝硬化。

2. 发病机制　肝硬化是一个长期缓慢的病理过程。各种致病因素导致肝细胞变性坏死,残存肝细胞结节性增生,形成弥漫性纤维组织,逐步形成假小叶。病情进一步发展,肝内血管受压、闭塞等,引起肝内血液循环严重障碍,致使门静脉高压形成。纤维化早期为可逆性,待再生结节形成时则不可逆转。

二、临床表现

临床上将肝硬化大致分为肝功能代偿期和失代偿期。

1. 代偿期　代偿期多无明显症状,部分患者可在劳累、精神紧张或合并其他疾病时出现一些非特异性表现,如腹部不适、乏力、食欲减退、消化不良和腹泻等,休息或治疗后多可缓解。患者多无明显营养不良,部分患者存在肝脾肿大。肝功能检查正常或轻度异常。

2. 失代偿期　失代偿期肝硬化患者出现明显临床症状,主要表现为肝功能减退和门静脉高压两类。

（1）肝功能减退

1）消化道症状：多有食欲减退、恶心、厌食、腹胀、腹泻等表现,可有腹痛不适。若出现黄疸,则为肝功能严重减退的表现。

2）出血和贫血：肝功能异常导致凝血因子合成减少,同时脾功能亢进及毛细血管脆性增加等多种因素引起凝血功能障碍,患者可出现鼻出血、牙龈出血、皮肤紫癜和胃肠出血等,女性常有月经过多。患者可出现不同程度的贫血。

3）全身表现：一般情况较差,消瘦、乏力,精神不振,甚至因衰弱而卧床不起,患者皮肤干枯或水肿。

4）内分泌失调：常见性激素代谢异常及肾上腺皮质功能异常。性激素代谢异常者男性常有性欲减退、睾丸萎缩、毛发脱落及乳房发育等;女性出现月经失调、闭经、不孕等。部分患者有蜘蛛痣及肝掌出现。肾上腺皮质功能异常、促黑色素生成增加,可出现肝病面容,常表现为皮肤色素沉着、面色黑黄、晦暗无光。

（2）门静脉高压：脾大、侧支循环形成、腹水是门静脉高压症的主要临床表现。

1）脾大：脾静脉随门静脉压力增高而增高,进而淤血引起肿大。并发脾功能亢进时可引起血细胞减少。

2）侧支循环形成：①食管胃底静脉曲张：曲张的静脉破裂可引起大出血,是门静脉高压最常见的并发症。②腹壁静脉曲张：于脐周及腹壁可见放射状延伸至脐上及脐下的曲张静脉。③痔静脉曲张：曲张的痔静脉破裂可出现便血,部分症状较轻,患者常因痔疮出血就诊。

3）腹水：是肝硬化肝功能失代偿期最为突出的临床表现。患者有明显腹胀,进食后尤甚。大量腹水时可见腹部明显膨隆,患者活动明显受限,甚至发生脐疝;横膈被大量腹水抬高,患者可出现呼吸困难及心悸等。

三、并发症

1. 上消化道出血　多为食管胃底静脉曲张破裂出血所致,是肝硬化最常见的并发症。多因呕吐、咳嗽、负重或进食粗糙食物后引发,患者表现为突发大量呕血和解柏油样便。因止血困难,故死亡率较高。部分患者出血原因为并发消化性溃疡或门静脉高压性胃病。

2. 肝性脑病　是晚期肝硬化的最严重并发症及最常见死亡原因。其发生机制与氨中毒、假性神经递质阻滞脑细胞神经传导等因素有关。

3. 感染　肝硬化患者免疫力低下,同时可合并多种基础疾病,故患者极易并发感染,如自发性细菌性腹膜炎、肺炎、胆道感染、尿路感染等。患者多有发热、腹痛、腹胀、黄疸等表现,严重者出现低血压或中毒性休克。

4. 肝肾综合征　在严重门静脉高压情况下,体循环血流量减少、扩血管物质的蓄积及腹腔积液引起腹腔压力升高等因素共同作用,导致肾脏灌注不足,从而发生肾衰竭。因患者肾脏无实质性病变,故又称为功能性肾衰竭。患者主要表现为少尿、无尿及氮质血症。临床以缓进型多见,表现为难治性腹腔积液,肾衰竭进展缓慢,一般在数个月内保持稳定状态,常在各种诱因作用下转为急进型。急进型患者大部分在短期内死亡。

5. 肝肺综合征 肝硬化患者在无原发心肺疾病的情况下,出现呼吸困难及缺氧表现,称为肝肺综合征。肝肺综合征的发生与肺内血管扩张及动脉血氧合功能障碍有关,预后较差。

6. 原发性肝癌 若肝硬化患者病情迅速恶化,肝脏短期内进行性增大、腹水明显增多且为血性,需考虑并发原发性肝癌可能。

7. 电解质及酸碱平衡紊乱 长期钠摄入不足、利尿、大量放腹水治疗等均可引起电解质紊乱。

8. 门静脉血栓形成 临床表现与血栓栓塞程度相关。若为完全性栓塞,表现为腹痛、腹胀、呕血等,可并发休克及肝性脑病。

四、辅助检查

1. 实验室检查 血常规、尿常规、肝功能检查、肾功能检查、电解质检查、腹水常规及生化检查等。

2. 经皮肝穿刺活检 通过肝穿刺取活组织检查是肝硬化诊断的金标准,不仅能明确病因及病理类型,还可对肝硬化、肝炎及原发性肝癌进行鉴别。

3. 胃镜检查 可观察食管胃底静脉曲张情况,对失代偿期肝硬化有一定诊断意义。同时还可对上消化道出血者进行止血治疗。

4. 影像学检查 结合 B 超、CT、磁共振成像(magnetic resonance imaging, MRI)等检查,可综合判断肝脏的形态变化及门静脉变化。

五、诊断

代偿期患者因临床表现不典型,故诊断存在一定难度。失代偿期具有典型肝功能减退与门静脉高压表现,结合肝功能、腹水检查、影像学检查等多能准确诊断。必要时可行肝穿刺活检以明确诊断。

六、治疗

肝硬化目前尚无有效治疗手段,针对代偿期患者,治疗目标是延缓肝功能失代偿、预防原发性肝癌的发生。针对失代偿期患者,治疗多为对症治疗、改善肝功能、防治并发症等。

1. 去除病因 针对肝硬化的病因进行处理,如病毒性肝炎患者积极抗病毒治疗,其他病因作相应处理。

2. 腹水的治疗

(1)严格限制水和钠的摄入:每日摄入钠盐不宜超过 2g,水不宜超过 1 000ml,伴低钠血症者每日摄入水量应低于 500ml。

(2)利尿:是临床上常用且有效的治疗腹水的措施。通常采用螺内酯 100mg 联合呋塞米 40mg 用药。应注意掌握利尿速度,利尿过快易诱发肝性脑病等严重并发症。

通过上述治疗措施仍不能有效缓解腹水,则应行腹腔穿刺术抽液治疗。若抽液后腹水迅速再发,称为顽固性腹水。顽固性腹水可考虑大量放腹水同时输注白蛋白,但应密切观察患者情况,以免诱发肝性脑病等,必要时可行经颈静脉肝内门体分流术,以减少腹水生成。

3. 并发症的处理

(1)上消化道大出血:肝硬化并发上消化道大出血患者死亡率高,除采取一般急救措施外,还应迅速予以扩充血容量、止血等对症治疗。止血的措施可采用药物(如生长抑素、奥曲肽等)、内镜、三腔二囊管、经颈静脉肝内门体分流术等。

(2)肝性脑病:积极防治上消化道出血、维持水电解质平衡、防治便秘、预防感染、营养支持等对症处理,对预防肝性脑病的发生具有积极作用。某些促氨代谢及调节神经递质的药物对治疗也有一定作用。

（3）其他：经颈静脉肝内门体分流术对门静脉血栓、肝肾综合征及脾功能亢进者均有一定治疗意义，必要时可考虑行肝移植手术。

4. 手术治疗　临床上采取各种分流、断流术及微创手术来治疗门静脉高压。肝移植是晚期肝硬化患者的最佳治疗方法。

七、健康指导

1. 疾病知识指导　加强疾病知识宣教，使患者了解肝硬化的病因，认识疾病的慢性过程并坚持使用针对病因的药物，同时注意并发症的预防。

2. 生活指导　指导患者保持健康的规律生活，保障充足的睡眠。

（1）饮食指导：①食物以易消化、产气少为宜，适量摄入脂肪及蛋白；口味宜清淡，以便保持大便通畅。②多吃新鲜蔬菜水果保证维生素摄入。③失代偿期腹水较多者，应严格限制水、钠摄入。④食管胃底静脉曲张患者应尽量进软食，避免粗糙食物，以防诱发上消化道大出血。

（2）戒烟戒酒：严格禁酒，尽量戒烟。

（3）运动指导：代偿期患者可适量活动，以不加重疲劳感和其他症状为度，避免重体力活动及高强度体育锻炼。失代偿期患者以卧床休息为主。

3. 用药指导　指导患者按时用药，对疗效不明确或不必要的药物应停用，避免肝毒性损伤，如解热镇痛的复方感冒药、不正规的中药偏方及保健品等。失眠、烦躁或抽搐患者应遵医嘱慎重使用镇静、催眠药物，避免诱发肝性脑病。如服用利尿药，应指导患者监测尿量，如出现乏力、心悸等不适，需警惕发生低钠血症或低钾血症等。

4. 心理指导　指导患者调节自身情绪，树立信心，情绪抑郁者应及时进行沟通，必要时安排就医。

5. 复诊指导　病情稳定者，每年定期复诊至少 2~4 次。如有不适，及时就诊。

第七节　胆道疾病

曾先生，66 岁，右上腹疼痛 3 个月，加重伴呕吐 1 小时。

患者 3 年前开始出现进食油腻后右上腹疼痛，呈阵发性绞痛，伴恶心，放射至右肩背部，无呕吐、腹泻，无呕血、黑便，无畏寒、发热、黄疸等，休息后自行缓解。后上述症状时有发作。1 小时前进食后腹痛加重，并呕吐 2 次胃内容物。患者自发病以来食欲及睡眠欠佳，大小便无异常。

请思考：

1. 曾先生可能患了什么病？依据是什么？

2. 如何为曾先生进行合理用药及健康指导？

一、胆石症

胆石症（cholelithiasis）指发生在胆道系统的结石，包括胆囊和胆管内的结石，是老年人常见病及多发病。近年来，胆囊结石发病率有上升趋势，而胆管结石发病率呈下降趋势。

（一）胆囊结石

常与急性胆囊炎并存，多见于成年人，40 岁以后发病率随年龄增长而增加，女性多于男性。

1. 病因及发病机制　胆囊结石的形成与多种因素有关，各种因素引起胆汁中的胆固醇呈过饱和状态时，结晶析出而形成结石。其危险因素包括肥胖、妊娠、口服避孕药、糖尿病、肝硬化等，饮食习惯也是胆囊结石形成的重要因素，胆囊收缩功能异常也可导致结石的形成。

2. 临床表现　临床上大多数患者可无症状，而在体检时发现，称为无症状胆囊结石。典型表现为胆绞痛,仅少数人出现;而多数患者表现为急性或慢性胆囊炎。

(1)胆绞痛:多在饱餐或进食油腻食物后出现,呈阵发性或持续性疼痛,阵发性加剧,可向右肩胛部或背部放射,多伴有恶心、呕吐。

(2)消化道症状:部分患者可有右上腹隐痛、饱胀、嗳气、呃逆等不适,常被误诊为胃病。

(3)其他:结石长期嵌顿或阻塞胆囊管,可引起胆囊积液。积液多呈透明无色,称为白胆汁。胆囊颈部结石或较大的胆囊管结石压迫肝总管,引起肝总管狭窄,患者表现为反复发作的胆囊炎、胆管炎以及黄疸,称为米里齐(Mirizzi)综合征。若胆囊结石合并感染,右上腹可有明显压痛、反跳痛或肌紧张等表现。

3. 实验室及辅助检查　腹部超声检查为首选检查,诊断率接近100%。CT、MRI及磁共振胰胆管造影等也可作为补充检查手段。血常规检查有助于判断有无合并感染。

4. 诊断　患者有典型胆绞痛发作病史,结合腹部超声等辅助检查可明确诊断。

5. 治疗要点　无症状患者可随诊观察。有症状或发生并发症者,首选胆囊切除术。腹腔镜胆囊切除术具有技术成熟、创伤小、术后恢复快、瘢痕小等优点,是治疗的首选术式。

(二)胆管结石

胆管结石是由于胆汁淤积和胆道感染等原因在肝内、外胆管内形成的结石。左右肝管汇合部以下的肝总管和胆总管结石为肝外胆管结石,汇合部以上的结石为肝内胆管结石。

1. 病因和发病机制

(1)肝外胆管结石:原发性结石多为胆道感染、胆道梗阻、胆道异物等因素诱发,而继发性结石多为胆囊结石或肝内胆管结石排入胆总管引起。

(2)肝内胆管结石:与胆道感染、胆道寄生虫(蛔虫、华支睾吸虫)、胆汁淤滞、胆道解剖变异、营养不良等有关,多呈肝段、肝叶分布,也可多肝段、肝叶分布。

2. 临床表现

(1)肝外胆管结石:多无症状或仅有上腹不适,在结石引起胆管梗阻时可出现上腹疼痛或黄疸;继发感染,则表现为典型的查科(Charcot)三联征,即腹痛、寒战高热及黄疸。腹痛一般以剑突下或右上腹明显,呈阵发性绞痛或持续性疼痛阵发性加剧,可放射至右肩背部,常伴恶心、呕吐。胆管梗阻继发感染,患者表现为寒战、高热,体温可高达39~40℃,呈弛张热。同时,胆管梗阻可致胆红素逆流入血引起黄疸,其程度与梗阻的程度、部位和是否继发感染相关。黄疸患者可有尿色变黄、大便颜色变浅和皮肤瘙痒等症状,若完全梗阻时大便呈陶土样。

(2)肝内胆管结石:多数患者无症状或仅有上腹部和胸背部胀痛不适感。继发急性胆管炎者可出现寒战、高热和腹痛。若梗阻和感染仅累及某肝段、肝叶胆管时,无黄疸表现;若为双侧肝内胆管结石或合并肝外胆管结石时则可出现黄疸。

3. 辅助检查

(1)实验室检查:血常规、尿常规、大便常规、肝功能检查等。

(2)影像学检查:首选腹部超声,不仅能发现结石,还可明确大小及部位。CT、MRI或磁共振胰胆管造影等可作为补充检查,可为鉴别诊断或手术提供依据。经内镜逆行胰胆管造影、经皮经肝胆管造影术等有创检查因并发症较多,现已较少作为常规检查手段。

4. 诊断　患者有反复发作的上腹部疼痛、寒战高热等典型症状,通过腹部超声等相关检查可以明确诊断。

5. 治疗　胆管结石多以手术治疗为主。原则是尽量取尽结石,解除胆道梗阻,去除感染病灶,通畅引流胆汁,预防结石复发。

(1)肝外胆管结石:①非手术治疗:可作为术前准备。临床予抗感染、解痉、利胆、维持水电解质及酸碱平衡、护肝等对症支持治疗。②手术治疗:对数量少且直径<1.5cm的肝外胆管结石可采用经十二指肠内镜取石;若为单纯胆总管结石,胆管上、下端通畅,无狭窄或其他病变则首选胆总管切开取石术、T管引流术。此外,胆肠吻合术可作为治疗肝外胆管结石的补充术式,但因该术式废弃了Oddi括约肌的功能,故使用逐渐减少。

(2)肝内胆管结石:无症状者可不予治疗,仅需定期观察、随访。症状反复发作者应手术治疗,常

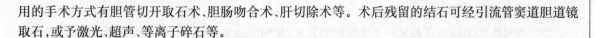

用的手术方式有胆管切开取石术、胆肠吻合术、肝切除术等。术后残留的结石可经引流管窦道胆道镜取石,或予激光、超声、等离子碎石等。

二、胆道感染

胆道感染包括胆囊炎和不同部位的胆管炎,其发生主要跟胆道梗阻、胆汁淤滞相关。胆道梗阻最主要的原因为胆道结石,胆道反复感染又可促进胆石形成并进一步加重胆道梗阻。

（一）急性胆囊炎

分为结石性胆囊炎和非结石性胆囊炎,是胆囊管梗阻和细菌感染引起的炎症,是临床常见的急腹症,以女性多见。

1. 病因和发病机制

（1）急性结石性胆囊炎:结石引起胆囊管梗阻,可直接损伤黏膜,同时引起胆汁排出受阻,胆囊黏膜发生炎症、水肿甚至坏死。细菌通过胆道逆行以及血液循环、淋巴等途径进入胆囊,在胆汁流出不畅时造成感染。

（2）急性非结石性胆囊炎:约占5%,病因不清楚,常发生于严重创伤、烧伤、长期肠外营养、腹部非胆道大手术后(如腹主动脉瘤手术)、脓毒血症等危重患者。

2. 临床表现　急性发作患者多表现为右上腹部疼痛,起初为胀痛,随病情发展可出现阵发性绞痛;多在饱餐、进食油腻食物后或夜间发作;疼痛可放射至右肩、肩胛和背部。患者常有恶心、呕吐、厌食、便秘症状。患者有不同程度发热,若出现高热,提示可能出现胆囊化脓、坏疽、穿孔或合并急性胆管炎。

右上腹可有压痛,炎症波及浆膜时可出现反跳痛和肌紧张。墨菲(Murphy)征阳性为急性胆囊炎的典型体征。

3. 辅助检查

（1）实验室检查:血常规检查可见白细胞增多伴中性粒细胞比例增高。梗阻严重者可出现血清胆红素和转氨酶升高。

（2）影像学检查:首选腹部超声,可见胆囊壁增厚或水肿;结石性胆囊炎可见胆石强回声并伴声影。CT、MRI可作为补充检查。

4. 诊断　急性胆囊炎患者多有典型的症状、体征,结合腹部超声等辅助检查可作出明确诊断。

5. 治疗

（1）非手术治疗:禁食、抗感染、解痉止痛、补液、营养支持、纠正水电解质及酸碱平衡失调等。经非手术治疗病情缓解后,应尽早择期手术治疗。如病情无缓解或反而加重,应立即予急诊手术。

（2）手术治疗:临床常用的手术方式有胆囊切除术、胆囊造口术等,应根据患者具体情况选择合适的手术方式。

（二）慢性胆囊炎

慢性胆囊炎是胆囊持续、反复发作的炎症过程,超过90%的患者有胆囊结石。

1. 病因和发病机制　由于受炎症和结石的反复刺激,胆囊与周围组织粘连、囊壁增厚并逐渐瘢痕化,胆囊萎缩而失去功能。

2. 临床表现　大多有胆绞痛发作史,伴上腹部饱胀不适、嗳气和厌油腻饮食等表现,也可有右上腹和肩背部的隐痛。体格检查可发现右上腹胆囊区有轻压痛或不适。

3. 实验室及辅助检查　腹部超声检查提示胆囊壁增厚,胆囊排空障碍或胆囊内结石。

4. 诊断　对反复发作的右上腹疼痛者,可进一步结合腹部超声等检查明确诊断。

5. 治疗

（1）非手术治疗:适用于不能耐受手术治疗者。可予抗感染、消炎利胆药等对症处理。

（2）手术治疗:若无手术禁忌证,慢性胆囊炎均应考虑手术切除胆囊,首选术式为腹腔镜胆囊切除术。

（三）急性梗阻性化脓性胆管炎

急性梗阻性化脓性胆管炎又称急性重症胆管炎,是临床危急重症之一。急性胆管炎时,在胆道梗阻及细菌感染基础上,病情进一步发展恶化,可发展至急性梗阻性化脓性胆管炎并危及生命。

1. 病因及病理　引起急性梗阻性化脓性胆管炎最常见的原因为肝内外胆管结石,其次为胆道蛔虫和胆管狭窄。胆管梗阻继发感染,引起胆管壁黏膜肿胀,胆管逐渐发展至完全梗阻;随着胆管内压力升高及炎症的进展,管腔内逐渐充满脓性胆汁或脓液,促使胆管内压力继续升高,当升高到一定程度时,细菌或感染胆汁进入血液循环,引起全身化脓性感染,大量的细菌毒素可引起全身炎症反应、血流动力学改变和多器官功能衰竭。

2. 临床表现　本病发病急骤,病情进展迅速,除了具有急性胆管炎的查科（Charcot）三联征外,还有休克及中枢神经系统受抑制的表现,合称为雷诺（Reynolds）五联征。

腹痛、寒战高热及黄疸程度与梗阻部位有关,肝外梗阻上述症状较重,肝内梗阻则相对较轻。休克者表现为烦躁不安、谵妄等,神经系统症状表现为不同程度意识障碍,多伴有恶心、呕吐等消化道症状,体温可高达 39~40℃以上。体检上腹部或剑突下压痛,可有腹膜刺激征。

3. 辅助检查

（1）实验室检查:血常规检查白细胞总数及中性粒细胞比例升高。血清总胆红素及结合胆红素增高,血清转氨酶和碱性磷酸酶升高,尿中胆红素升高,尿胆原降低或消失,粪中尿胆原减少。

（2）影像学检查:腹部超声可作为常规检查,简单易行。如病情稳定,可行腹部 CT 或 MRCP 等检查。

4. 诊断　出现典型查科三联征甚至雷诺五联征者,结合相关辅助检查多能明确诊断。

5. 治疗

（1）非手术治疗:既是治疗手段,又是手术前准备。通过抗感染、抗休克、维持水电解质及酸碱平衡及对症支持治疗等手段,稳定患者病情,争取时间进行下一步治疗。若病情仍未改善,应在抗休克同时紧急行胆道减压引流。

（2）手术治疗:主要目的是解除胆道梗阻、降低管腔压力,阻止病情恶化。常用手术方法包括胆总管切开减压、T 管引流及经内镜鼻胆管引流术或经皮经肝胆管引流。

（四）胆道疾病的健康指导

1. 疾病知识指导　加强疾病知识宣教,使患者认识胆道疾病的过程。急性胆道疾病行手术治疗者,需注意术后指导,让患者了解术后不适等表现,合理调整及应对。慢性胆道疾病应指导患者避免加重和诱发病情的因素,有条件者尽早手术治疗。

2. 生活指导

（1）饮食指导:①多食新鲜蔬菜及水果,保证维生素 C 摄入。②适量饮咖啡,多食植物蛋白和坚果等可能对预防胆囊结石有益。③避免辛辣、刺激、油腻及不易消化食物,特别是胆囊切除术后患者应忌油腻,以免引起腹泻及消化不良。④急性胆道疾病突发剧烈腹痛时需指导患者禁食,以免因需急诊手术而增加麻醉和手术风险。

（2）戒烟戒酒:避免烟酒刺激,指导患者尽量戒除烟酒。

（3）运动指导:指导患者根据自身情况选择适宜的运动方式,合理安排运动量。若行手术治疗者,术后早期根据身体情况早期下床活动,以防腹腔脏器粘连。

3. 用药指导　他汀类药物对胆囊结石可能有一定预防作用,应在医生的指导下合理用药。饮食卫生状况较差者,应指导患者定期使用驱除蛔虫药。慢性胆囊炎未行手术者应指导患者合理使用消炎利胆药物。抗生素使用应遵医嘱按疗程使用,以免引起耐药。

4. 心理指导　指导患者调节自身情绪,帮助患者预防和缓解精神压力。

5. 就诊指导　慢性胆道疾病未行手术治疗者,应指导患者定期复诊或早日行手术治疗,以防引起严重并发症甚至癌变。若出现腹痛、寒战高热及黄疸等不适要及时就诊。

第八节 结 肠 疾 病

 案例

宁女士,61 岁,反复腹痛伴黏液脓血便 2 年。

患者 2 年前进食生冷食物后出现腹痛,以左下腹明显,伴腹泻,解黏液血便 3 次,便后腹痛有所缓解。无恶心、呕吐,无呕血、黑便,无发热、黄疸等,于当地医院行肠镜检查提示降结肠、乙状结肠黏膜充血、水肿,多发糜烂及浅溃疡,考虑为溃疡性结肠炎,予治疗后好转出院。2 年来上述症状时有发作,经治疗或休息后均可缓解。自发病以来患者精神差,饮食尚可,小便正常,体重减轻 3kg。

请思考:

1. 宁女士所患的疾病应如何做饮食指导?

2. 如何为宁女士进行合理用药指导?

一、溃疡性结肠炎

溃疡性结肠炎(ulcerative colitis,UC)是一种病因不明的慢性非特异性肠道炎症性疾病。其病变主要限于大肠的黏膜与黏膜下层,任何年龄段均可发生,男女发病无明显差异,近年来我国发病率呈上升趋势。

（一）病因及发病机制

本病病因尚不清楚,可能与环境、遗传、免疫、感染等因素相关,其发病机制为环境因素作用于遗传易感者,在肠道微生物参与下引起肠道免疫失衡,损伤肠黏膜屏障,导致肠黏膜持续炎症损伤。

（二）临床表现

1. 消化系统表现 活动期最重要的表现为腹泻和黏液脓血便。大便次数及便血的程度反映病情轻重程度,排便可为每日 2~3 次,甚至 10 余次,病情严重者可见大量便血。腹痛多为左下腹或下腹隐痛,部分患者表现为全腹疼痛。常有里急后重,便后腹痛缓解。若并发中毒性巨结肠或炎症波及腹膜,可有持续剧烈腹痛。部分患者可出现腹胀、食欲不振、恶心、呕吐等不适。

2. 全身表现 中、重度患者可有发热,若出现高热,则需注意是否合并严重感染或并发症。病情严重者可出现衰弱、消瘦、贫血、低蛋白血症等营养不良表现。

3. 其他 部分患者可伴发结节性红斑、外周关节炎、坏疽性脓皮病、口腔复发性溃疡等肠外表现。

（三）临床分型

1. 临床类型

（1）初发型:指无既往史的首次发作。

（2）慢性复发型:缓解后再次出现症状,多为活动期与缓解期交替,临床上最多见。

2. 疾病分期 分为活动期和缓解期。活动期按严重程度可分为轻度、中度、重度（表 5-6）。

表 5-6 溃疡性结肠炎活动期分度

项目	轻度	中度	重度
排便次数	<4 次 /d	4~5 次 /d	≥6 次 /d
便血	轻或无	介于轻度及重度之间	明显便血
体温	正常	≤37.8℃	>37.8℃
血红蛋白	正常	≥75% 正常值	<75% 正常值
血沉	<20mm/h	20~30mm/h	>30mm/h

（四）辅助检查

（1）实验室检查：血常规、粪便常规、大便培养、血沉、C反应蛋白、自身抗体检查等。

（2）结肠镜检查：是本病诊断的最重要手段之一，可通过肠镜直接观察确定病变范围，并取活检。

（3）X线钡剂灌肠检查：可作为补充检查，但该检查可能加重病情或诱发中毒性巨结肠，故重型或暴发型慎用。

（五）诊断

对反复或持续发作腹泻和黏液脓血便、腹痛、里急后重，不同程度全身症状者，在排除其他引起慢性肠道炎症的相关疾病后，结合结肠镜检查、活组织检查等可诊断本病。

（六）治疗

治疗目标为控制和缓解病情，减少复发，防治并发症。

1. 控制炎症反应

（1）氨基水杨酸制剂：适用于轻度、中度患者，常用药物有柳氮磺吡啶、奥沙拉嗪、美沙拉嗪等。

1）柳氮磺吡啶：适用于轻度、中度患者。重度患者可作为辅助治疗，也用于症状缓解期的维持治疗。用药方法：活动期4g/d口服，每次1g，每日4次，用药3~4周；缓解期可予同剂量或减量维持。该药价格便宜，但不良反应较多，老年患者使用本药发生严重不良反应的机会增加，如严重皮疹、骨髓抑制和血小板减少等，应引起警惕。

2）5-氨基水杨酸制剂：适用于轻、中度患者。用药方法：活动期每日3~4g口服，每次1g，每日3~4次。缓解期可予1g/d长期维持。价格较高，不良反应较柳氮磺吡啶少见。若病变局限于乙状结肠及直肠，可采用灌肠剂；病变局限于直肠者，则可予栓剂治疗。

（2）糖皮质激素：对急性发作期疗效较好。适用于对氨基水杨酸制剂疗效不佳的中度及重度患者。用药方法：泼尼松，每次口服0.75~1mg/kg，口服最大剂量一般每日不超过60mg；重度患者可采用静脉滴注给药，如氢化可的松每日200~300mg、甲泼尼龙每日40~60mg。症状好转后改为甲泼尼龙口服。待症状控制后应逐渐减量至停药，减量期间加用5-氨基水杨酸维持治疗。

 知识链接

糖皮质激素的停药反应

糖皮质激素的临床应用极为广泛，若不规范使用则会引起严重不良反应，如突然停药可引起停药反应，主要表现为：

1. 医源性肾上腺皮质功能不全 长期应用尤其是每天给药的患者，减量过快或突然停药，可引起肾上腺皮质功能不全或危象，表现为恶心、呕吐、乏力、低血压和休克等，需及时抢救。因此，不可骤然停药，须缓慢减量。

2. 反跳现象 突然停药或减量过快而致原有症状的复发或恶化。常需加大剂量再行治疗，待症状缓解后再缓慢减量、停药。

3. 糖皮质激素抵抗 大剂量糖皮质激素治疗疗效很差或无效称为糖皮质激素抵抗。此时盲目加大剂量和延长疗程不但无效，而且会引起严重的后果。目前临床还暂无解决糖皮质激素抵抗的有效措施。

（3）免疫抑制剂：硫唑嘌呤或巯嘌呤可用于对糖皮质激素治疗效果不佳或对糖皮质激素依赖的慢性持续型病例。

2. 对症治疗 及时纠正水、电解质平衡紊乱、加强营养支持，慎用抗胆碱能药物或止泻药，如地芬诺酯或洛哌丁胺，防止诱发中毒性巨结肠。继发感染者可予抗生素抗感染治疗。

（七）健康指导

1. 疾病知识指导 加强疾病知识宣教，使患者充分认识溃疡性结肠炎的特点，正确地应对疾病。

2. 生活指导

（1）饮食指导：①急性活动期患者给予流质或半流质饮食，缓解期给予高营养、易消化的少渣食物。②口味宜清淡，避免生冷、辛辣及粗糙食物刺激。③注意饮食卫生，防止胃肠道感染。

（2）戒烟戒酒：鼓励患者戒除烟酒嗜好。

（3）运动指导：活动及锻炼应根据身体情况酌情进行，合理安排运动量。活动期应注意休息，缓解期可进行适量有氧运动，如慢跑、早操等，避免劳累。

3. 用药指导 指导患者按时规律用药。对急性活动期使用糖皮质激素者，应指导患者按剂量、按疗程规范用药，严禁随意更换药物或停药。腹痛、腹泻者应遵医嘱使用药物，避免自行使用止痛剂、止泻药。长期药物维持者，应指导患者注意观察不良反应，出现严重不良反应立即就医。

4. 心理指导 指导患者调节情绪，积极面对疾病。若病情反复活动者，应做好终身服药的心理指导。

5. 复诊指导 长期服药治疗者，应定期复诊监测肝功能。病程较长者，应行监测性结肠镜检查，每2年一次。有明显不适症状则随时就诊。

二、肠息肉

肠息肉（intestinal polyps）是指隆起于肠道黏膜表面的肿物。肠息肉可发生在肠道任何部位，其中以结肠息肉最多见。本病任何年龄段均可发生，发病率随年龄增长而增加。

（一）病因及病理

本病与肠道慢性炎症、遗传、生活习惯、胚胎异常、年龄等因素相关。从病理上可分为腺瘤性息肉、炎性息肉、错构瘤性息肉、化生性息肉及黏膜肥大赘生物等。

（二）临床表现

临床表现与息肉的部位、大小、数量相关。大多数患者无明显特异性表现，部分患者表现为反复发作的腹痛和肠道出血，部分患者可有大便习惯的改变。继发感染者可出现黏液血便，直肠息肉可表现为里急后重，较大的息肉可引起肠套叠及肠梗阻。

（三）辅助检查

直肠低位息肉可通过直肠指诊触及。内镜检查可直接观察息肉的部位、大小、数量等，必要时可取活检及进行切除治疗，是肠息肉的首选检查。钡剂灌肠可用于不能耐受肠镜检查者。

（四）诊断

有腹痛及便血或大便习惯改变者，应常规行肠镜检查以明确诊断。

（五）治疗

炎性息肉以治疗原发肠道疾病为主。增生性息肉、有蒂或直径 <2cm 的广基腺瘤性息肉可内镜下切除。

（六）健康指导

1. 疾病知识指导 加强疾病知识宣教，帮助患者了解疾病基本发生发展规律。

2. 生活指导

（1）饮食指导：有便血者、内镜或手术切除息肉患者应清淡、易消化饮食，避免生冷、辛辣及粗糙食物刺激。

（2）戒烟限酒：帮助患者戒烟限酒。

（3）运动指导：术后早期应避免剧烈活动，恢复后患者可在不引起疲劳的情况下适当加强锻炼。

3. 用药指导 如有需要应遵医嘱使用药物。

4. 心理指导 指导患者调节情绪，避免过重的心理负担；对需要手术治疗者应做好术前心理疏导，放松心情。

5. 复诊指导 对有癌变可能的肠息肉患者，应指导患者定期门诊做防癌筛查及复诊。

三、结肠癌

结肠癌（colon cancer）是消化道常见的恶性肿瘤之一。近年来我国结肠癌发病率呈逐渐上升趋势,40岁以上为高发年龄,60岁以后的发病率及死亡率均显著增加。大多数结肠癌由腺瘤性息肉演变而来,少数也可不经腺瘤直接发展为癌巢。

（一）病因及病理

1. 病因　结肠癌的病因暂未明确,其高危因素有腺瘤性息肉、炎症性肠病、饮食、年龄、肥胖、人种、吸烟、遗传等。

2. 病理　根据大体分型可分为溃疡型、隆起型及浸润型;根据组织学分类可分为腺癌、腺鳞癌及未分化癌。结肠癌最常见的转移途径为淋巴转移,血行转移最常转移至肝脏,同时也可直接浸润至邻近器官及发生腹膜种植转移。

（二）临床表现

因癌肿部位及病理类型不同,其临床表现存在差异。早期多无特殊症状,随着病情的进展,可出现以下表现:

1. 排便习惯与粪便性状改变　常为最早出现的症状,常表现为排便次数增多,腹泻、便秘,排血性、脓性或黏液性粪便。

2. 腹痛　疼痛部位常不确切,多为持续性隐痛或仅为腹部不适或腹胀感;若并发肠梗阻则可出现阵发性绞痛。

3. 腹部肿块　多为瘤体本身,部分为梗阻近侧肠腔内的积粪。

4. 肠梗阻　多为中晚期症状,多表现为便秘、腹胀,可伴腹部胀痛或阵发性绞痛,进食后症状加重。若为完全性梗阻,症状加剧。

5. 全身症状　晚期患者可出现贫血、消瘦、乏力、低热等表现。发生转移可出现肝大、黄疸、浮肿、腹水及恶病质等。

（三）辅助检查

1. 实验室检查　大便常规检查可呈隐血试验阳性;部分患者血常规检查显示贫血特征;肿瘤标志物癌胚抗原、糖类抗原 19-9 等可呈阳性。

2. 结肠镜检查　是结肠癌诊断最有效的检查方法,可观察肿瘤部位、大小、形态等,同时可取活组织检查明确其病理类型。

3. 其他　钡剂灌肠也是结肠癌诊断的重要方法;超声及 CT 检查可协助了解肿物大小形态、与毗邻器官的关系,以及有无转移到肝脏等情况。

（四）诊断

因早期结肠癌无特殊表现,诊断存在一定困难。对于 40 岁以上,有家族史、肠道腺瘤或息肉病史、大便隐血阳性等高危因素者,应行结肠镜检查以明确诊断。

（五）治疗

结肠癌治疗原则是以手术切除为主,多种治疗措施结合的综合治疗。

1. 手术治疗　包括结肠癌的根治性手术和并发急性梗阻的手术。

2. 非手术治疗　放射治疗、化学药物治疗、中医中药治疗、基因治疗等手段也在结肠癌的治疗中有着重要作用。

（六）健康指导

1. 疾病知识指导　加强防癌知识宣教,使患者充分认识结肠癌,指导患者进行必要的预防措施及筛查。如对有结肠癌家族史、家族性肠息肉病、结直肠息肉、腺瘤、溃疡性结肠炎等高危因素者,指导患者定期进行防癌筛查。

2. 生活指导

（1）饮食指导:①多食高纤维饮食有助于预防结肠癌。②术后患者应多食新鲜蔬菜、水果,多饮水,避免高脂肪及辛辣、刺激性食物;行肠造口者以少纤维及易消化食物为宜。

（2）戒烟戒酒:根据患者情况进行限烟限酒,术后患者应严格戒烟戒酒。

（3）运动指导:手术患者应根据自身身体状况早期活动,防止腹腔脏器粘连。术后患者可适量参加体育锻炼,增强免疫力,但应避免过度劳累。

3. 用药指导　用药应遵医嘱进行,避免服用非必要的药物及保健品等。

4. 心理指导　指导患者保持心情舒畅,勇敢面对疾病。特别是行肠造口患者应避免自我封闭,帮助患者尽可能地融入正常的生活、工作和社交活动中。

5. 复诊指导　无特殊不适者应每半年期进行复查。行化学药物治疗、放射治疗者,定期检查血常规,出现白细胞计数和血小板计数明显减少、有造口感染或其他不适者应及时到医院就诊。

第九节　直肠与肛管疾病

朱女士,67岁,反复便血伴肛门肿物脱出8年,再发加重半小时。

患者8年前无明显诱因出现大便带血,为便后滴血,量不多。自觉肛门肿物脱出,休息后可缓解。无腹胀、腹痛,无恶心、呕吐,无呕血、黑便,无里急后重等不适。此后上述表现反复发作,肿物脱出后均可自行还纳。半小时前上述症状再发加重,肿物脱出后需用手还纳,遂来院就诊。

请思考:

1. 朱女士可能患了什么病?

2. 如何为朱女士进行健康指导?

一、痔

痔(hemorrhoid)是最常见的肛肠疾病,任何年龄均可发生,发病率随年龄增长而增高。

（一）病因及发病机制

病因尚不完全明确,目前普遍认可以下两种学说:

1. 肛垫下移学说　肛垫是由静脉、平滑肌和结缔组织组成的肛管血管垫,位于肛管黏膜下。在各种导致腹内压增高的因素作用下,肛垫内正常纤维弹力结构破坏,同时发生静脉曲张和慢性炎症纤维化,肛垫出现病理性肥大并向远侧移位后形成痔。

2. 静脉曲张学说　直肠上下静脉丛管壁薄、位置浅,位于腹盆腔最低位。能够导致腹内压增高的因素如久坐久立、便秘、妊娠、腹水及盆腔巨大肿瘤等均可引起直肠静脉回流障碍,导致痔的形成。此外,长期饮酒和进食大量刺激性食物可使局部充血,肛周感染可引起静脉周围炎使肛垫肥厚,营养不良可使局部组织萎缩无力,这些因素均可导致痔的发生。

（二）分类及临床表现

根据痔所在的位置,可分为内痔、外痔、混合痔三类(图5-1)。

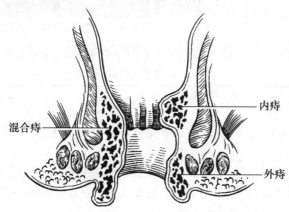

图5-1　痔的分类

1. 内痔　好发部位为截石位3、7、11点,出血及脱出为其主要表现,患者多无疼痛,可伴排便困难,临床将内痔分为四度(表5-7)。

表 5-7 内痔的分度

分度	临床特点
Ⅰ度	便时带血、滴血或手纸带血,便后出血可自行停止,无痔脱出
Ⅱ度	便血常见,排便时痔脱出,便后可自行回纳
Ⅲ度	偶有便血,排便或久站、咳嗽、劳累、负重时痔脱出,需用手辅助还纳
Ⅳ度	偶有便血,痔脱出后不能回纳或还纳后又脱出

2. 外痔 多表现为肛门不适,常有黏液分泌物流出,可伴瘙痒。若发生血栓性外痔,可出现剧烈疼痛。

3. 混合痔 同时具有内痔和外痔表现。严重时呈环状脱出肛门外,在肛周呈梅花或环状,称环状痔。痔脱出时若发生嵌顿,可引起充血、水肿甚至坏死。

（三）辅助检查

直肠指诊一般用于了解直肠内有无其他肿物,如直肠癌、直肠息肉等,是直肠肛管等疾病最简便可靠的检查手段。肛门镜检查可直接观察肿物的部位和外观形状,可以确诊痔。在观察痔及直肠黏膜情况的同时,还可排除其他直肠病变。

（四）诊断

除Ⅰ度内痔外,Ⅱ度~Ⅳ度内痔均可通过观察发现病变。结合直肠指诊及肛门镜检查除外其他直肠疾病后可明确诊断。

（五）治疗

痔的治疗原则为:①无症状痔无需治疗;②有症状的痔旨在减轻及消除症状,而非根治;③以非手术治疗为主。

1. 一般治疗 适用于痔初期及无症状的痔。通过改变饮食及排便习惯、防治便秘和腹泻、改善局部血液循环等措施,患者症状多能好转。

2. 注射疗法 治疗Ⅰ度、Ⅱ度出血性内痔的效果良好,根据治疗效果可重复注射。

3. 胶圈套扎疗法 可用于治疗Ⅰ度、Ⅱ度、Ⅲ度内痔。该方法是利用胶圈弹性阻断痔的血供,使痔缺血坏死,脱落而愈合。

4. 多普勒超声引导下痔动脉结扎术 适用于Ⅱ度~Ⅳ度内痔。在多普勒超声的引导下,准确结扎痔上方的动脉,从而阻断痔的血液供应以达到缓解症状的目的。

5. 手术治疗 非手术治疗失败或不宜非手术治疗时,采取手术治疗(表 5-8)。

表 5-8 痔的常用手术方法

手术方法	适用人群
痔单纯切除术	适用于Ⅱ度~Ⅳ度内痔和混合痔的治疗
吻合器痔上黏膜环切术（PPH）	适用于Ⅲ度、Ⅳ度内痔、环状痔和部分Ⅱ度大出血内痔
血栓性外痔剥离术	适用于治疗血栓性外痔

（六）健康指导

1. 疾病知识指导 加强健康宣教,使患者充分认识痔的临床特点,采取有效的措施预防症状加重。

2. 生活指导 指导患者保持健康的饮食及排便习惯,避免久站、久坐、久蹲或长期负重。便后及时清洗肛门,保持局部清洁舒适,可采用温水坐浴以改善局部血液循环,有助于缓解症状,防止病情进展。

（1）饮食指导:①高纤维及易消化饮食有助于保持大便通畅,减少便秘及腹泻的发生有助于缓解痔的症状。②避免辛辣等刺激性食物,加重肛门不适感。③手术患者术前准备及术后早期为减少排便引起疼痛,宜流质或半流质少渣饮食。

（2）戒烟戒酒：鼓励患者戒烟戒酒,避免烟酒刺激。

（3）运动指导：根据自身情况选择合适的运动,以有氧运动为宜,如慢跑、散步等。每日坚持做肛提肌收缩锻炼,以改善局部血液循环。避免久坐、久站、久蹲,避免长时间负重劳动。若为术后早期患者,可进行轻体力活动。

3. 用药指导　如有需要,指导患者正确使用栓剂,或需要温水坐浴者,指导患者正确使用高锰酸钾,避免灼伤皮肤或误服。

4. 心理指导　指导患者调节情绪,特别术后疼痛者应鼓励患者坚持排便。

5. 复诊指导　对术后出现肛周疼痛加重、排便困难等不适者应指导患者及时就诊,以排除感染、肛门狭窄等并发症。

二、肛裂

肛裂（anal fissure）是指齿状线以下肛管皮肤层裂伤后形成的小溃疡,方向与肛管纵轴平行,呈梭形或椭圆形,常引起肛周剧痛。好发部位为肛管后正中线上,也可在前正中线上,侧方少见。

（一）病因及病理

1. 病因　病因尚不清楚,可能与多种因素有关。其直接原因多为长期便秘、粪便干结致排便时损伤肛管及其皮肤层。位于肛管后方的肛尾韧带比较坚硬、伸缩性差,局部血液循环较差,同时,排便时肛管后壁承受压力最大,故后正中线为肛裂好发部位。

2. 病理　急性肛裂病程短,裂口边缘整齐,底浅、色红并有弹性,无瘢痕形成。慢性裂口上端的肛瓣和肛乳头水肿,形成肥大乳头；下端皮肤因炎症、水肿及静脉、淋巴回流受阻,形成袋状皮垂向下突出于肛门外,称为前哨痔。肛裂、前哨痔与肛乳头肥大常同时存在,合称肛裂"三联症"。

（二）临床表现

疼痛、便秘和出血是肛裂的典型表现。

1. 疼痛　一般为典型的周期性剧痛。排便时干硬粪便刺激裂口内神经末梢,出现烧灼样或刀割样疼痛,称为排便时疼痛；便后数分钟可缓解,称为间歇期；随后因肛门括约肌反射性痉挛,再次发生剧烈疼痛,常持续半小时到数小时,称为括约肌挛缩期,直到括约肌疲劳、松弛后,疼痛缓解。

2. 便秘　因患者惧怕疼痛而长期不愿排便,可引起或加重便秘,粪便更加干结,便秘又加重肛裂,形成恶性循环。

3. 出血　排便时常引起少量出血,故在粪便表面、便纸上见到少量血迹或排便过程中滴鲜血,大量出血少见。

典型体征是肛裂"三联症",若在肛门检查时发现此体征,即可明确诊断。肛裂患者行肛门检查时,常会引起剧烈疼痛,有时需在局部麻醉下进行。

（三）辅助检查

为排除其他肛管疾病引起的肛管溃疡,在不增加患者痛苦的情况下可行肛门指诊及肛门镜检查,有时需在局部麻醉下进行,必要时可取活组织检查。如已确诊,应尽量避免肛门相关检查,以减少患者疼痛。

（四）诊断

根据排便疼痛的规律,结合"肛裂三联征",多能作出诊断。

（五）治疗

1. 非手术治疗　以解除肛门括约肌痉挛,中断恶性循环,缓解疼痛,促进局部创面愈合为目的。措施为：①口服缓泻剂或使用液体石蜡,保持大便通畅；②每次排便后用1∶5 000高锰酸钾温水坐浴,保持局部清洁；③局麻后行扩肛治疗,患者取侧卧位,局部麻醉后,先用示指扩肛,再用两指循序渐进、持续地扩张肛管5分钟,使括约肌松弛。其常见并发症为出血、肛周脓肿、大便失禁等,且复发率高。

2. 手术治疗　对于经久不愈、非手术治疗无效且症状较重者可采用手术治疗。手术方法有肛裂切除术和肛管内括约肌切断术,前者缺点为愈合较慢,现已少用；后者治愈率高,但有并发肛门失禁可能。

（六）健康指导

1. 疾病知识指导　加强健康宣教,使患者了解良好的生活习惯对预防肛裂和缓解疼痛的重要意义。

2. 生活指导

（1）饮食指导：①高维生素、高纤维及易消化饮食,多食新鲜蔬菜、水果及粗纤维食物,多饮水。②可适当饮用蜂蜜水等帮助润肠通便。③避免辛辣等刺激性食物,以免加重排便不适及疼痛。

（2）排便指导：指导患者保持规律的排便习惯,便后及时清洗肛门,可采用1∶5 000高锰酸钾温水坐浴,保持局部清洁卫生。

（3）戒烟戒酒：鼓励患者戒烟戒酒,减少烟酒刺激。

（4）运动指导：根据自身情况进行适当的户外锻炼。

3. 用药指导　指导患者合理使用缓泻剂,待症状缓解后须及时停用,避免滥用药物引起便秘。

4. 心理指导　向患者解释因惧怕排便引起的恶性循环,鼓励患者定时排便。

5. 复诊指导　若通过治疗后患者出现便血量大、大便失禁等情况,应及时就医。

三、直肠癌

直肠癌（carcinoma of the rectum）是我国最常见的大肠恶性肿瘤。临床上常以腹膜反折为界将直肠癌分为上段直肠癌和下段直肠癌；也可以肿瘤下缘距肛缘的距离分为低位直肠癌（<5cm）、中位直肠癌（5~10cm）、高位直肠癌（>10cm）。

（一）病因和病理

本病的病因及病理改变与结肠癌一致,详见本章第八节"结肠癌"。

（二）临床表现

1. 症状　早期直肠癌无特殊表现,当癌肿破溃出血或影响排便时可出现相应表现。

（1）直肠刺激症状：癌肿刺激直肠出现便意频繁,引起排便习惯改变。患者便前常有肛门下坠、里急后重和排便不尽感。晚期可出现下腹痛。

（2）黏液血便：大多数患者粪便表面带血及黏液,也可出现脓血便。

（3）肠腔狭窄症状：癌肿浸润肠壁一圈大约需要1.5~2年。随着癌肿增大或累及肠管引起肠腔缩窄,大便出现进行性变细,最后出现不完全性肠梗阻表现,如腹痛、腹胀、排便困难、肠鸣音亢进等。

（4）转移症状：若侵犯前列腺及膀胱,可出现尿频、尿急、血尿及排尿困难等；侵及骶前神经则出现骶尾部、会阴部持续性剧痛；侵及阴道,可引起分泌物增多；发生肝转移时,可有肝区疼痛等表现。

2. 体征

（1）直肠指诊触及肿物：约60%~70%的直肠癌为低位直肠癌,故直肠指诊能发现大多数癌肿。触诊时需注意肿物的大小、位置、硬度、活动度、有无出血及与肛缘的距离等。对女性患者疑有侵犯阴道者,可行经阴道指诊以协助判断。

（2）少数患者出现腹股沟淋巴结肿大；引起肠梗阻者可有腹部膨隆、肠鸣音亢进；肝转移者表现为肝大、黄疸、腹水等。

（三）辅助检查

1. 实验室检查　大便隐血试验常呈阳性；血清肿瘤标志物癌胚抗原、糖类抗原19-9等可以增高。

2. 内镜检查　肛门镜操作简单、方便易行,多作为门诊检查使用。若需观察全部大肠,则进一步行结肠镜检查,必要时取活组织检查。

3. 其他　超声、CT、MRI等有助于判断肿瘤有无转移及协助分期。正电子发射计算机断层显像（PET-CT）用于判断有无淋巴结转移及术后有无复发转移等。

（四）诊断

依据患者临床症状、直肠指诊等体格检查及辅助检查,直肠癌的诊断多能明确。

（五）治疗

直肠癌的治疗是以手术治疗为主,结合放疗、化疗等多种治疗方法的综合治疗方案。

1. 手术治疗　根据肿瘤位置、分期、细胞分级、体型及排便情况等选择不同的手术方式。

（1）局部切除术：适用于早期（T_1以内）的直肠癌，切缘超过肿瘤至少3mm。常用的手术方法有经肛局部切除术和骶后入路局部切除术。

（2）根治性切除术：切除范围包括癌肿及其两端足够的肠段、受累器官的全部或部分、周围可能被浸润的组织及全直肠系膜。常用手术方式有腹会阴切除术（Miles手术）、低位前切除术（Dixon手术）及经腹直肠癌切除、近端造口、远端封闭手术（Hartmann手术）。

（3）姑息手术：晚期直肠癌患者为减轻痛苦和处理并发症，可行姑息性手术。

2. 放疗及化疗　术前及术后的放疗、化疗可提高治愈的机会，晚期患者则可缓解症状，延长生存时间。

3. 其他　中医中药治疗、局部对症治疗、免疫疗法、基因治疗、靶向治疗等对直肠癌的治疗有一定意义。

（六）健康指导

同结肠癌，详见本章第八节"结肠癌"。

第十节　阑尾炎

王先生，66岁，转移性右下腹疼痛1天。

患者1天前无明显诱因突发脐周疼痛，为阵发性隐痛，随后疼痛逐渐加重并持续，数小时后腹痛转移并局限于右下腹，伴有恶心，呕吐2次，为少量胃内容物。自服止痛药（具体不详），疼痛无缓解。入院后查体：T38.4℃，右下腹压痛、反跳痛及轻度肌紧张，结肠充气试验阳性，移动性浊音阴性，肠鸣音正常。

请思考：

1. 王先生可能患了什么病？依据是什么？

2. 如何为王先生进行合理用药及健康指导？

阑尾（appendix）位于右髂窝，为一段蚯蚓状细长盲管，其体表投影约在脐与右髂前上棘连线中外1/3交界处，称为麦氏点（McBurney）。阑尾起于盲肠末端，随盲肠位置变化而变化。由于阑尾特殊的解剖特点，较易发生感染，故阑尾炎是临床上的常见病及多发病。

一、急性阑尾炎

急性阑尾炎（acute appendicitis）是临床上最常见的急腹症，各年龄段均可发生，多发生于青壮年，男性发病率高于女性，老年人阑尾炎近年发病率也呈上升趋势。

（一）病因

1. 阑尾管腔阻塞　是急性阑尾炎最常见的病因，其中淋巴滤泡增生占阻塞原因的60%左右，其次为粪石阻塞，约占35%，其他如异物、食物残渣、炎性狭窄、蛔虫、肿瘤等因素较少见。

2. 细菌入侵　阑尾管腔阻塞后，细菌大量繁殖并分泌毒素，引起黏膜上皮损伤，形成溃疡，细菌通过溃疡面进入肌层。阑尾壁间压力升高，引起动脉血运障碍，导致阑尾缺血，甚至梗死和坏疽。致病菌多为肠道内的各种革兰氏阴性杆菌和厌氧菌。

3. 其他　阑尾过长、过度扭曲、管腔细小、血液循环不佳等也可导致阑尾炎症的发生。

（二）病理分型

1. 急性单纯性阑尾炎　为病变早期或轻型阑尾炎，病变多局限于黏膜和黏膜下层，阑尾轻度肿胀，表面充血，浆膜失去光泽，表面覆盖少量纤维素性渗出物，腔内有少量渗液。

2. 急性化脓性阑尾炎　又称急性蜂窝织炎性阑尾炎，多为急性单纯性阑尾炎发展而来。阑尾明显肿胀，浆膜高度充血并有脓性渗出物附着表面。邻近的腹腔内有稀薄脓液，形成局限性腹膜炎。

3. **坏疽性及穿孔性阑尾炎** 是一种重型阑尾炎。阑尾管腔积脓而致压力升高,引起管壁血液循环障碍,阑尾壁出现坏死,呈暗紫色或黑色。严重者发生穿孔,部位多发生于阑尾根部和尖端。若穿孔后未能被包裹,感染扩散,可引起急性弥漫性腹膜炎。

4. **阑尾周围脓肿** 急性阑尾炎化脓、坏疽或穿孔后,大网膜和邻近的肠管将阑尾包裹并形成粘连,形成炎性肿块或阑尾周围脓肿。

（三）临床表现

1. 症状

（1）腹痛:70%~80% 的患者表现出典型的转移性右下腹痛。特点为起始发作位于上腹部,逐渐移向脐周,6~8 小时后转移并局限于右下腹。病变发展的程度及阑尾的位置决定了此过程时间长短,部分患者可无转移征象而直接出现右下腹痛。疼痛的部位可因阑尾的位置不同而变化,如盲肠后位阑尾炎疼痛以右侧腰部明显,盆位阑尾疼痛位于耻骨上区,肝上区阑尾引起右上腹疼痛。此外,不同类型的阑尾炎疼痛性质也有差异,可表现为隐痛、胀痛等。

（2）胃肠道表现:早期可有轻度厌食、恶心或呕吐等表现。若并发弥漫性腹膜炎时,可致麻痹性肠梗阻,出现剧烈呕吐、腹胀和排气排便减少,少数可出现腹泻。盆位阑尾炎可引起直肠和膀胱刺激症状,如排便次数增多、里急后重等。

（3）全身表现:早期有乏力。病情发展可出现全身中毒症状,表现为心率增快,体温升高达 38℃ 左右。阑尾穿孔形成腹膜炎者,则出现寒战、高热,体温可达 39~40℃。继发门静脉炎则可出现寒战、高热及轻度黄疸。

2. 体征

（1）右下腹压痛:是急性阑尾炎的重要体征,通常位于麦氏点。压痛点可随阑尾位置变化而改变,但始终固定在一个位置。当炎症加重或穿孔时,压痛范围也随之扩大,甚至波及全腹,但仍以阑尾所在位置最为明显。

（2）腹膜刺激征:阑尾炎加重时,炎症刺激壁层腹膜出现腹肌紧张、压痛、反跳痛。若阑尾坏疽或穿孔,腹膜炎范围可扩大。但应注意老年人、孕妇、肥胖、虚弱者或盲肠后位阑尾炎时,腹膜刺激征可不明显。

（3）右下腹包块:阑尾周围脓肿可在右下腹扪及压痛性包块,边界不清,固定。

（4）其他辅助诊断体征:如结肠充气试验、腰大肌试验等(表 5-9),可协助诊断阑尾炎或判断阑尾位置。此外,盆腔位阑尾炎常在直肠右前方有触痛。若阑尾穿孔,炎症波及盆腔时,直肠前壁有广泛触痛。若发生盆腔脓肿,可触及痛性肿块。

表 5-9 急性阑尾炎常用辅助诊断体征

体征	检查方法	意义
结肠充气试验 （Rovsing 征）	患者取仰卧位,检查者以右手压迫左下腹,左手按压近端结肠,使结肠内气体传至盲肠和阑尾,引起右下腹疼痛者为阳性	协助诊断阑尾炎
腰大肌试验 （Psoas 征）	患者左侧卧位,右大腿向后过伸,引起右下腹疼痛者为阳性	阑尾位于腰大肌前方,为盲肠后位或腹膜后位
闭孔内肌试验 （Obturator 征）	患者仰卧位,右髋和右大腿均屈曲,然后被动向内旋转,引起右下腹疼痛者为阳性	阑尾位置靠近闭孔内肌

3. **老年人急性阑尾炎的临床特点** 老年人对疼痛感觉迟钝,腹肌薄弱,防御功能减退,其临床特点可有:

（1）临床表现与病理改变不一致:主要是因为老年人感觉迟钝和机体反应弱造成的,表现为症状不强烈、体征不典型,体温和血白细胞计数升高不明显等,往往临床表现轻而病情已经较严重。

（2）易穿孔坏死:老年人阑尾壁常萎缩变薄,淋巴滤泡逐渐退化消失,阑尾腔变细,且多伴动脉硬化,易导致阑尾缺血坏死或穿孔。

（3）炎症不易局限:老年人大网膜多有萎缩,不能及时包裹阑尾而使其炎症被限制,尤其是阑尾穿孔后炎症不易局限,而发生弥漫性腹膜炎。

（4）死亡率高:老年人常伴发心脑血管疾病、糖尿病、肾功能不全等较严重疾病,阑尾炎可以使这些疾病加重而引起死亡。

（四）辅助检查

1. 实验室检查　血常规可见白细胞总数和中性粒细胞比例升高等感染表现;尿常规镜检可见有红细胞、白细胞。

2. 影像学检查　腹部超声有时会发现肿大的阑尾以及阑尾周围脓肿等;CT 等检查以协助诊断。

3. 腹腔镜检查　若高度怀疑阑尾炎而又无法明确诊断时,可完善术前准备后进一步行腹腔镜检查,不仅能直接观察阑尾情况,确定诊断,还能经腹腔镜行阑尾切除术。

（五）诊断

依据典型的转移性右下腹痛及右下腹固定压痛、发热及白细胞增高等临床表现,大多数阑尾炎患者可明确诊断。必要时可结合 B 超、CT 等辅助检查以协助诊断及鉴别。对于难以鉴别的阑尾炎可行腹腔镜检查明确诊断及治疗。对老年人更应密切注意病情变化,尽早明确诊断,及时治疗。

（六）治疗

急性阑尾炎诊断一旦明确,绝大多数均应早期手术治疗。老年人更应及时手术治疗,同时加强围术期管理,注意处理伴发疾病,预防并发症的发生。

1. 非手术治疗　仅适用于单纯性阑尾炎及阑尾炎早期阶段,不愿意或不耐受手术,或有手术禁忌证者。治疗措施包括使用有效的抗生素抗菌治疗、补液、对症支持治疗等。

2. 手术治疗　手术方式主要是阑尾切除术,操作简易,术后并发症少。根据阑尾炎的病理类型和不同病理阶段,手术方法略有变化。术前即应用抗生素,有助于防止术后感染的发生。

二、慢性阑尾炎

慢性阑尾炎（chronic appendicitis）大多由急性阑尾炎转变而来,少数为慢性起病。

（一）病因及病理

大多由于急性阑尾炎病灶未能彻底除去、残留感染、病情迁延不愈而致。主要病理改变是阑尾壁不同程度的纤维化及慢性炎症细胞浸润,阑尾因纤维组织增生而粗短坚韧,管腔狭窄甚至闭塞,管腔内可有粪石或其他异物。

（二）临床表现

患者既往可有急性阑尾炎发作史,多有右下腹疼痛发作,部分患者为隐痛不适。多于剧烈活动或饮食不洁时急性发作,有的患者有反复急性发作的病史。

主要的体征是右下腹局限性压痛,位置固定。少数患者可在右下腹扪及条索状肿物。

（三）辅助检查

1. X 线钡剂灌肠　有助于明确诊断,还可排除其他疾病。

2. CT 检查　可发现粪石及管径增粗等征象。

（四）诊断

依据急性阑尾炎发作史、反复发作右下腹疼痛及固定压痛,结合相关辅助检查多可明确诊断。

（五）治疗

诊断明确需行手术治疗,同时应行病理检查明确病变性质。

（六）阑尾炎的健康指导

1. 疾病知识指导　加强疾病知识宣教,使患者了解疾病发展过程,积极配合治疗。

2. 生活指导

（1）饮食指导:①注意饮食卫生,多食新鲜蔬菜、水果及粗纤维食物。②避免油腻、辛辣及高糖饮食。③如有急性阑尾炎发作者,应予禁食,以免急诊手术时增加手术风险。④术后早期应遵医嘱禁食,待胃肠功能恢复后由流食逐渐过渡至普通饮食。

（2）运动指导:急性阑尾炎或慢性阑尾炎急性发作期应限制活动,以免加重病情。手术后患者应早期活动,减少腹腔粘连。

3. 用药指导　急性腹痛发作时,应避免使用强力镇痛药,以免掩盖疼痛症状而不能及时发现阑尾化脓穿孔等病情加重情况。大便干燥时慎用泻药,以免导致阑尾穿孔。

4. 心理指导　帮助患者缓解情绪,积极配合诊断及治疗。慢性反复发作者,应积极沟通,建议尽早手术治疗。

5. 复诊指导　阑尾周围脓肿未行阑尾切除者,指导患者 3 个月后再行阑尾切除术。

思考题

1. 如何对胃食管反流病患者进行用药指导及健康指导?

2. 如何对食管癌患者进行健康指导及健康指导?

3. 如何对消化性溃疡患者进行用药指导及健康指导?

4. 如何对胃癌患者进行用药指导及健康指导?

5. 如何对便秘、腹泻患者进行用药指导及健康指导?

6. 如何对肝硬化患者进行用药指导及健康指导?

7. 胆石症、胆道感染常见的临床特点有哪些?

8. 如何对胆道疾病患者进行健康指导?

9. 如何对溃疡性结肠炎患者进行用药指导?

10. 如何对结肠癌患者进行健康指导?

11. 如何对痔患者进行健康指导?

12. 如何对肛裂患者进行健康指导?

13. 如何对阑尾炎患者进行用药指导及健康指导?

（付　勇　任光圆）

第六章　老年人泌尿生殖系统疾病与用药

06章

第六章
数字内容

 学习目标

1. 掌握血尿、慢性肾功能衰竭、尿路感染、尿石症、前列腺增生症及泌尿系常见恶性肿瘤等老年人泌尿生殖系统常见疾病的典型临床表现、常用治疗措施。

2. 熟悉老年人常见泌尿生殖系统疾病的主要病因和诊断所需的辅助检查手段。

3. 了解老年人泌尿生殖系统常见疾病的基本病理变化。

4. 能识别老年人泌尿生殖系统常见疾病的典型症状，并提出就诊和治疗建议；能对患有泌尿生殖系统疾病的老年人进行有针对性的日常生活指导和健康教育。

5. 具有关爱老人、耐心细致、尊重科学的职业素养。

第一节　血　尿

 案例

沈先生，66岁。反复出现尿液呈血色2个月。2个月以来，出现尿色发红4次，呈洗肉水样，有时伴有条状血块，偶有腰部钝痛，每次发作经2~4次排尿后可以好转。无尿频、尿急、尿痛和排尿困难，无发热。

请思考：

1. 沈先生可能患了什么疾病？

2. 为明确诊断，下一步该做什么检查？

血尿（hematuria）是指尿液中含有红细胞，分为肉眼血尿和镜下血尿。肉眼血尿是指肉眼能见到血色的尿，因出血量不同，可呈淡红色云雾状、洗肉水样或鲜血样混浊，甚至混有凝血块。通常情况下，1 000ml尿液中含1ml血液即肉眼可见。镜下血尿是指借助于显微镜发现尿液中含有红细胞，一般认为新鲜尿液离心后尿沉渣镜检每高倍镜视野中红细胞>3个即有病理意义。血尿是泌尿系统疾病最常见的症状之一，在老年人群体中，血尿往往是泌尿系统肿瘤最早出现的症状。所以，老年人血尿应该引起高度重视，无论程度轻重、是否自愈都不应该被轻易放过，都要及时进行有针对性的检查，明确引起血尿的疾病，做到早诊断、早治疗。

一、病因

引起血尿的原因很多,98% 的血尿是由泌尿系统疾病引起,2% 的血尿由全身性疾病或泌尿系统邻近器官病变所致。

1. 泌尿系统疾病　导致老年人血尿的泌尿系统疾病主要包括尿路感染、结石、肿瘤、结核、外伤、膀胱憩室、多囊肾、血管异常等。

2. 全身性疾病　如败血症、流行性出血热、再生障碍性贫血、血友病、自身免疫性疾病、急进性高血压等。

3. 药物　有些药物能引起血尿,如环磷酰胺、别嘌呤醇、肝素及双香豆素等。

4. 运动性血尿　平时运动量小的老年人,突然加大运动量也可出现运动性血尿。

二、诊断与鉴别诊断

诊断血尿需要对引起血尿的诱因,以及血尿的性状、伴随症状等情况进行综合分析,实施有针对性的辅助检查,从而明确导致血尿的疾病。值得注意的是,在某些泌尿系统疾病,血尿程度与疾病严重性并不一定成正比。

（一）血尿的性状判断

1. 色泽　血尿色泽因含血量、尿 pH 及出血部位而异。来自肾、输尿管的血尿或酸性尿液中的血尿,往往色泽较暗;来自膀胱的血尿或碱性尿液中的血尿,则色泽较鲜红。严重的血尿可出现不同形状的血凝块,蚯蚓状血块常见于来自肾、输尿管的血尿,而来自膀胱的血尿可有大小不等、不规则形状的血凝块。尿液呈红色并不都是血尿,有些药物、食物能使尿液呈红色、橙色或褐色,如大黄、酚酞、利福平、酚红、嘌呤类药物等。由于严重创伤、错误输血等造成大量红细胞或组织破坏,引起血红蛋白或肌红蛋白尿,尿液可呈酱油色。

2. 尿三杯试验　用三个清洁玻璃杯分别留取排尿起始段、中段和终末段尿液,进行观察,起始段血尿提示出血发生在尿道,终末段血尿提示出血部位在膀胱颈部、三角区、后尿道、前列腺和精囊腺,三段尿均呈红色的全程血尿则提示血尿来自肾脏或输尿管。

3. 镜下血尿判断　通过镜检观察尿中红细胞的形态,可大致区分是肾小球性血尿或肾后性血尿。镜下红细胞大小不一、形态多样为肾小球性血尿,见于肾小球肾炎。如镜下红细胞形态单一,与外周血近似,为均一型血尿,提示肾后性血尿,见于肾盂肾盏、输尿管、膀胱和前列腺等部位的病变。

（二）伴随症状判断

1. 有症状性血尿　血尿患者可以伴有全身或局部症状,但多以泌尿系统症状为主。如伴有肾区钝痛或绞痛提示病变在肾脏;膀胱和尿道病变则常有尿频、尿急和排尿困难;伴尿流中断见于膀胱和尿道结石;伴有水肿、高血压、蛋白尿见于肾小球肾炎;伴单侧肾肿大可见于肿瘤、肾积水和肾囊肿;双侧肿大见于先天性多囊肾,触及移动性肾脏见于肾下垂或游走肾;伴有皮肤黏膜及其他部位出血见于血液病和某些感染性疾病。肾脏来源的血尿,当形成的血块通过输尿管时也会引起剧烈的肾绞痛。

2. 无症状性血尿　部分血尿患者既无泌尿系统症状也无全身症状,多见于肾结核早期、肾癌、膀胱癌等。无痛性血尿是泌尿系统肿瘤典型的临床表现,要高度重视,及早就诊。

（三）常用的辅助检查

1. 尿常规检查　可以判断尿液的色泽等性状,尿沉渣检查可以观察尿中红细胞的数量和形态、是否有炎性细胞和管型等,尿隐血检查可以检测尿液中的血红蛋白存在。

2. 超声检查　可以发现泌尿系统畸形、结石、肿瘤等疾病。

3. 泌尿系统造影　可以判断肾脏功能,发现尿路畸形、梗阻、占位性病变等。

4. 泌尿系统 CT、MRI 检查　可以发现泌尿系统肿瘤、畸形、结石、积水等。

5. 膀胱镜、输尿管镜检查　能够直接看到血尿的来源,能发现尿道、膀胱及输尿管等部位的病变,并可以取标本进行病理检查。

三、健康指导

对于发生血尿的老年人,首要的是指导患者及时就诊,明确诊断导致血尿的疾病并治疗。同时嘱咐患者多饮水,保证足够的尿量,以缓解尿路刺激症状、避免凝结形成血块引起尿路梗阻。

第二节　尿路感染

马女士,62 岁。排尿疼痛 1 天。1 天前出现排尿时尿道烧灼样痛,排尿后下腹部疼痛,伴有排尿次数增多,每半小时左右一次,有迫不及待感觉,尿液呈淡红色,无血块,无排尿困难和尿流中断。查体:一般情况尚可,体温 36.8℃,面部无浮肿,心肺未见异常。膀胱区有叩击痛。尿液镜检:红细胞(+++),尿沉渣白细胞数 >5 个 /HP。膀胱超声检查未见异常。

请思考:

1. 马女士可能患了什么病?

2. 应该如何治疗?

3. 日常生活中应该注意什么?

尿路感染(urinary tract infection,UTI)是指各种病原体(如细菌、真菌、支原体、衣原体、病毒、寄生虫等)在尿路生长、繁殖而引起的感染性疾病。狭义的尿路感染是指由细菌引起的感染,是老年人泌尿系统常见疾病。

一、病因

革兰氏阴性杆菌为尿路感染的常见致病菌,其中以大肠埃希菌最常见,占全部尿路感染的80%~90%。尿路感染的易感因素主要有尿路梗阻、膀胱输尿管反流、尿路畸形和结构异常、尿路器械检查、糖尿病、妊娠、使用免疫抑制剂等。根据感染发生部位可分为上尿路感染(主要是肾盂肾炎)和下尿路感染(包括膀胱炎和尿道炎)。

二、临床表现

1. 急性膀胱炎　在老年人群中,急性膀胱炎多由于膀胱结石、前列腺增生、膀胱尿液潴留等原因所致。以尿路刺激症状为主,患者有尿频、尿急、排尿时尿道烧灼样痛,排尿时和排尿后耻骨上疼痛,往往伴有排尿困难,约 30% 患者可出现肉眼血尿。一般无全身感染症状。

2. 急性肾盂肾炎　通常起病急,常有发热、寒战,体温多在 38℃以上,多为弛张热,也可呈稽留热或间歇热;伴一侧或两侧腰部钝痛或酸痛,有尿频、尿急、尿痛,少部分患者尿路刺激症状不典型或缺如;也可伴有恶心、呕吐、头痛、全身酸痛等全身症状。严重者可伴随感染中毒性休克。体检可发现肾区叩击痛。尿液显微镜检查可见白细胞、红细胞、上皮细胞,还可见到白细胞管型。

3. 慢性肾盂肾炎　多由急性肾盂肾炎治疗不彻底或病情反复进展所致。临床表现复杂,全身及泌尿系统局部表现均可不典型。一半以上患者有急性肾盂肾炎病史,可出现不同程度的低热、间歇性尿频、排尿不适及肾小管功能受损表现,如夜尿增多、低比重尿等。病情持续可发展为慢性肾衰竭。

三、诊断

（一）确认尿路感染的存在

患者有尿路刺激征、伴或不伴全身中毒症状、腰部不适等症状,结合尿沉渣镜检白细胞数 >5 个 /HP,尿细菌学检查提示真性细菌尿可以确诊。真性细菌尿是指:①有症状的尿路感染,清洁中段尿培养菌落计数≥10^5/ml 尿；无症状者需连续两次清洁中段尿培养菌落计数≥10^5/ml 尿，且为同一菌种。②导尿一次尿细菌培养，菌落计数≥10^5/ml；③膀胱穿刺尿细菌培养阳性。

（二）尿路感染定位诊断

1. 根据临床表现定位　上尿路感染常有发热、寒战，伴明显腰痛，输尿管点和／或肋脊点压痛、肾区叩击痛。急性膀胱炎则常以膀胱刺激征为突出表现，很少有发热、腰痛等。

2. 根据实验室检查定位　出现下列情况提示上尿路感染：尿白细胞管型和肾小管功能受损的表现，如尿浓缩功能减退、夜尿增多、晨尿比重和渗透压降低、肾小管酸化功能减退等。

（三）确定病原体

中段晨尿细菌培养结合药敏试验，不仅可明确诊断引起感染的病原体，对抗生素选择也有指导意义。

（四）慢性肾盂肾炎的诊断

长期反复发作的上尿路感染不一定就是慢性肾盂肾炎。诊断需有易感因素，包括：尿路畸形、尿路梗阻和肿瘤等；机体免疫功能降低，如糖尿病患者或应用糖皮质激素等。在此基础上反复尿路感染病史超过半年，并符合下列一项者即可诊断为慢性肾盂肾炎：①静脉肾盂造影有肾盂肾盏狭窄变形者；②肾外形表面凹凸不平、两个肾脏大小不等；③持续性肾小管功能受损的表现。

四、鉴别诊断

1. 尿道综合征　常见于妇女，可能与精神紧张等因素有关。有尿路刺激征，但多次检查尿常规无白细胞，尿细菌培养无真性细菌尿。

2. 泌尿系结核　膀胱刺激症状更为明显，一般抗生素治疗无效，尿沉渣可找到抗酸杆菌，尿细菌培养结核分枝杆菌阳性，而普通细菌培养为阴性。静脉肾盂造影可发现肾盂肾盏虫蚀样缺损等表现。

3. 慢性肾小球肾炎　有明确蛋白尿、血尿、高血压和水肿病史，双肾同时受累；而慢性肾盂肾炎常有尿路刺激征，细菌学检查阳性，影像学检查双肾不对称性缩小。

五、治疗

1. 一般治疗　急性期注意休息，多饮水，勤排尿。反复发作者积极寻找病因，及时去除诱发因素。

2. 抗感染治疗

（1）药物选择：急性肾盂肾炎和反复发作的膀胱炎用药前应先做尿细菌培养及药物敏感试验。无病原学结果之前，经验性选择抗生素治疗，首选对革兰氏阴性杆菌有效的抗菌药物，包括磺胺类、β-内酰胺类、氨基糖苷类等。

（2）抗菌药物疗程

1）急性膀胱炎：80% 以上为大肠埃希菌感染所致，绝大多数菌株对多种抗菌药物敏感。任选磺胺类、β-内酰胺类、氨基糖苷类一种药物连用 3 天。

2）急性肾盂肾炎：首次发生者致病菌 80% 为大肠埃希菌，应在留取尿细菌检查标本后立即开始治疗，多采用静脉给药，72 小时显效者无需换药，否则按药敏结果更改抗生素。治疗持续两周或更长。用药后症状消失，尿常规检查无异常，尿菌转阴，疗程结束 1 周及 1 个月后复查尿菌阴性可视为治愈。

3）慢性肾盂肾炎：单纯抗菌治疗往往效果不明显，治疗关键是去除易感因素。急性发作时治疗原则同急性肾盂肾炎。

六、健康指导

1. 生活指导　指导老年人多饮水、勤排尿，可以有效预防尿路感染；注意会阴部清洁，学会正确清洁外阴部的方法。

2. 治疗原发病　及时治疗尿路结石、梗阻、糖尿病等原发病，可以预防继发性尿路感染。

3. 治疗指导　指导患者按时、按量、按疗程服药，勿随意停药，按医嘱定期随访。

第三节 慢性肾衰竭

 案例

赵先生,66 岁。下肢浮肿伴恶心、食欲下降 1 个月。1 个月来逐渐出现双下肢浮肿,伴有食欲下降,恶心,未呕吐,乏力,轻微头晕。5 年前患"慢性肾炎",服用药物"治愈"。体检:轻度贫血貌,眼睑轻度浮肿,心肺未见异常,腹部无压痛,未触及包块。双下肢凹陷性水肿 Ⅱ 度。超声检查:双侧肾脏中度萎缩。

请思考:

1. 赵先生可能患了什么疾病?

2. 在日常生活中应该注意什么?

一、概述

慢性肾衰竭(chronic renal failure,CRF)是各种慢性肾脏病(chronic kidney disease,CKD)持续进展至后期的共同结局。慢性肾衰竭是以代谢产物潴留,水、电解质及酸碱平衡失调,以及全身各系统症状为表现的一种临床综合征。

临床上按照肾小球滤过率(glomerular filtration rate,GFR)水平将慢性肾衰竭分为 5 期,其中 2~5 期为慢性肾衰竭进展的不同阶段。

1 期:肾损害伴 GFR 正常或升高,GFR ≥ 90ml/(min·1.73m^2)。

2 期:肾损害伴 GFR 轻度下降,GFR 介于 60~90ml/(min·1.73m^2)之间。

3 期:GFR 中度下降,GFR 介于 30~59ml/(min·1.73m^2)之间。

4 期:GFR 重度下降,GFR 介于 15~29ml/(min·1.73m^2)之间。

5 期:肾衰竭,GFR<15ml/(min·1.73m^2)。

慢性肾衰竭病因多样、复杂,在我国以 IgA 肾病为主的原发性肾小球肾炎最为多见。感染、血容量不足(出血或液体入量不足及丢失过多)、肾毒性药物的使用、血压增高、尿路梗阻、饮食不当等因素可导致慢性肾衰竭患者肾功能急骤恶化。

二、临床表现

（一）水、电解质代谢紊乱和酸碱平衡失调

1. 水 患者对水的调节能力差,可有水潴留,但也可以有脱水。肾小管浓缩功能受损时,患者可有夜尿增多,排出低渗尿。当肾小球普遍严重受损时滤过减少,出现少尿。

2. 钠 当肾功能受损时肾脏保钠功能减退,如过分采取低钠饮食,可能会出现低钠血症的一系列表现。

3. 钾 晚期肾衰竭患者多有血钾增高,尤其是少尿、代谢性酸中毒、用药不当及处于高分解状态等,可以出现致命的高钾血症。

4. 酸碱平衡失调 由于酸性物质排出减少、肾小管泌 H$^+$ 和泌 NH$_4^+$ 能力下降导致血浆中 HCO$_3^-$ 浓度下降出现代谢性酸中毒。当酸中毒时体内多种酶活性受抑制,患者可有较为严重的临床表现,出现深长呼吸、嗜睡甚至昏迷死亡。

（二）消化系统

食欲减退是慢性肾衰竭患者最早出现的表现,患者还可出现恶心、呕吐等消化道症状,晚期患者可有消化道出血。

（三）心血管系统

大部分患者有不同程度的高血压。由于长期高血压、容量负荷过重和贫血,患者可出现左心室肥厚或尿毒症性心肌病,出现心力衰竭、心律失常,晚期或透析患者可以有心包炎的表现和动脉粥样硬化的快速进展,患者可因冠心病而危及生命。

（四）血液系统

主要表现为贫血和出血倾向。在慢性肾衰竭的不同阶段均可以出现不同程度的贫血,多为正常细胞正色素性贫血,其主要原因是肾脏生成促红细胞生成素减少。患者血浆中存在红细胞生长抑制因子、红细胞寿命缩短、失血、营养不良等因素也是造成贫血的原因。患者末梢血白细胞和血小板的数目变化不大,但其功能受损,所以易发生感染并有出血倾向。

（五）呼吸系统

有代谢性酸中毒时呼吸深而长,水潴留和心力衰竭可以出现肺水肿,还可以有尿毒症肺炎,X线胸片可见肺门两侧出现对称性蝴蝶翼状阴影,与肺水肿、低蛋白血症、间质性肺炎等因素有关。

（六）矿物质及骨代谢异常

由于排磷减少致血磷升高、肾脏产生活性维生素 D_3 的功能减退,均可致血钙降低。血钙浓度降低刺激甲状旁腺激素分泌增加,发生继发性甲状旁腺功能亢进。骨骼系统表现为纤维性骨炎、肾性骨软化症、骨质疏松症,最终发生肾性骨硬化。患者可有骨酸痛甚至发生自发性骨折。

（七）神经、肌肉系统

早期多有乏力、失眠、记忆力减退、注意力不集中等症状。随着病情进展患者表现出尿毒症性脑病和周围神经病变症状,出现嗜睡、抽搐、昏迷、肢体（下肢更常见）远端对称性感觉异常、"不安腿"、肌无力等。

（八）内分泌系统

临床表现为:①肾脏本身分泌促红细胞生成素减少致贫血,分泌活性维生素 D_3 减少致肾性骨病,肾脏本身降解、排出激素的功能降低致一些激素在体内蓄积,如胰岛素。②患者有甲状腺及性腺功能受损的表现,如体温偏低、怕冷、闭经、不孕等表现。

（九）代谢紊乱

慢性肾衰竭患者因蛋白分解大于蛋白合成造成严重的蛋白质缺乏。慢性肾衰竭患者氨基酸代谢紊乱,必需氨基酸减少,非必需氨基酸相对升高。慢性肾衰竭患者还可出现高脂血症,主要是甘油三酯增加,低密度脂蛋白及极低密度脂蛋白升高。患者空腹血糖多正常,但糖耐量降低,这与胰岛素靶组织反应受损有关。

（十）其他

慢性肾衰竭患者多有皮肤瘙痒,面色较暗、萎黄并稍有水肿感,称为尿毒症面容。

三、诊断

慢性肾衰竭诊断并不困难,主要依据病史、相关临床表现及肾功能检查。但其临床表现复杂,各系统表现均可成为首发症状,因此容易被误诊。如有条件,应尽早行肾活检以明确导致慢性肾衰竭的基础肾脏病,积极寻找并纠正导致肾功能恶化的可逆因素,以延缓肾脏疾病进展。

四、治疗

（一）非透析疗法

非透析疗法的目的是延缓早中期慢性肾衰竭患者的肾功能进一步恶化,措施包括:

1. 营养治疗　保证足够的热量摄入（30~35kcal/kg·d）以避免蛋白质的过多分解。蛋白质的摄入应采用优质低量的原则,优质（动物）蛋白质摄入量应占50%;限制磷的摄入,可加用必需氨基酸、α-酮酸和α-羟酸,补充水溶性维生素B族、维生素C及活性维生素D。

2. 维持水电解质平衡、纠正酸中毒　在无水钠潴留及高血压的患者,水入量不必严格控制,每天盐入量3g左右即可。对高钾血症患者,应积极处理,当血钾 >5.5mmol/L 时,可用聚磺苯乙烯（降钾树脂）口服。积极纠正酸中毒,轻度酸中毒可口服碳酸氢钠片,二氧化碳结合力低于 13.1mmol/L 时,可静脉滴注 5% 碳酸氢钠液。

3. 纠正钙、磷代谢紊乱和继发性甲状旁腺功能亢进　首先应控制高血磷,通过限磷饮食和应用磷结合剂降低血磷;降低血磷后如甲状旁腺素仍高可以给予活性维生素 D 治疗。

4. 纠正贫血　补充促红细胞生成素以及铁剂等造血原料。

5. 控制高血压　血管紧张素转换酶抑制剂或血管紧张素 Ⅱ 受体拮抗剂可以降低系统性高血压和肾小球内高压(无论有无系统性高血压),故可使用。但如血肌酐增高达 275~350μmol/L 时或对孤立肾、双肾动脉狭窄或老年人,使用此类制剂可致急骤肾功能恶化,故应慎用或不用。

6. 清除体内毒性代谢产物　口服吸附剂等药物,通过肠道增加毒性代谢产物的排泄。

（二）肾脏替代治疗

肾脏替代治疗包括血液净化、腹膜透析和肾脏移植。其适应证包括:①限制蛋白摄入等不能缓解尿毒症症状者;②难以纠正的高钾血症;③难以控制的进展性代谢性酸中毒;④难以控制的水钠潴留,合并充血性心力衰竭或急性肺水肿;⑤尿毒症性心包炎;⑥尿毒症脑病和进展性神经病变。

五、健康指导

1. 疾病预防指导　早期发现和积极治疗各种可能导致肾损害的疾病,如高血压、糖尿病、肾小球肾炎等。老年人尤其伴有高血脂、肥胖和肾脏疾病家族史者,是慢性肾脏病的高危因素,应定期检查肾功能。已有肾脏基础病变者,注意避免加速肾功能减退的各种因素,如血容量不足、肾毒性药物的使用、尿路梗阻等。

2. 疾病知识指导　向患者及家属讲解慢性肾衰竭的基本知识,使其理解本病虽然预后较差,但只要消除或避免加重病情的各种因素,坚持积极治疗,可以延缓病情进展,提高生存质量。指导患者家属关心、照料患者,给患者以情感支持,使患者保持稳定积极的心理状态。

3. 生活指导　指导患者根据病情和耐力进行适当的活动,以增强机体抵抗力,但需避免劳累,冬季做好防寒保暖。注意个人卫生,保持室内空气清洁,经常开窗通风,但避免对流风。避免与呼吸道感染者接触,尽量避免去公共场所。

4. 饮食指导　教育患者严格遵从慢性肾衰竭的饮食原则,强调合理饮食对治疗本病的重要性。教会患者在保证足够热量供给、限制蛋白质摄入的前提下,选择适合自己病情的食物品种及数量。指导患者在血压升高、水肿、少尿时,应严格限制水钠摄入。有高钾血症时,应限制含钾量高的食物。

5. 病情监测指导　①准确记录每天的尿量和体重。②掌握自我监测血压的方法,每天定时测量,CKD1~4 期患者确保用药期间血压控制目标为 <130/80mmHg,CKD5 期患者血压控制目标为 <140/90mmHg。③合并糖尿病者定期监测血糖,控制目标为空腹血糖 5~7.2mmol/L,HbA1c<7%。④监测体温变化。⑤定期复查血常规、尿常规、肾功能、血清电解质等指标,其中尿蛋白、血肌酐、GFR 的理想控制目标分别为:尿蛋白 <0.5g/24h,血肌酐升高速度每年 <50μmol/L,GFR 下降速度 <4ml/（min·1.73m^2）。⑥一般每 1~3 个月返院随访 1 次,出现下列情况时需及时就医:体重迅速增加超过 2kg、水肿、血压显著增高、气促加剧或呼吸困难、发热、乏力或虚弱感加重、嗜睡或意识障碍。

6. 治疗指导　嘱患者遵医嘱用药,避免使用肾毒性药物,不要自行用药。向患者解释有计划地使用血管以及尽量保护前臂、肘等部位的大静脉,对于日后进行血透治疗的重要性,使患者理解并配合治疗。已行血液透析者应指导其保护好动静脉内瘘,腹膜透析者保护好腹膜透析管道。

第四节　尿　石　症

李先生,62 岁。突发右侧腰痛 2 小时就诊,呈阵发性剧烈疼痛,向同侧背部、下腹部、会阴部及大腿内侧放射,伴有轻微恶心,未呕吐。发病后排尿一次,呈淡红色,无尿频、尿急和尿痛。无发热。半年来持续服用补钙药物,具体药物成分和剂量不详。

请思考:

1. 李先生有可能患了什么病?

2. 应该如何处理？

3. 日常饮食应该注意什么？

一、概述

尿石症（urolithiasis）是泌尿外科常见病、多发病，包括肾结石、输尿管结石、膀胱结石和尿道结石。尿路结石成分多为草酸盐、磷酸盐、尿酸盐，其次是碳酸盐、胱氨酸、黄嘌呤等。该病由多种因素引起，发病率呈上升状态，我国发病率为 1%~5%，南方高于北方。随着治疗技术的快速发展，90% 以上尿路结石可以采取非手术或微创手术达到治疗目的。

（一）尿路结石的形成因素

尿路结石形成因素非常复杂，各种原因导致的尿中成石物质浓度过饱和是结石形成的根本原因。

1. 环境因素　生活环境可直接或间接影响机体代谢。出汗多、饮水少可导致尿液浓缩，易产生结石；过多地服用补钙药物和大量食入动物蛋白也是发生尿石症的重要因素。

2. 尿液因素　主要包括以下 3 个方面。

（1）尿液中形成结石的物质浓度过高：甲状旁腺功能亢进、长期卧床、特发性高尿钙症、肾小管酸中毒等，均可引起钙磷代谢异常，使尿液中形成结石的有关盐类浓度过高，易于发生结晶和沉淀。因摄入过多或代谢异常，尿酸盐排出增加时，易形成尿酸盐结石。

（2）尿 pH 改变：在酸性尿液中易形成尿酸盐结石和胱氨酸结石，在碱性尿中容易形成磷酸镁铵及磷酸钙结石。

（3）尿中抑制晶体物质形成和聚集的物质含量减少：如枸橼酸、焦磷酸盐、酸性黏多糖、镁、肾钙素、微量元素等。

3. 尿路梗阻　各种原因引起的尿路梗阻或管腔狭窄，均可导致尿流不畅，晶体或基质沉积，形成结石的核心，不易排出。在此基础上继发尿路感染，会加速结石形成。

4. 尿路感染　感染尿液中的菌落、脓块、坏死组织等可形成结石的核心。

5. 尿路异物　尿路内存留的各种异物，均可使尿液中晶体物质附着形成结石。

（二）病理生理

尿路结石所导致的病理生理改变，与结石部位、大小、数目、继发炎症和梗阻程度等因素有关。尿路结石绝大多数在肾和膀胱内形成，输尿管结石多是由于肾结石排出过程中滞留引起，而尿道结石往往是膀胱结石在排出过程中停留所致。

结石可自然排出，或停留在尿路某一部位。当结石阻塞肾盂输尿管连接处或输尿管时，可引起上尿路急性完全性梗阻或慢性不完全性梗阻。急性梗阻解除后，可无肾损害；慢性不完全性梗阻可导致肾积水，使肾实质逐渐受损而影响肾功能。结石可损伤尿道黏膜导致出血、感染，有梗阻时更易发生感染。感染与梗阻又可促使结石迅速长大或再形成结石。结石在肾盂或膀胱内偶可引起恶变。

（三）尿路结石的预防

尿路结石对老年人健康危害较大，且复发率高，因而预防或延迟结石复发十分重要。自然排出或手术取出的结石应进行结石成分分析，作为预防和进一步治疗的依据。结石治疗后应定期行 X 线或 B 超检查，观察有无复发。根据患者结石成分、代谢状态、流行病学因素等情况，可以采取以下预防措施。

1. 一般性预防　①大量饮水是预防尿路结石的有效方法，保持每天尿量在 2 000ml 以上可以稀释尿液，降低形成结石的晶体或胶体浓度，避免析出和沉淀；②适量运动可以促进较小的结石排出；③调节饮食，避免进食过多含钙量高的食物，减少豆制品、菠菜等草酸含量高或者啤酒、海鲜等高嘌呤食物的摄入。

2. 药物预防　①草酸盐结石患者可以口服维生素 B_6 或氧化镁，以减少尿中草酸含量或增加尿中草酸溶解度；②别嘌呤醇对含钙结石有一定的预防作用；③碱化尿液可以预防尿酸盐或胱氨酸结石。

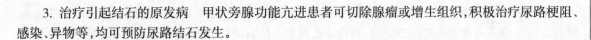

3. 治疗引起结石的原发病 甲状旁腺功能亢进患者可切除腺瘤或增生组织,积极治疗尿路梗阻、感染、异物等,均可预防尿路结石发生。

二、肾及输尿管结石

肾及输尿管结石主要在肾盂内形成,亦称上尿路结石。输尿管结石大多数来源于肾结石,多为单侧,双侧约占 10%。

(一)临床表现

主要表现为疼痛和血尿,程度与结石的大小、部位、损伤、梗阻、感染等有关。

1. 疼痛 肾结石一般无明显症状,并发肾积水或感染时,出现上腹部或腰部隐痛或钝痛。肾盂结石引起肾盂出口梗阻或输尿管结石导致输尿管梗阻时,出现肾绞痛,疼痛可沿输尿管走行放射至同侧腰背部、下腹部、外阴部和大腿内侧,患者表现为疼痛难忍、辗转不安、面色苍白、大汗淋漓,并可有恶心、呕吐等胃肠道症状。输尿管口结石嵌顿时,除肾绞痛外可伴有膀胱刺激症状和里急后重。

2. 血尿 较大的肾结石,多在剧烈运动后出现镜下血尿。输尿管结石多数为肾绞痛后引起镜下血尿或肉眼血尿。

3. 感染症状 结石合并感染时,可有尿频、尿急、尿痛和尿液混浊等。肾结石继发感染则可出现发热、寒战等全身症状,尿中有较多的白细胞或脓细胞。

4. 其他 上尿路结石引起的梗阻可导致肾积水,肾功能受损,此时可扪及增大的肾脏。双侧输尿管结石或孤立肾输尿管结石完全梗阻时,可导致无尿和急性肾衰竭症状。

(二)诊断和鉴别诊断

1. 病史 腰腹部疼痛和血尿,应首先考虑为上尿路结石。有典型的肾绞痛时,可能性更大。

2. 实验室检查 ①尿常规检查:可见镜下血尿、晶体尿,合并感染时有大量白细胞或脓细胞。②血生化检验:血钙、磷、尿酸浓度异常是导致尿路结石的基础;上尿路结石导致肾功能异常时可出现血肌酐和尿素氮升高。

3. 影像学检查 ①B超:可以较好地显示结石部位、大小、肾脏轮廓形态、肾积水和输尿管扩张程度,且无创、无辐射,是上尿路结石首选的辅助检查。②X线及CT检查:95%以上的肾、输尿管结石在腹部X线平片中显影,需同时拍摄正侧位片,以除外胆囊结石、肠系膜淋巴结钙化、粪石、静脉石等;排泄性尿路造影(IVU)可显示肾盂肾盏结构和结石部位。逆行输尿管肾盂造影、CT检查可用于对造影剂过敏、慢性肾功能衰竭或无尿者。

4. 输尿管肾镜检查 经输尿管肾镜检查能明确诊断,并可进行碎石或取石治疗。

根据患者病史、临床表现和辅助检查,多数上尿路结石均可明确诊断,但应注意与急性阑尾炎、胆囊炎、胆石症、卵巢囊肿蒂扭转等疾病鉴别。

(三)治疗

上尿路结石治疗的目的是解除梗阻,去除病因,保护肾功能,防止复发。根据结石部位、大小、数目、梗阻、感染、肾功能及全身情况确定治疗方案。

1. 肾绞痛的处理 患者有肾绞痛时应先缓解疼痛。以解痉镇痛为主,可应用阿托品、吲哚美辛、黄体酮等药物,疼痛严重者可注射哌替啶、吗啡等阿片类药物,也可应用钙通道阻滞药,针刺肾俞、膀胱俞、三阴交等穴位也有较好的止痛效果。

2. 保守治疗 适用于结石直径小于 0.6cm、表面光滑、无尿路梗阻和感染者。

(1)大量饮水:增加尿量,保持每日尿量 2 500ml 以上,减少晶体物质聚合沉淀。

(2)控制感染:根据细菌培养及药物敏感试验选用有效抗生素。

(3)饮食调节:少食含钙及草酸成分较高的食物,增加纤维素含量丰富的食物。

(4)调节尿液 pH:对尿酸和胱氨酸结石,可口服碱化尿液的药物,口服氯化铵酸化尿液,有利于防止感染性结石的生长。

(5)中西医结合治疗:中药以清热解毒、疏中理气、利尿排石为原则,西药解痉镇痛、利尿,针刺、跳跃活动可以促进结石排出。

3. **体外冲击波碎石术**（extracorporeal shock wave lithotripsy，ESWL） 主要用于直径小于 2cm 的结石。经 X 线或 B 超检查对结石定位，将冲击波聚焦于结石部位粉碎结石，然后随尿液排出。大多数上尿路结石均适用 ESWL 治疗，但严重心脑血管疾病、安置心脏起搏器者，以及下尿路梗阻、出血性疾病、妊娠、过于肥胖影响定位者均不适宜。

4. **手术治疗** 随着腔内泌尿外科技术及体外冲击波碎石的快速发展，大多数上尿路结石已不再行开放手术治疗，而选择腔内或微创手术治疗；仅少数病例因伴有尿路畸形、严重并发症等特殊情况，需开放手术治疗。

（1）非开放手术治疗：主要包括①输尿管肾镜取石或碎石术，使用输尿管肾镜直视下取出结石，较大结石可用超声、激光或弹道气压等碎石后取出；②经皮肾镜取石或碎石术，适用于结石体积较大，其他治疗方法失败的患者。

（2）开放性手术治疗：包括输尿管切开取石、肾盂切开取石、肾实质切开取石、肾窦肾盂切开取石等手术形式。在对侧肾功能良好的前提下，结石引起肾严重破坏、肾功能丧失、肾积脓、疑有癌变者，可行肾切除术。

（四）健康指导

1. **生活指导** 指导尿路结石老年患者日常多饮水，适量运动，合理饮食，预防结石复发。含钙结石患者应避免过量过度补钙；草酸盐结石患者应限制浓茶、菠菜、巧克力、草莓、麦麸、芦笋、各种坚果等草酸类物质含量高的食物；尿酸结石患者要限制食用动物内脏、贝壳类海鲜等食物；胱氨酸结石患者要限制蛋、奶、花生等富含蛋氨酸的食物。

2. **治疗指导** 指导患者及时治疗尿路梗阻、感染等疾病，避免引起尿路结石；鼓励上尿路结石患者及时就诊、治疗，减少结石增大造成的梗阻、感染和肾功能损害；督促患者定期复查，及时发现结石复发和肾脏功能变化。

三、膀胱结石

膀胱结石（vesical calculi）有原发性和继发性两类，原发性膀胱结石主要与营养不良、缺乏蛋白饮食及代谢性疾病等有关。继发性膀胱结石多见于下尿路梗阻，如前列腺增生、神经源性膀胱，以及膀胱憩室、膀胱异物、感染及长期留置导尿管等，老年人膀胱结石多为继发性。

（一）临床表现

排尿过程中尿流突然中断，疼痛并放射至阴茎头和会阴部；改变体位可继续排尿，且疼痛减轻。常伴有排尿困难、排尿终末痛及终末血尿。结石较大时，可发生运动后血尿。继发感染时出现膀胱刺激症状及脓尿。

（二）诊断

根据病史、典型症状，可做出初步诊断。B 超、X 线平片、膀胱镜可辅助诊断。

（三）治疗

1. **俯卧位体外冲击波碎石** 有很好的疗效，适用于结石直径在 2cm 以下，且符合下列条件之一的：①膀胱单发结石或多发结石，排尿畅通者；②前列腺增生近期不计划手术者；③膀胱憩室结石憩室颈部不狭窄者。

2. **经尿道碎石术** 可采用经尿道超声碎石、液电碎石、弹道气压碎石，或直视下用机械力量将结石钳碎，适用于 3cm 以下膀胱结石。

3. **耻骨上膀胱切开取石术** 适用于结石过大，伴前列腺增生、尿道梗阻、膀胱憩室、肿瘤或输尿管反流等疾病需要手术治疗者。

（四）健康指导

老年人膀胱结石多由于前列腺增生等下尿路梗阻性疾病引起，在关注结石治疗的同时，要注意指导患者及时治疗原发病，消除结石形成的根源。

四、尿道结石

尿道结石（urethral calculi）多来自肾和膀胱结石，在经尿道排出过程中嵌于尿道。

1. **临床表现**　主要表现为尿流中断及尿潴留,剧烈疼痛并放射至阴茎头部、阴囊及会阴部。也可为排尿不畅、点滴状排尿及排尿痛。如继发感染,则尿道有脓性分泌物流出。

2. **诊断**　前尿道结石沿前尿道可触及质硬的结石,后尿道结石经直肠指诊可触及。B超、X线检查可示结石阴影,尿道镜能直接窥视结石。

3. **治疗**　前尿道结石可经尿道口注入液体石蜡,在近端压迫尿道,慢慢向尿道口挤出结石;也可用钳夹或细长镊子夹出,或用细金属弯钩将结石钩出。舟状窝结石经尿道外口取石,后尿道结石可推入膀胱内再按膀胱结石处理。尿道狭窄应先切开狭窄处再取石,较大结石嵌顿者行尿道外切开取石。

第五节　良性前列腺增生

张先生,72岁。逐渐加重的排尿困难3年。3年前开始出现排尿次数增多,启动延迟,尿线变细,射程变短,有时尿液呈滴沥状。3年来以上症状逐渐加重,夜间需起床排尿3~5次,影响睡眠。无尿痛和血尿,无发热。

请思考:

1. 张先生可能患了什么病?

2. 应该如何治疗?

3. 日常应该注意哪些问题?

良性前列腺增生(benign prostatic hyperplasia, BPH)简称前列腺增生,亦称前列腺肥大,是老年男性常见病,50岁以后逐渐出现临床症状,60岁以后加重。

一、病因及病理

前列腺增生病因尚不完全清楚,但认为老龄和有功能的睾丸是发病的基础,与睾酮、双氢睾酮、雌激素随年龄发生的改变有关。

在解剖学上前列腺由外周区、中央区、移行区和前纤维肌肉间质区组成(图6-1),前列腺增生包括平滑肌增生和腺体增生扩大。增大的腺体压迫前列腺部尿道或者前列腺向膀胱内突入堵塞尿道内口,引起排尿困难,严重者出现尿潴留。但是,前列腺增生程度与尿流梗阻程度不一定成正比。长期的排尿困难会引起膀胱内尿液潴留,诱发感染和结石形成;膀胱过度扩张可以使输尿管末端丧失活瓣作用,引起输尿管反流,进而导致肾积水、肾功能受损。

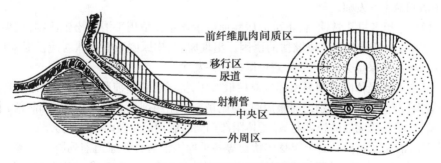

图6-1　前列腺的正常解剖

二、临床表现

1. **尿频**　即排尿次数增多,为前列腺增生最早出现的症状,夜间更为明显,随着病情进展尿频逐渐加重。

2. 排尿困难　表现为排尿开始延迟、费力、尿线变细、射程缩短，甚至呈滴沥状。进行性排尿困难是前列腺增生的典型症状。

3. 尿潴留　前列腺增生患者容易发生急性尿潴留，常因气候变化、饮酒、劳累、情绪激动或服用平滑肌松弛药物诱发。有时会由于膀胱过度充盈而间断性的有少量尿液从尿道口溢出，称充溢性尿失禁。

4. 其他症状　合并感染时，出现尿频、尿急、尿痛及血尿等症状；合并膀胱结石时，会出现排尿中断、尿痛、血尿等症状；晚期可有肾积水和慢性肾衰竭；长期排尿困难可诱发腹股沟疝、痔、脱肛等。

三、诊断

1. 病史　老年男性有尿频、进行性排尿困难，应首先考虑前列腺增生。
2. 直肠指诊　可触及前列腺明显增大，表面光滑，质地坚韧，中间沟变平或消失。
3. 超声检查　可准确测量前列腺大小以及膀胱剩余尿量。
4. 膀胱镜检　可直接观察前列腺增生压迫尿道和突入膀胱的程度、膀胱内假性憩室形成及并发结石等情况。
5. 血清前列腺特异性抗原测定　主要是为了排除前列腺癌的可能。

四、治疗

症状轻者可选择药物治疗，甚至等待及观察；症状较重者可考虑手术治疗。由于患者年龄较大，要综合考虑全身状况，选择恰当治疗手段。

1. 药物治疗　常用药物有：①α_1受体阻滞剂，如多沙唑嗪、特拉唑嗪、阿夫唑嗪等，可降低平滑肌张力，减少尿道阻力，改善排尿功能；口服初始剂量为睡前服用 1mg，1 周或 2 周后每日剂量可加倍以达预期效应，常用维持剂量为每日 1 次性口服 2~4mg，最大剂量 10mg；该药显效快，但易出现直立性低血压。②$5\alpha$-还原酶抑制剂，如非那雄胺，每日 5mg，可降低前列腺内双氢睾酮含量，减缓前列腺增生，用药 3 个月逐步显效。③花粉类制剂和中药也具有一定的疗效。

2. 手术治疗　下列情况应考虑手术治疗：①症状严重影响工作和生活，非手术治疗无效者；②反复出现急性尿潴留或肉眼血尿及感染者；③继发膀胱结石者；④有慢性尿潴留、上尿路积水和肾功能损害者。目前常用的手术方式包括：经尿道前列腺切除术、经尿道前列腺激光切除术、经尿道前列腺等离子剜除术等。对不能耐受前列腺切除手术者，可采用姑息性治疗，先行导尿或膀胱造口引流尿液，待全身状况改善后再行手术切除前列腺。

五、健康指导

前列腺增生是老年人常见病，应帮助患者及家属了解疾病相关知识和日常注意事项，及时就诊、科学治疗，预防和减少并发症。

1. 生活指导　患者可正常饮食，不可因尿频而减少饮水。慎用平滑肌松弛药物，避免受凉、过度饮酒、劳累、情绪激动等导致急性尿潴留的诱因。出现尿频、排尿困难等症状时应及时就诊。有压力性尿失禁患者，要注意保持会阴部干燥，避免湿疹等并发症。

2. 治疗指导　α_1受体阻滞剂易引起直立性低血压，提倡患者睡前服药，要嘱咐患者在起床、坐位站起时动作缓慢；与抗高血压药物同时服用时，应酌情减少用药剂量。5α-还原酶抑制剂、中药及花粉制剂起效缓慢，对症状较明显的患者与 α_1 受体阻滞剂同时服用可以及时缓解症状。

3. 膀胱引流的居家照护　对于因身体状况等各种原因没有行经尿道前列腺切除术，而采取膀胱造口或留置导尿管引流的患者，要鼓励多饮水，注意保持导管清洁、通畅，集尿袋要始终保持在低于膀胱平面以下，避免尿液反流。如果不是因为肾功能不全等原因需要持续引流，则要保持导尿管夹闭状态，每 2~3 小时定期开放排尿，以避免膀胱在持续空虚状态下容量逐渐缩小。每 2~4 周更换一次膀胱引流管，预防感染和结石形成。

4. 经尿道前列腺切除术术后指导　术后 3~5 天开始，可进行提肛训练，有助于尿道括约肌功能恢复,减少术后尿失禁的发生;为避免出血等并发症,患者术后 1 个月内不可剧烈活动;术后如发生明显血尿、排尿困难等症状要及时就诊。

知识链接

经尿道前列腺切除术

　　经尿道前列腺切除术是一种治疗前列腺增生的腔内手术方式。经尿道插入电切镜,在直视下利用电切袢的电极放电,条片状逐步切除增生的前列腺,边切除边冲洗、边止血,最后将切下的前列腺碎片经电切镜鞘冲出,术后球囊导尿管压迫止血并持续冲洗膀胱一段时间。该手术具有无体表手术切口、安全、有效、患者痛苦小、术后恢复快等优点,一度被视为前列腺增生治疗的“金标准”。随着科技发展和医疗技术的提高,借鉴经尿道前列腺切除术原理和技术,经尿道激光、等离子前列腺切除技术也逐渐在临床上得到应用。

第六节　急性尿潴留

案例

　　王先生,74 岁。劳累后突然不能排尿、下腹疼痛 3 小时。自述患前列腺增生 5 年,服用药物治疗,排尿困难时好时坏。查体:耻骨上膀胱充盈,按压有尿意,直肠指诊前列腺增大,大小约 5.0cm × 4.0cm × 3.5cm,表面光滑,无结节。

　　请思考:

　　1. 王先生可能患了什么病?

　　2. 应该如何治疗?

一、概述

　　急性尿潴留是指由于突然不能排尿,而导致膀胱内充满尿液的临床急症。引起急性尿潴留的病因很多,可分为机械性梗阻和动力性梗阻两类。机械性梗阻最多见,如尿道结石、尿道狭窄、尿道瓣膜、良性前列腺增生压迫尿道等。动力性梗阻是由排尿动力障碍所引起的尿潴留,如脊髓或马尾损伤导致的神经源性膀胱功能障碍、腰椎麻醉及盆腔手术导致的膀胱排尿无力等。

二、临床表现及诊断

　　急性尿潴留发病突然,膀胱内充满尿液,胀痛难忍,辗转不安,有时发生从尿道溢出部分尿液的假性尿失禁,但不能减轻膀胱胀痛症状。体检可见耻骨上方呈半球形膨隆,按压有尿意,叩诊呈浊音。超声检查可以明确诊断。急性尿潴留应与无尿鉴别,无尿是由于肾功能衰竭或上尿路完全梗阻而引起的没有尿液进入膀胱,发生无尿时膀胱空虚。

三、治疗

　　急性尿潴留的治疗原则是去除病因,恢复排尿。对于病因尚不明确或者梗阻一时不能解除的,应先引流膀胱尿液缓解患者痛苦。急诊处理可先行导尿术,是缓解急性尿潴留最简便的方法。尿潴留的病因短时间内不能解除的,如患良性前列腺增生而近期不能手术的患者,可以留置导尿管持续引流一段时间后拔除。如果插入导尿管困难,不宜反复强行插入,以免造成尿道损伤而加重梗阻;可以采用粗针头耻骨上穿刺吸出尿液,暂时缓解患者痛苦。具备膀胱穿刺造瘘条件的患者,可以在局麻下行耻骨上膀胱穿刺造瘘,持续引流尿液;也可以进行耻骨上膀胱造瘘手术治疗。如果导致尿潴留的梗阻不能解除,可以永久性引流尿液。

急性尿潴留进行导尿或穿刺引流尿液时,应间歇缓慢地放出尿液,以避免快速排空膀胱导致膀胱内压骤减,引起膀胱内大出血。对于永久性引流的患者,应定期进行膀胱冲洗和更换导尿管或膀胱造瘘管,以减轻感染和避免结石沉积。

第七节 膀胱肿瘤

赵先生,68 岁。反复发作的无痛性肉眼血尿 3 个月。患者 3 个月来,反复出现尿色发红,呈洗肉水样,终末段尿液颜色更深,有时出现片状血块,不伴有疼痛,无尿频和排尿困难,不经处理血尿可以"好转",但反复发作。

请思考:

1. 赵先生可能患了什么病?

2. 应该如何治疗?

膀胱肿瘤(tumor of bladder)是老年人常见的肿瘤,其中 90% 以上为尿路上皮癌,发病年龄大多数为 50~70 岁,男、女发病率的比例约为 4∶1。

一、病因

引起膀胱癌的病因很多,常见的危险因素包括:①吸烟,约 1/3 膀胱癌与吸烟有关,吸烟可使膀胱癌发病风险增加 2~4 倍。②长期接触工业化学产品,如染料、皮革、橡胶、塑料、油漆等。③膀胱慢性感染与异物长期刺激,如膀胱结石、膀胱憩室、血吸虫感染或长期留置导尿管等。④其他,含非那西丁的镇痛药、食物中的亚硝酸盐以及盆腔放射治疗等。

二、临床表现

血尿是膀胱癌最常见的症状,约 85% 的患者表现为间歇性无痛全程肉眼血尿,可自行减轻或停止,易给患者造成"好转"或"治愈"的错觉而贻误治疗;有时可仅为镜下血尿;出血量与肿瘤大小、数目及恶性程度并不一致。尿频、尿急、尿痛多为膀胱癌的晚期表现,常因肿瘤坏死、溃疡或并发感染所致。肿瘤侵及输尿管可致肾积水、肾功能不全。广泛盆腔浸润转移时,出现腰骶部疼痛、下肢水肿、贫血、体重下降等症状。骨转移时可出现骨痛。

三、诊断

中老年出现无痛性肉眼血尿,应首先想到尿路上皮肿瘤的可能,尤以膀胱癌多见。

1. 尿液检查 尿常规检查时反复出现尿沉渣中红细胞计数 >5 个 /HP,应警惕膀胱癌可能。在新鲜尿液中易发现脱落的肿瘤细胞,故尿细胞学检查是膀胱癌诊断和术后随诊的主要方法之一。

2. 影像学检查 超声检查简便易行,能发现直径 >0.5cm 的肿瘤,可作为患者的最初筛查手段。CT 和 MRI 检查可以判断肿瘤浸润膀胱壁深度、淋巴结以及内脏转移等情况。

3. 膀胱镜检查 膀胱镜下可以直接看到肿瘤的部位、大小、数目、形态,初步估计浸润程度等,还可以进行活检。

四、治疗

以手术治疗为主。根据肿瘤的分化程度、临床分期,结合患者全身状况,选择合适的手术方式。非肌层浸润性膀胱癌采用经尿道膀胱肿瘤电切术,术后辅助腔内化疗或免疫治疗。肌层浸润膀胱癌及膀胱非尿路上皮癌,采用根治性切除术,必要时术后辅助化疗或放疗。

五、健康指导

1. 预防发病　对膀胱癌的发生目前尚缺乏有效的预防措施,但对密切接触致癌物质职业的人实施有效劳动保护、劝导嗜烟者及早戒烟等,均可以预防或减少肿瘤的发生。

2. 预防复发　对保留膀胱的手术后患者,膀胱灌注化疗药物或卡介苗可以预防或推迟肿瘤的复发和进展,应指导患者按时按医嘱进行膀胱药物灌注治疗。膀胱灌注期间会出现一定的不良反应,如尿频、尿急、血尿等,要安慰患者缓解紧张情绪,鼓励多饮水、勤排尿,待症状明显减轻后继续灌注治疗,或延长灌注间歇时间。

3. 自我护理　指导术后带导尿管的患者管理好导尿管,按时排放尿液,避免尿液逆流;指导新膀胱术后患者正确实施自行导尿。

4. 就诊指导　指导患者定期复诊。按时进行膀胱镜检查是及时发现肿瘤复发的关键手段,通常情况下保留膀胱手术后的患者,每 3 个月要进行一次膀胱镜检查,连续 2 年无复发者,改为每半年检查一次。

知识链接

膀胱癌术后灌注化疗

膀胱灌注化疗属于腔内化疗的一种,是利用导尿管将化疗药物注入膀胱内,保留一定时间后,患者自行将药物和尿液自然排出。膀胱灌注化疗可有效预防膀胱肿瘤复发,抑制肿瘤向浸润性进展,而且操作简单,不良反应少。

膀胱灌注化疗常用药物主要有两类:①化疗药物,蒽环类药物、丝裂霉素、羟喜树碱等;②生物制剂,包括卡介苗、干扰素等。为达到药物的最佳疗效,不同药物的灌注化疗周期不同,每次灌注药物在膀胱内保留时间也有所不同,应严格按照医嘱进行。

第八节　肾　　癌

肾癌是肾细胞癌(renal cell carcinoma, RCC)的简称,又称肾腺癌,占肾恶性肿瘤的 85%,其高发年龄为 50~70 岁,发病率男女比例为 3∶2。肾癌的病因至今尚不确切,可能与吸烟、肥胖、高血压、饮食、职业接触(如芳香族类化合物等)、遗传等因素有关。

一、病理

肾癌起源于肾小管上皮细胞,多为单发,以实性瘤体为多见,有假包膜,切面呈黄色、黄褐色或棕色,约 20% 左右病例合并囊性变及钙化。肾癌有多种病理类型,以透明细胞癌为主,占 70%~80%。肿瘤细胞为圆形或多边形,因为胞浆内含大量糖原、胆固醇脂和磷脂类物质,在切片制作过程中这些物质被溶质溶解,细胞质在镜下呈透明状。

二、临床表现

肾癌早期常无明显临床症状。约 60% 的肾癌是在健康体检或其他疾病检查时被偶然发现,称为偶发肾癌或无症状肾癌。随着疾病进展,肾癌可以有如下主要临床表现。

1. 血尿　间歇无痛肉眼血尿为肾癌的常见症状,表明肿瘤已侵入肾盏、肾盂,已不属于疾病的早期。血尿间歇发生,程度轻重不一,可以呈洗肉水样,出血较多时也可以伴有粉条样血块。

2. 疼痛　常为腰部或季肋部钝痛或隐痛,是由于肿瘤生长引起肾包膜张力增大或侵犯腰大肌、邻近器官所致;出血形成的血块通过输尿管引起梗阻可发生肾绞痛。

3. 肿块　肿瘤较大时在腹部或腰部可被触及。

4. **肾外症状** 又称副瘤综合征。有 10%~20% 的肾癌患者常有发热、高血压、血沉增快等临床表现。发热可能是因为肿瘤坏死、出血,坏死物质吸收入血引起。高血压可能因瘤体内动-静脉瘘或肿瘤压迫肾动脉及其分支,反射性引起肾素分泌过多所致。其他表现有高钙血症、高血糖、红细胞增多症、肝功能异常、贫血、体重减轻、消瘦及恶病质等。

5. **转移性肿瘤症状** 疾病晚期患者因肿瘤转移而出现一系列症状,如骨骼等转移部位出现的疼痛,肺部转移引起持续性咳嗽、咯血,神经受压引起麻痹等。男性患者可因为肾静脉或下腔静脉内癌栓形成,而出现同侧精索静脉曲张,且在平卧位时不消失。

三、诊断

血尿、疼痛、局部包块"三联征"是肾癌典型的临床表现,但不属于本病的早期表现,因此,对其中任何一个症状都应该高度重视,及时进行相关检查。随着我国医疗体系的快速建设,就医方便程度大大提高,加之超声、CT 检查技术的普及,早期肾癌检出率明显提高,肾癌的早发现、早诊断、早治疗有效地提高了患者的治愈率和生存率。肾癌的诊断并不困难,影像学检查能为其诊断提供直接的依据。

1. **超声** 由于超声检查具有非侵入性、无创伤、方便且价格便宜等特点,可以作为肾癌的常规筛查手段。典型的肾癌超声影像常表现为不均质的中低回声实性肿块,超声还可以显示囊性肾癌、肾癌囊性变以及合并钙化的表现。

2. **CT** 对肾癌的确诊率较高,可发现 0.5cm 以上的病变。通过平扫、增强扫描、增强血管造影及三维重建,可以清晰显示肿瘤部位、大小、血液供给、有无血管内血栓形成和累及邻近器官等。

3. **X线** 尿路平片可见肾外形增大,偶见肿瘤散在钙化。静脉尿路造影可见肾盏、肾盂因肿瘤挤压或侵犯变形的表现。

4. **MRI** 对肾癌诊断的准确性与 CT 相近,在肾静脉或下腔静脉癌栓诊断方面 MRI 则优于 CT。

四、治疗

1. **手术治疗** 老年人肾癌的治疗方案应根据肿瘤的位置、临床分期和患者身体状况等因素综合评价确定。肾癌的治疗仍以手术治疗为主。随着外科技术的发展,肾癌手术在微创性、精准性和保留肾功能方面有了很大的突破。手术方式主要包括保留肾单位手术和根治性肾切除术两种。保留肾单位手术适用于 T_1 期肾癌、肾癌发生于解剖性或功能性的孤立肾、肾切除将会导致肾功能不全或尿毒症的患者。保留肾单位手术范围包括完整切除肿瘤及肿瘤周围的肾周脂肪组织。对于不适合行保留肾单位手术的 T_1 期肾癌以及 T_2~T_4 期肾癌,则需要进行根治性肾切除手术;其切除范围包括患肾及其肾周脂肪和肾周筋膜、同侧肾上腺、从膈肌脚到腹主动脉分叉处的腹主动脉和下腔静脉旁淋巴结,以及髂血管分叉处以上的输尿管。根据患者综合情况,肾癌除了以上两种手术治疗,还可选择射频消融、冷冻消融、高能聚焦超声、肾动脉栓塞等治疗方式。

2. **辅助治疗** 肾癌对放疗和化疗均不敏感,可以选择使用靶向药物治疗和免疫治疗等辅助治疗手段。

五、健康指导

1. **就诊指导** 对于发生无痛性肉眼血尿、肾区疼痛的老年人,要督促及时就诊,明确导致上述症状的原因,及早排除或发现肾癌等肿瘤性疾病。对于肾癌手术后老年人,要指导按时复诊,定期进行超声、CT、血常规、尿常规等检查,及时发现肾癌复发或转移。

2. **生活指导** 肾癌手术后患者要充分休息,适度运动,避免重体力活动,戒烟,加强营养,增强体质避免感冒。

3. **心理指导** 要主动关心患肾癌的老年人,倾听其诉说,适当解释病情,告知手术治疗的必要性、可行性和有效性,以稳定患者情绪、树立战胜疾病信心、积极配合治疗。

思考题

1. 引起血尿常见的原因有哪些?
2. 尿三杯试验的意义是什么?
3. 尿路感染患者如何选择抗生素治疗?
4. 如何对尿路感染患者进行健康指导?
5. 慢性肾衰竭的治疗要点有哪些?
6. 如何对慢性肾衰竭患者进行健康指导?
7. 尿石症患者主要的治疗要点有哪些?
8. 如何对尿石症患者进行健康指导?
9. 前列腺增生患者主要的治疗方法有哪些?
10. 如何对前列腺增生患者进行健康指导?
11. 急性尿潴留患者急诊治疗措施有哪些?
12. 膀胱肿瘤患者主要的临床表现有哪些?
13. 如何对膀胱肿瘤患者进行健康指导?
14. 肾癌患者主要的临床表现有哪些?
15. 如何对肾癌患者进行健康指导?

（李　华　顾润国）

第七章　老年人血液系统疾病与用药

第七章
数字内容

 学习目标

1. 掌握老年人贫血、原发免疫性血小板减少症的临床表现、常用治疗措施和健康指导措施。
2. 熟悉老年人缺铁性贫血、原发免疫性血小板减少症的病因和诊断标准。
3. 了解老年人贫血、原发免疫性血小板减少症辅助检查内容及意义。
4. 能对老年人贫血、原发免疫性血小板减少症患者进行合理用药指导、健康教育和长期随访。
5. 具有关爱老年人、耐心细致、甘于奉献的职业素养。

第一节　贫　血

 案例

李先生,70 岁。活动后心悸 1 年,伴面色苍白,疲乏无力,头晕,视物昏花。

患者于 1 年前开始出现活动后心悸,伴面色苍白、疲乏无力、头晕、视物昏花、食欲减退。血常规:红细胞计数 3.1×10^{12}/L,血红蛋白 80g/L,平均红细胞血红蛋白浓度 20%,血清铁蛋白 10μg/L,血清铁 7.7μmol/L,总铁结合力 80μmol/L。无吸烟饮酒史,嗜浓茶。

请思考:

1. 李先生能否诊断为贫血? 依据是什么?
2. 按照贫血的严重程度划分,李先生属于何种程度贫血?
3. 如何为李先生进行健康指导?

一、贫血概论

(一)老年人血液系统的变化

1. 骨髓造血功能的变化　老年人的骨髓腔变小,造血组织逐渐减少,部分骨髓细胞被脂肪和结缔组织所代替。胸腺、淋巴组织和脾也逐渐萎缩。

2. 外周血液成分的变化　伴随增龄,老年人的红细胞寿命随着年龄的增长而轻度缩短,老年人外周血中白细胞总数不随增龄而变化,但中性粒细胞核分叶过多,可有 4 个或更多叶的核。T 淋巴细胞的绝对计数及相对计数最早开始减少。老年人外周血的血小板数量虽无明显变化,但血小板的黏附性和聚集性增高,凝血因子增多,因此老年人常处于高凝状态,易发生血栓。

（二）贫血定义

贫血（anemia）是指人体循环红细胞容量减少。临床上常以外周血单位容积内血红蛋白（hemoglobin, Hb）量、红细胞数和 / 或血细胞比容代替红细胞容量来反映贫血程度,一般都以血红蛋白量低于正常参考值 95% 的下限作为贫血的诊断标准。国内诊断贫血的标准定为:在海平面地区,成年男性血红蛋白 <120g/L,红细胞 <4.5 × 10^{12}/L 或血细胞比容 <0.42;成年女性血红蛋白 <110g/L,红细胞 <4.0 × 10^{12}/L 或血细胞比容 <0.37。

贫血是老年人常见的健康问题,常导致老年人群死亡率增加、生活质量的下降。老年人贫血由于其疲乏、无力、气短等症状常被归咎于老龄或伴发的心血管疾病,在临床上极易被忽略。

（三）贫血分类

1. 按贫血的病因与发病机制分类　可将贫血分为红细胞生成减少性贫血、红细胞破坏过多性贫血和失血性贫血三大类。

（1）红细胞生成减少:红细胞生成主要取决于造血细胞、造血调节、造血原料三大因素。任何一个环节出问题都会导致贫血。

1）造血原料缺乏:铁缺乏或叶酸、维生素 B$_{12}$ 缺乏均可导致红细胞生成障碍而造成贫血。铁缺乏主要和慢性失血有关,叶酸缺乏常常与过度饮酒和营养不良有关,而萎缩性胃炎是导致维生素 B$_{12}$ 缺乏常见原因。营养性贫血占老年人贫血的 1/3。

2）造血干细胞异常:主要表现为造血干细胞数量减少或质量异常,如再生障碍性贫血。遗传因素也可引起骨髓造血衰竭。

3）造血调节异常:各种感染或非感染性骨髓炎等,均可因骨髓基质细胞及造血微环境的其他组成部分受损而影响血细胞生成。

（2）红细胞破坏过多:红细胞破坏过多引起的贫血,称溶血性贫血,是由于红细胞破坏增加（红细胞寿命缩短）,超过骨髓造血代偿能力时而发生的贫血。溶血性贫血的根本原因是红细胞寿命缩短,易于破坏。

（3）红细胞丢失过多:常见于各种原因引起的急性和慢性失血。根据失血原因可分为:①出血性疾病,如原发免疫性血小板减少症、血友病等;②非出血性疾病,如外伤、肿瘤、结核、消化道出血、痔疮出血等。

2. 按血红蛋白的浓度分类　根据血红蛋白降低的严重程度将贫血划分为四个等级:①极重度贫血,Hb≤30g/L;②重度贫血,Hb 为 31~60g/L;③中度贫血,Hb 为 61~90g/L;④轻度贫血,Hb>90g/L 但低于正常参考值的下限。

3. 按红细胞形态特点分类　根据平均红细胞体积（mean corpuscular volume, MCV）、平均红细胞血红蛋白浓度（mean corpuscular hemoglobin concentration, MCHC）,可将贫血分成三类,见表 7-1。

表 7-1　贫血细胞形态学分类

类型	MCV/fl	MCHC/%	常见疾病
大细胞性贫血	>100	32~35	巨幼细胞贫血、骨髓增生异常综合征、肝疾病
正常细胞性贫血	80~100	32~35	再生障碍性贫血、溶血性贫血、骨髓病性贫血、急性失血性贫血
小细胞低色素性贫血	<80	<32	缺铁性贫血、铁粒幼细胞贫血、珠蛋白生成障碍性贫血

（四）临床表现

贫血的临床表现主要是机体对缺氧的代偿反应,贫血症状的有无及轻重,除原发疾病的性质外,主要取决于贫血的程度及其发生的速度,同时也与患者年龄、有无其他心肺疾病以及心血管系统的代偿能力有关。心脑血管功能不好的老年人,由于代偿能力差,症状要比年轻人重。

1. 皮肤黏膜　皮肤黏膜、甲床苍白是贫血最常见的体征。部分患者可以出现毛发干燥、脱落,指甲薄脆。缺铁性贫血的患者指甲扁平或呈反甲,溶血患者可见皮肤黄染。

2. 神经肌肉系统　疲倦、乏力、头晕耳鸣、记忆力衰退、精力不集中等都是贫血早期和常见的症状,可能由于神经系统及肌肉缺氧所致。

3. 循环系统　轻度贫血多无症状,或仅在体力活动后心悸、心率加快。中度、重度贫血患者随贫血程度的不同出现不同程度的心悸、气短,并且贫血愈重,活动量愈大,心脏负荷愈重,症状愈明显。

4. 消化系统　贫血影响消化系统的功能和消化酶的分泌,可出现食欲不振、恶心、腹胀、便秘或腹泻等症状。部分患者有明显的舌炎。

5. 泌尿生殖系统　贫血时肾血管收缩和肾脏缺氧可导致肾功能变化。早期有多尿、尿比重降低及血尿素氮增多,少数严重贫血患者可出现轻度蛋白尿。

（五）辅助检查

1. 血液检查　血红蛋白及红细胞计数是确定患者有无贫血及其严重程度的基本检查项目;MCV、MCHC 有助于贫血的形态学分类及其病因诊断;网织红细胞计数有助于贫血的鉴别诊断及疗效观察与评价;外周血涂片检查为贫血的病因诊断提供线索。

2. 骨髓检查　有助于判断贫血的病因及机制,包括骨髓细胞涂片分类和骨髓活检。需要注意的是,根据骨髓检查评价患者造血功能,应注意骨髓取样的局限性,一个部位骨髓增生、减低或与血常规结果矛盾时,应做多部位的骨髓检查。

（六）治疗

首先应去除或纠正造成贫血的病因,其次是针对贫血的发病机制治疗。

1. 对症治疗　目的是减轻重度红细胞减少对患者的致命影响,为病因治疗发挥作用赢得时间。包括输红细胞,纠正贫血;对贫血合并出血者,应根据出血机制的不同采取不同的止血治疗;对贫血合并感染者,应酌情予以抗感染治疗;对贫血合并其他脏器功能不全者,应根据脏器的不同及功能不全的程度而给予不同的支持治疗。

2. 对因治疗　针对贫血发病机制的治疗。如缺铁性贫血补铁及治疗导致缺铁的原发病;巨幼细胞贫血补充叶酸或维生素 B_{12} 等。老年人常合并其他系统疾病,查明贫血的原因,尽可能去除病因极为重要。

二、缺铁性贫血

当机体对铁的需求与供给失衡,导致体内贮存铁耗尽,继之红细胞内铁缺乏,最终引起缺铁性贫血(iron deficiency anemia, IDA)。缺铁性贫血是体内贮存铁缺乏影响血红蛋白合成所引起的贫血,其特点是骨髓、肝、脾等器官组织中贮存铁减少,血清铁、转铁蛋白饱和度和血清铁蛋白降低。

（一）病因和发病机制

1. 需铁量增加而铁摄入不足　因饮食中缺乏足够量的铁或食物结构不合理,导致铁吸收和利用减低。

2. 铁吸收障碍　常见于胃全切除和胃次全切除后数年发生缺铁,胃酸分泌不足且食物快速进入空肠,绕过铁的主要吸收部位(十二指肠),使铁吸收减少。此外,慢性腹泻、累及十二指肠和近端空肠的小肠疾病,不仅引起铁吸收不良,并且随着大量肠上皮细胞脱落而失铁。

3. 铁丢失过多　长期慢性铁丢失而得不到纠正则造成缺铁性贫血,如慢性胃肠道失血(包括痔疮、胃十二指肠溃疡、消化道息肉、胃肠道肿瘤、寄生虫感染、食管或胃底静脉曲张破裂等)、咯血、血红蛋白尿等。

（二）临床表现

包括引起缺铁原发病和贫血两方面的表现,多数患者以贫血症状就诊。

1. 原发病的表现　如消化性溃疡导致呕血与黑便;溃疡性结肠炎导致黏液脓血便;肺结核的消瘦和咯血;肺癌的刺激性咳嗽和痰中带血等。

2. 贫血共有表现　皮肤黏膜苍白、困倦、乏力、头晕、头痛、心悸、气促、耳鸣等。

3. 组织缺铁的表现　如皮肤、毛发干燥无光泽,指(趾)甲扁平甚至呈反甲(匙状甲),口角炎和舌炎,食欲减退,吞咽障碍;神经精神系统表现如烦躁、易怒、注意力不集中、发育迟缓、活动耐力下降、异食癖等。

（三）辅助检查

1. 血常规　铁缺乏症早期无贫血。严重时呈典型的小细胞低色素性贫血。

2. 骨髓象　增生活跃或明显活跃;以红系增生为主,粒系、巨核系无明显异常;红系中以中、晚幼红细胞为主,其体积小、核染色质致密、胞浆少、边缘不整齐,有血红蛋白形成不良的表现,即所谓的"核老浆幼"现象。

3. 铁代谢　血清铁低于 8.95μmol/L,总铁结合力升高,大于 64.44μmol/L;转铁蛋白饱和度降低,小于 15%。血清铁蛋白低于 12μg/L。

（四）诊断

确定是否系缺铁引起的贫血和明确引起缺铁的病因。典型的缺铁性贫血诊断不难,可根据病史、典型的低色素性贫血形态学改变以及缺铁指标阳性而获得诊断。

（五）治疗

治疗缺铁性贫血的原则是:根除病因、补足贮铁。

1. 病因治疗　应尽可能地去除导致缺铁的病因。重视基础疾病的治疗,如老年人营养不足引起的缺铁性贫血,应改善饮食;消化系统疾病者应及时治疗。

2. 口服铁剂　治疗性铁剂有无机铁和有机铁两类。无机铁以硫酸亚铁为代表,有机铁则包括右旋糖酐铁、葡萄糖酸亚铁、山梨醇铁、富马酸亚铁、琥珀酸亚铁和多糖铁复合物等。无机铁剂的胃肠反应大,主要和含有的游离铁离子有关,可以通过餐后服用减少胃肠道反应。维生素 C 可促进铁剂的吸收,乳类和茶等会抑制铁剂的吸收。外周血网织红细胞增多提示治疗有效,高峰在开始服药后 5~10天,2 周后血红蛋白浓度上升,一般 2 个月左右恢复正常。铁剂治疗应在血红蛋白恢复正常后至少持续 4~6 个月,待铁蛋白正常后停药。

3. 注射铁剂　若口服铁剂不能耐受或胃肠道术后解剖结构发生改变而影响铁的吸收,可采用铁剂肌内注射。右旋糖酐铁是最常用的注射铁剂,首次给药须用 0.5ml 作为试验剂量,1 小时后无过敏反应可给足量治疗。

（六）健康指导

1. 疾病预防指导

（1）饮食指导:提倡均衡饮食,荤素结合,以保证足够热量、蛋白质、维生素及相关营养素(尤其铁)的摄入。为增加食物铁的吸收,可同时服用维生素 C,避免与抑制铁吸收的食物、饮料或药物同服。家庭烹饪建议使用铁制器皿。

（2）相关疾病的预防和治疗:慢性胃炎、消化性溃疡、肠道寄生虫感染、长期腹泻、痔疮出血等疾病的预防和治疗,不仅是治疗缺铁性贫血的关键,也是预防缺铁性贫血的重点。

2. 疾病知识指导　提高患者及家属对疾病的认识,如缺铁性贫血的病因、临床表现、治疗、护理等相关知识,让患者及家属能主动参与疾病的治疗与康复。

3. 病情监测指导　监测内容主要是自觉症状,如原发病的症状、贫血的一般症状及特殊表现等。一旦自觉症状加重例如静息状态下呼吸、心率加快,应及时就医。

第二节　出血与凝血疾病

王先生,60 岁。反复皮肤瘀点 4 年余。

4 年前无明显诱因发生鼻出血,可自行停止,并伴有皮肤出血点及片状瘀斑,时常感觉乏力。在当地医院查血小板 50×10⁹/L,并做骨髓检查确诊为原发免疫性血小板减少症。曾给予大剂量激素治疗,目前口服泼尼松治疗。查血小板 60×10^9/L、血红蛋白 90g/L。

请思考：

1. 王先生目前有没有自发出血倾向？
2. 如何为王先生进行健康指导？

一、概论

（一）定义

出血性疾病指由于遗传性或获得性原因,导致患者止血、凝血及纤维蛋白溶解机制的缺陷或抗凝机制异常所致的一组疾病。

（二）分类

按病因及发病机制,可分为以下几种主要类型。

1. 血管壁异常　因血管壁结构及其周围支撑组织功能异常或受损所致。如败血症、过敏性紫癜、药物性紫癜、体位性紫癜等。

2. 血小板异常　血小板减少,如再生障碍性贫血、白血病、免疫性血小板减少症、弥散性血管内凝血、脾功能亢进等。血小板增多,如原发性血小板增多症。血小板质量异常,如血小板无力症、巨大血小板综合征、骨髓增生异常综合征等。

3. 凝血异常　见于重症肝病、胆道疾病、广谱抗生素长期应用、口服抗凝剂、血友病等。

（三）临床表现

1. 皮肤黏膜出血　多见于血小板和血管性出血性疾病,表现为：①出血点、紫癜和瘀斑,严重血小板减少、凝血障碍性疾病会出现大片瘀斑。②血疱,出现在口腔及舌部位大小不等的黏膜下出血,常见于暴发性紫癜、急性血小板减少症等疾病。③鼻出血,可见于遗传性毛细血管扩张症、血小板减少。④齿龈出血,多由局部炎症引起,严重者见于血小板减少及凝血功能障碍。

2. 深部器官出血　表现为血肿、关节积血、浆膜腔出血、眼底出血。

3. 内脏出血　表现为咯血、消化道出血、血尿、颅内出血、阴道出血。

（四）辅助检查

出血性疾病的临床表现仅有相对的意义,大多数出血性疾病都需要经过实验室检查才能确定诊断。实验室检查应按照筛选、确诊及特殊试验的顺序进行。

1. 筛选试验　常用出血时间和血小板计数（platelet count, PLT）、凝血时间等。

2. 确诊试验　①血管异常：包括血栓调节蛋白、内皮素、血管性血友病因子的测定等。②血小板异常：包括血小板形态、血小板黏附试验等。③凝血障碍：包括凝血活酶时间纠正试验及凝血酶原时间纠正试验。④抗凝异常：包括抗凝血酶抗原及活性、凝血酶-抗凝血酶复合物测定等。⑤纤溶异常：包括鱼精蛋白副凝试验,纤维蛋白（原）降解产物、D-二聚体、纤溶酶原、t-PA 和纤溶酶原激活物抑制剂的测定等。

3. 特殊试验　对于特殊的、少见的出血性疾病和遗传性疾病,应进一步检查,如蛋白质结构分析、基因分析、氨基酸测序等才能确诊。

（五）诊断

根据患者的病史、出血的临床特征和筛选试验检查,可初步诊断出血性疾病,再根据归类诊断的检查结果,明确具体的诊断。

（六）治疗

1. 病因防治　主要适用于获得性出血性疾病。防治基础疾病,如控制感染,积极治疗肝、胆疾病,抑制异常免疫反应等。避免接触、使用可加重出血的药物,如血管性血友病、血小板功能缺陷症等,应避免使用阿司匹林、吲哚美辛、噻氯匹定等抗血小板药物。血友病应慎用抗凝药,如华法林、肝素等。

2. 止血治疗

（1）补充血小板和/或相关凝血因子：在紧急情况下,输入新鲜血浆或新鲜冷冻血浆是一种可靠的补充或替代疗法。此外,如血小板悬液、纤维蛋白原、凝血酶原复合物、冷沉淀物、因子Ⅷ等,亦可根据病情予以补充。

（2）止血药物有以下几类：①收缩血管、增加毛细血管致密度、改善其通透性的药物，如曲克芦丁、垂体后叶素、维生素 C 及糖皮质激素等。②合成凝血相关成分所需的药物，如维生素 K 等。③抗纤溶药物，如氨基己酸、氨甲苯酸等。④促进止血因子释放的药物，如去氨加压素。⑤重组活化因子Ⅷ。⑥局部止血药物，如凝血酶、巴曲酶及吸收性明胶海绵等。

3. 其他治疗 ①免疫治疗；②手术治疗；③中医中药；④基因治疗。

二、原发免疫性血小板减少症

原发免疫性血小板减少症是一种获得性免疫介导的血小板减少疾病。

原发免疫性血小板减少症男女发病率相近，60 岁以上人群的发病率为 60 岁以下人群的 2 倍，且出血风险随年龄增长而升高。

（一）病因与发病机制

原发免疫性血小板减少症的病因迄今未完全阐明，目前已证实原发免疫性血小板减少症是一组与自身免疫有关的疾病。主要发病机制为患者对自身抗原的免疫失耐受，导致免疫介导的血小板破坏增多和免疫介导的巨核细胞产生血小板的相对不足。

（二）临床表现

老年人多为慢性型，病程数月至多年，起病隐袭，一般无前驱症状，很难确定发病时间，常表现为反复的皮肤黏膜出血如瘀点、紫癜、瘀斑及外伤后止血不易等，鼻出血、牙龈出血亦很常见。严重内脏出血较少见。感染可导致患者病情骤然加重，出现广泛、严重的皮肤黏膜及内脏出血。部分患者仅有血小板减少而没有出血症状。部分患者有明显的乏力症状。出血过多可出现失血性贫血。颅内出血为原发免疫性血小板减少症的严重并发症，但不常见，急性型较慢性型为多，头痛与头晕常为提示轻度颅内出血的指征。严重颅内出血患者可出现神志不清或谵妄。

（三）辅助检查

1. 血常规检查 外周血只有血小板减少而其他各系血细胞都在正常范围。部分患者由于失血导致缺铁，可有贫血存在。单纯原发免疫性血小板减少症网织红细胞计数基本正常。慢性型患者血小板多在 $50 \times 10^9/L$ 左右。

2. 骨髓象检查 骨髓呈增生象，巨核细胞数可正常或增多，有成熟障碍，产血小板的巨核细胞数明显减少。

3. 出凝血及血小板功能检查 凝血功能正常，出血时间延长，血块收缩不良，束臂试验阳性。血小板功能一般正常。

4. 血清学检查 血浆血小板生成素水平正常或轻度升高。约 70% 的患者抗血小板自身抗体阳性，部分患者可检测到抗心磷脂抗体、抗核抗体。

（四）诊断

诊断要点如下：①至少 2 次检查血小板计数减少，血细胞形态无异常；②脾脏一般不增大；③骨髓检查，巨核细胞数增多或正常、有成熟障碍；④须排除其他继发性血小板减少症，如自身免疫性疾病、甲状腺疾病、药物诱导的血小板减少、慢性肝病、脾功能亢进、血小板消耗性减少、感染等；排除假性血小板减少以及先天性血小板减少等。

（五）治疗

原发免疫性血小板减少症为自身免疫性疾病，目前尚无根治的方法，治疗目的是控制出血症状，减少血小板的破坏，但不强调将血小板计数提高至正常，以确保患者不因出血发生危险，又不因过度治疗而引起严重不良反应。

1. 一般治疗 血小板计数 $>50 \times 10^9/L$、无出血倾向者可予观察并定期检查；血小板计数为 $(20\sim50) \times 10^9/L$，则要视患者临床表现、出血程度及风险而定；血小板 $<20 \times 10^9/L$ 者要绝对卧床。出血倾向严重的患者应卧床休息，避免外伤，避免服用影响血小板功能的药物。出血严重者要注意休息。

2. 糖皮质激素 因可抑制免疫、改善血管通透性及刺激造血而作为首选治疗。近期有效率约

80%。常用药物为泼尼松,常用起始剂量为 1mg/(kg·d),分次或顿服。亦可选用泼尼松龙或氢化可的松。

3. 丙种球蛋白 通过抑制抗体与血小板的结合发挥作用。丙种球蛋白剂量为 0.4g/(kg·d),静脉滴注,连续 5 天,或 1.0g/(kg·d),连用 2 天。主要用于:①原发免疫性血小板减少症的紧急治疗;②不能耐受糖皮质激素治疗的患者;③脾切除术前准备。糖尿病和肾功能不全者慎用。

4. 脾切除 是治疗本病有效的方法之一,作用机制是减少血小板抗体生成,消除血小板破坏的场所。

5. 免疫抑制剂 主要药物包括:①长春新碱,最常用;②环磷酰胺;③硫唑嘌呤;④环孢素。

6. 急诊治疗 对于出血风险高或需要急诊手术的血小板减少患者需要立即升高血小板,可以使用糖皮质激素加丙种球蛋白。其他快速有效的治疗包括血小板输注、应用抗纤溶药物,可阻止严重血小板减少患者的反复出血。

（六）健康指导

1. 疾病知识指导 做好解释工作,指导患者避免人为损伤而诱发或加重出血。避免服用可能引起血小板减少或抑制其功能的药物,特别是非甾体抗炎药,如阿司匹林、吲哚美辛等。保持充足的睡眠、情绪稳定和大便通畅、有效控制高血压等均是避免颅内出血的有效措施,必要时可予以药物治疗,如镇静药、安眠药或缓泻药等。

2. 用药指导 服用糖皮质激素者,应告知必须按医嘱、按时、按剂量、按疗程用药,不可自行减量或停药,以免加重病情。为减轻药物的不良反应,应饭后服药,必要时可加用胃黏膜保护药或制酸药。注意预防各种感染。定期复查血象,以了解血小板数目的变化,为疗效判断和治疗方案调整提供参考。

3. 病情监测 指导患者观察皮肤黏膜出血的情况,如瘀点、瘀斑、牙龈出血、鼻出血等;有无内脏出血的表现,如呕血或便血、咯血、血尿、头痛、视力改变等。一旦发现皮肤黏膜出血加重或内脏出血的表现,应及时就医。

思考题

1. 缺铁性贫血的治疗要点有哪些?
2. 如何对缺铁性贫血患者进行健康指导?
3. 原发免疫性血小板减少症的治疗要点有哪些?
4. 如何对原发免疫性血小板减少症患者进行健康指导?

（林 彬）

第八章
数字内容

第八章 老年人内分泌系统及代谢疾病与用药

1. 掌握老年人甲状腺疾病、糖尿病的临床表现、常用治疗措施和健康指导措施。
2. 熟悉老年人甲状腺疾病、糖尿病的病因、诊断标准。
3. 了解老年人甲状腺疾病、糖尿病的辅助检查内容及意义。
4. 能对老年人甲状腺疾病、糖尿病患者进行合理用药指导、健康教育和长期随访。
5. 具有关爱老年人、耐心细致、甘于奉献的职业素养。

第一节 甲状腺疾病

案例

李女士,68岁,心悸、怕热、多汗、手抖2个月。

2个月前无明显诱因出现心悸、怕热、多汗、手抖,食欲旺盛,易饥饿,大便次数增加,体重减轻2kg。查体:T 36.2℃,P 98次/min,R 16次/min,BP 120/70mmHg,甲状腺弥漫性Ⅱ度肿大,质软,局部可触及震颤,听到血管杂音。

请思考:

1. 李女士需要进一步做什么检查?
2. 如何为李女士进行健康指导?

老年人的甲状腺发生纤维化和萎缩,导致重量减轻,体积缩小,甲状腺激素的合成率减少。甲状腺的老化给老年人带来一系列病理生理变化,如基础代谢率下降、皮肤干燥、怕冷、便秘、精神障碍及思维反应减慢等。随着年龄增长,甲状腺结节及甲状腺功能紊乱的患病率逐渐上升,包括甲状腺功能减退症、甲状腺功能亢进症等。

一、甲状腺功能亢进症

甲状腺功能亢进症(hyperthyroidism),简称甲亢,指甲状腺呈现高功能状态,持续产生和释放过多的甲状腺激素所致的一组疾病,其共同特征为甲状腺激素分泌增加而导致的高代谢和交感神经系统的兴奋性增加,不同病因者各有其不同的临床表现。

(一)病因

与中青年甲亢不同,老年人甲亢大多因非毒性多结节性毒性甲状腺肿引起,尤其是服用较大量碘剂者,其次为毒性弥漫性甲状腺肿又称格雷夫斯(Graves)病。甲状腺自主性高功能腺瘤较少见,垂体促甲状腺激素瘤较为罕见。老年人 Graves 病较青年人少见。

(二)临床表现

老年人甲亢起病缓慢,病程较长,症状较轻微、不典型,容易误诊漏诊。

1. 神经系统 患者易激动、焦虑烦躁,精力不集中,失眠紧张、多言多动、多猜疑、肌肉多见细震颤等,有时出现幻觉,严重者躁狂、妄想、精神分裂,部分老年人表现为寡言、抑郁不欢。

2. 高代谢综合征 老年患者相对青年患者怕热多汗症状不明显,可有低热,发生甲状腺危象时可出现高热,患者常有心动过速、心悸、体重下降、疲乏无力。

3. 心血管系统 可有心悸、气促、稍事活动即可明显加剧,多为窦性心动过速,静息和睡眠时心率仍快为本病特征。

4. 肌肉骨骼系统 主要表现为甲亢性周期性瘫痪,老年人少见,病程呈自限性,甲亢控制后可自愈。

5. 消化系统 食欲亢进,体重却明显下降,两者伴随常提示本病或同时有糖尿病的可能。过多甲状腺素可兴奋肠蠕动以致大便次数增多,有时因脂肪吸收不良而出现类似脂肪泻。甲状腺毒症时肝耗氧量增加而血供没有成比例增加导致内脏缺血,致肝肿大和转氨酶增高等。

6. 造血系统 周围血淋巴细胞比例增加,单核细胞增加,但白细胞总数偏低。可以伴发血小板减少性紫癜。

7. 眼部表现 主要改变为眼睑及眼外部的表现,可有以下数种眼征:①眼裂增宽,瞬目减少和凝视;②眼球内侧聚合不能或欠佳;③眼向下看时,上眼睑不能跟随眼球下落,呈挛缩状态;④眼向上看时,额部皮肤不能皱起。

8. 体征 大多数患者有不同程度的甲状腺肿大。甲状腺肿为弥漫性、对称性,质地不等,无压痛。甲状腺上、下极可以触及震颤,闻及血管杂音。也有少数的病例甲状腺不肿大,特别是老年患者。结节性甲状腺肿伴甲亢可触及结节性肿大的甲状腺;甲状腺自主性高功能腺瘤可扪及孤立结节。

(三)辅助检查

主要包括甲状腺激素测定、甲状腺自身抗体测定及甲状腺的影像学检查三大类。

1. 甲状腺激素测定

(1)血清甲状腺激素测定:血清游离甲状腺素(free thyroxine,FT$_4$)和游离三碘甲状腺原氨酸(free triiodothyronine,FT$_3$)增高,FT$_3$、FT$_4$ 是血清中具有生物活性的甲状腺激素,不受血甲状腺激素结合球蛋白影响,直接反映甲状腺功能状态,是临床诊断甲亢的首选指标。

(2)促甲状腺激素(thyroid stimulating hormone,TSH)测定:是反映甲状腺功能的最敏感指标,甲亢时因 TSH 受抑制而减少。老年人也可仅有 FT$_4$ 或 FT$_3$ 升高,即甲状腺素(thyroxine,T$_4$)甲亢和三碘甲状腺原氨酸(triiodothyronine,T$_3$)甲亢,亚临床甲亢则指 TSH 低于正常下限而总三碘甲状腺原氨酸、总甲状腺素、FT$_3$、FT$_4$ 水平正常。

(3)促甲状腺激素释放激素兴奋试验:Graves 病时血 T$_3$、T$_4$ 增高,反馈抑制 TSH,故 TSH 细胞不被促甲状腺激素释放激素兴奋。当静脉注射促甲状腺激素释放激素后,TSH 不增高支持甲亢的诊断。

2. 甲状腺自身抗体测定 血清甲状腺刺激抗体、促甲状腺激素受体抗体阳性,是诊断格雷夫斯病的重要指标之一。

3. 影像学检查

(1)甲状腺 ^{131}I 摄取率:甲亢时 ^{131}I 摄取率表现为总摄取率增加,摄取高峰前移。老年人常因患有多种疾病长期服用多种药物,许多药物能够影响试验的准确性,尤其是含碘的多种营养素、胺碘酮和造影剂等。

(2)其他影像学检查:超声、放射性核素扫描、CT、MRI 等有助于甲状腺、异位甲状腺肿和球后病变性质的诊断。眼部 CT 和 MRI 可以排除其他原因所致的突眼,评估眼外肌受累的情况。

（四）诊断

老年人甲亢常起病隐匿，典型的高代谢症状和神经兴奋症状不常见，往往因为某一系统的突出表现而掩盖甲亢的典型症状，可能被误诊为心脏病、胃肠道疾病，甚至恶性肿瘤等。因此，老年人出现不明原因的心动过速且休息或睡眠时心率仍快，阵发性或持续性房颤，洋地黄制剂治疗反应差，以及存在表情淡漠、厌食、腹泻、消瘦或衰竭等情况均应考虑甲亢的可能，应及时检查甲状腺功能，做到早期诊断、及时治疗。

诊断标准包括：①高代谢症状和体征；②甲状腺肿伴或不伴血管杂音；③血清 FT_4 增高、TSH 减低，具备以上三项，诊断即可成立。应当注意，淡漠型甲亢患者的高代谢症状不明显，仅表现为明显消瘦或心房颤动，尤其在老年患者。少数患者无甲状腺肿大。

（五）治疗

1. 一般治疗　正确认识疾病，保持心情舒畅，避免精神负担，适当休息。忌食含碘量高的食物。给予高热量、高蛋白、维生素丰富的饮食及充足水分。尤其对于淡漠型甲亢患者，由于长期消耗且年龄较大，应注重全身支持治疗及心理安慰，并给予高蛋白、高维生素饮食。

2. 抗甲状腺药物治疗　抗甲状腺药物是通过抑制甲状腺合成甲状腺激素而达到治疗作用，但是对甲状腺内已经合成的激素没有抑制作用。常用抗甲状腺药物分为硫脲类和咪唑类，其中硫脲类包括丙硫氧嘧啶和甲硫氧嘧啶；咪唑类包括甲巯咪唑和卡比马唑。甲巯咪唑，每次 10~30mg，每天 1 次；丙硫氧嘧啶，每次 50~150mg，每天 3 次。

一般在服药 2~3 周后患者的心悸、烦躁、乏力等症状可以有所缓解，4~6 周后代谢状态可以恢复正常。不规律的服药、服用碘剂或进食含碘较多的食物、精神压力大或感染等因素会影响治疗效果，应及时帮助患者排除这些干扰因素对治疗的影响。

当患者症状显著减轻，高代谢症状消失，体重增加，T_4 和 T_3 尤其是促甲状腺激素接近正常时可以根据病情逐渐减少药物用量。理论上甲亢可以通过口服药物达到完全临床治愈并停药，但是对于病情易于出现反复且同时又不适合其他治疗方法的老年患者，也可选择小剂量药物长期维持治疗，以达到稳定控制病情的目的。

常见药物不良反应：粒细胞减少、药疹、药物性肝炎等。

适应证：①轻、中度病情；②甲状腺轻、中度肿大；③孕妇、高龄或由于其他严重疾病不适宜手术者；④手术前和 ^{131}I 治疗前的准备；⑤手术后复发且不适宜 ^{131}I 治疗者。

3. 放射性 ^{131}I 治疗　甲状腺是唯一的具有高选择性聚集 ^{131}I 功能的器官。^{131}I 衰变时产生的射线中 99% 为 β 射线。β 射线在组织内的射程仅约 2mm，故其辐射效应仅限于局部而不影响邻近组织。^{131}I 在甲状腺组织内的半衰期平均为 3~4 天，因而其辐射可使大部分甲状腺滤泡上皮细胞遭受破坏，甲状腺激素因此而减少，甲状腺高功能得到控制。

适应证：①甲状腺肿大Ⅱ度以上；②对抗甲状腺药物过敏；③抗甲状腺药物治疗或者手术治疗后复发；④甲亢合并心脏病；⑤甲亢伴白细胞减少、血小板减少或全血细胞减少；⑥甲亢合并肝、肾等脏器功能损害；⑦拒绝手术治疗或者有手术禁忌证；⑧浸润性突眼；⑨老年人甲亢。

对轻度和稳定期的中、重度格雷夫斯病可单用放射性 ^{131}I 治疗甲亢，对活动期患者，可以加用糖皮质激素。

甲状腺功能减退症是放射性 ^{131}I 治疗难以避免的结果，治疗后要定期监测甲状腺功能，每 4 周一次，尽早发现甲状腺功能减退症，及时给予甲状腺素替代治疗，这种替代绝大部分需终身服药。

4. 手术治疗　甲状腺次全切除术适应证：①中、重度甲亢，长期服药无效，停药后复发，或不能坚持服药者；②甲状腺明显肿大（>80g），有压迫症状者；③胸骨后甲状腺肿；④结节性甲状腺肿伴功能亢进者；⑤细针穿刺细胞学证实甲状腺癌或者怀疑恶变者。

5. 甲状腺危象的治疗

（1）迅速减少甲状腺激素释放和合成：大剂量抗甲状腺药物可以抑制甲状腺激素合成和抑制外周组织 T_4 向 T_3 转换；无机碘溶液作用机制是抑制甲状腺激素释放；β 受体阻断剂阻断甲状腺激素对心脏的刺激作用和抑制外周组织 T_4 向 T_3 转换；糖皮质激素防止和纠正肾上腺皮质功能减退。

（2）去除诱因：有感染者用抗生素，有诱发甲状腺危象的其他疾病应同时给予治疗。

（3）其他：①降温，可采用物理降温；②支持和对症处理，如给氧、补充能量及维生素、纠正水和电解质的紊乱及心力衰竭等。

6. 甲状腺相关性眼病

（1）轻度格雷夫斯病：病程呈自限性，以控制甲亢和一般治疗为主。控制甲亢是基础性治疗，治疗措施包括戒烟、低盐饮食、眼部保护、高枕卧位等。眼部保护包括戴有色眼镜、人工泪液、睡眠时使用抗生素眼膏或眼罩。

（2）中度和重度格雷夫斯病

1）糖皮质激素：泼尼松 40~80mg/d，每天 2 次，持续 2~4 周，随后每 2~4 周减量至 2.5~10.0mg/d，持续治疗 3~12 个月。

2）眶放射治疗：对近期的软组织炎症和眼肌功能障碍效果较好，与糖皮质激素联合使用可以增加疗效，有效率达 60%。

3）眶减压手术：目的是切除球后纤维脂肪组织，增加眶容积，可引起术后复视或加重术前复视。

（六）健康指导

1. 饮食指导　甲亢患者的新陈代谢较正常时旺盛，能量消耗比正常人多，所以应给予营养丰富、容易消化的膳食，包括高热量、高蛋白质、高维生素的饮食，合理搭配肉、蛋、豆类食物和各种新鲜蔬菜。毒性弥漫性和结节性甲状腺肿，摄入过多的碘可能使病情加重，对这些患者应控制海产品等高碘食物的摄入，特别是海带、紫菜等含碘特别高，应该严格控制。

2. 疾病知识指导　告知患者有关甲亢的知识和保护眼睛的方法，教会其自我护理。指导患者注意加强自我保护，上衣领宜宽松，避免压迫甲状腺，严禁用手挤压甲状腺以免甲状腺激素分泌过多加重病情。老年照护工作者和患者家属要充分了解，甲亢患者情绪易激动、多言多动等情形是疾病症状的表现，应该给予理解、同情和帮助；要鼓励患者保持身心愉快，避免精神刺激或过度劳累，建立和谐的人际关系和良好的社会支持系统。

3. 用药指导与病情监测　告知患者按医嘱、按剂量、按疗程服药，不可随意减量和停药。服用抗甲状腺药物的最初 3 个月，每周查血常规 1 次，每隔 1~2 个月做甲状腺功能测定，每天清晨起床前自测脉搏，定期测量体重。脉搏减慢、体重增加是治疗有效的标志。若出现高热、恶心、呕吐、不明原因腹泻、突眼加重等，应警惕甲状腺危象的可能，需及时就诊。

知识链接

甲亢患者与碘

甲状腺功能亢进患者要限碘，因为这类患者合成和分泌了过多的甲状腺激素，并且其甲状腺对碘的生物利用度比正常人更高，如果再给予富碘食物，功能亢进的甲状腺将合成更多的甲状腺激素而加重病情。因此，甲亢患者应忌食海藻类等富碘食物，尽可能避免使用含碘的药物。如果应用放射性碘治疗甲亢，含碘多的食物应禁用至少 7 天。

二、甲状腺功能减退症

甲状腺功能减退症（hypothyroidism）简称甲减，是由于甲状腺激素分泌和合成减少或组织利用不足导致的全身代谢减低综合征。甲减的发病率有地区及种族的差异。碘缺乏地区的发病率明显较碘供给充分的地区高。女性甲减较男性多见，且随年龄增加，其患病率上升。

（一）病因

大部分的老年人甲减是由甲状腺本身疾病引起。原发性甲减的主要原因有甲状腺组织功能损伤和甲状腺激素合成障碍，老年人甲减大多与甲状腺组织功能受损有关。医源性甲状腺功能减退临床上也较常见，也是老年人甲减的重要原因之一。其他病因有甲状腺激素合成障碍和继发性甲状腺功能减退。甲状腺激素抵抗极为罕见。

（二）临床表现

老年人甲减的症状与甲状腺激素不足引起产热效应低、中枢神经系统兴奋性降低、外周交感神经兴奋和糖、脂肪、蛋白质代谢异常密切相关。但典型临床症状较少，容易误诊、漏诊。

老年人甲减主要表现为乏力、畏寒、体重增加、淡漠、感觉异常、动作减慢、智力减退、食欲减退、便秘等，由于衰老本身伴随甲状腺激素水平的降低也可出现这些症状，因此不易引起足够重视。乏力、怕冷是最常见的症状，常伴有皮肤干燥、毛发脱落、面色苍白水肿、表情淡漠、少言懒动、食欲减退但体重增加、便秘等。由于甲状腺激素分泌减少造成胆固醇分解降低，表现为高胆固醇、高甘油三酯、高低密度脂蛋白血症，可以促进动脉粥样硬化的发生与发展，易导致冠状动脉粥样硬化性心脏病。肾脏对尿酸的排泄也减少，出现高尿酸血症。甲减患者关节渗出液中含有焦磷酸钙结晶，也会突然出现关节红、肿、热、痛等类似痛风的临床表现，称为假性痛风，需要与真性痛风鉴别。老年人甲状腺功能减退患者肌病比较多见，主要累及肩部和背部肌肉，可有肌肉无力，也可有肌肉疼痛、强直或痉挛等症状，血中肌酸激酶升高。

（三）辅助检查

1. 血清 TSH 和 T_3、T_4　是最主要的检测项目，测定 TSH 对甲减有极重要意义。甲状腺性甲减，TSH 可升高；而垂体性或下丘脑性甲减，TSH 常偏低，也可在正常范围或轻度升高，可伴有其他腺垂体激素分泌低下。

2. 促甲状腺激素兴奋试验　可以了解甲状腺对 TSH 刺激的反应。如果使用 TSH 后甲状腺摄碘率不升高，提示病变原发于甲状腺。

3. 甲状腺过氧化物酶抗体、甲状腺球蛋白抗体测定　甲状腺抗体是确定原发性甲减病因和诊断自身免疫性甲状腺炎（包括桥本甲状腺炎、萎缩性甲状腺炎）的主要指标。

（四）诊断

由于老年人甲减缺乏典型症状，因此单凭临床症状及体征难以诊断。而在老年人群中亚临床甲状腺功能减退的患病率更高，更缺乏明显的症状及体征，仅能依靠实验室检查确诊。所以，对于 65 岁以上有临床症状的老年人，推荐常规进行甲状腺功能筛查。特别是对有不明原因贫血、乏力、便秘，以及冠状动脉粥样硬化性心脏病治疗效果差和原有甲状腺疾病的老年患者，及时检测甲状腺功能可提高老年人甲减的诊断率。

（五）治疗

甲减治疗的目标是将血清 TSH 和甲状腺激素水平恢复到正常范围内，需要终身服药。首选左旋甲状腺激素，治疗的剂量取决于患者的病情、年龄、体重和个体差异。成年患者左甲状腺素替代剂量为每次 50~200μg，每天一次，总剂量需随年龄的增加而减少。老年患者使用左甲状腺素前需要常规评价心脏状态，根据心脏状态选择合适剂量。起始剂量一般为每天 25~50μg，如合并心血管系统疾病，可以从更低的每天 12.5μg 开始，每 3~4 周增加 12.5~25μg，直到血清 TSH 降至正常范围。理想的服药时间为早餐前，与其他药物的服用间隔应在 4 小时以上。肠道吸收功能不良和氢氧化铝、碳酸钙、消胆安、硫糖铝、硫酸亚铁等药物可影响左甲状腺素的吸收；苯巴比妥、苯妥英钠、卡马西平、洛伐他汀和胺碘酮等老年人的常用药物可以加速左甲状腺素的清除。

（六）健康指导

1. 饮食指导　①碘摄入量与甲减的发生显著相关，尤其是对于有甲状腺疾病家族史、甲状腺自身抗体阳性和亚临床甲减的易感人群，将碘摄入量维持在尿碘 100~200μg/L 的安全范围是预防甲减的基础措施。②甲减时小肠黏膜更新速度减慢，腺体分泌消化液受影响，酶活力下降，引起白蛋白下降，故应注意补充必需氨基酸、供给足量蛋白质。③甲减患者往往有高脂血症，故应限制脂肪摄入。④有贫血者应注意补充富含铁质、维生素 B_{12} 和叶酸的食物。

2. 疾病知识指导　告知患者发病原因及注意事项，如碘过量或者药物引起甲减者应调整相关药物剂量或停药。注意个人卫生，预防感染和创伤。冬季注意保暖。慎用催眠、镇静、止痛、麻醉等药物。

3. 用药指导　对需终身替代治疗者，要向患者说明终身坚持服药的必要性，不可随意停药或变更剂量。告知患者如出现多食消瘦、脉搏 >100 次/min、体重减轻、发热、大汗、情绪激动等情况时，及时报告医师。指导患者定期复查心肝肾功能、甲状腺功能、血常规等。

（林　彬）

第二节　糖　尿　病

张女士，60 岁，多饮、多尿、多食、体重减轻 1 个月。患者自述 1 个月来体重减轻 5kg。其父患糖尿病 20 年。查体：体温 36.5℃，心率 70 次 /min，呼吸 16 次 /min，血压 110/60mmHg。辅助检查：空腹血糖 18.0mmol/L，尿糖（++++）。初步诊断：糖尿病。

请思考：

1. 张女士所患糖尿病应如何治疗？

2. 如何为张女士进行健康指导？

糖尿病（diabetes mellitus，DM）是一组由多种原因引起的胰岛素分泌和 / 或利用缺陷，从而导致的以慢性高血糖为特征的代谢疾病。

老年人糖尿病具有患病率高、起病隐匿、异质性大、危害大等特点。我国老年人口中，约 30% 的老年人罹患糖尿病。

一、病因与发病机制

大部分糖尿病患者可归为两大发病机制范畴。一类为 1 型糖尿病，多与自身免疫有关，起病缓急不一，以青少年多见，症状明显。由于胰岛 β 细胞破坏，常导致胰岛素绝对缺乏。大多数 1 型糖尿病患者经血清或 DNA 检查可发现免疫反应指标或基因标志，也有少数患者无自身免疫证据。另一类为 2 型糖尿病，大多数糖尿病患者属于该型，也是老年人糖尿病的主要类型，存在胰岛素抵抗兼有胰岛素分泌不足。2 型糖尿病多成年起病，病程进展缓慢，症状相对较轻，中晚期常伴有一种或多种慢性并发症。此外，尚有少数的糖尿病患者有其特有的病因和发病机制，可归于其他特殊类型。

老年人患糖尿病的机制目前尚未完全阐明，一般认为其发生是遗传因素和环境因素共同的作用。老龄化的进程可以加速改变糖代谢的各个方面，如胰岛素分泌、胰岛功能、肝糖原合成等，这些改变和患者的基因背景相互作用使老年人群的糖尿病发病率随着年龄升高而增加。

老年人糖尿病在进入老年期前已患病的约占 30%，老年期患病的约占 70%，这两类老年人糖尿病在自身状况、糖尿病临床特点、合并其他疾病和已存在脏器功能损伤等方面均有所不同。

二、临床表现

（一）代谢紊乱综合征

由于尿糖增多，尿渗透压升高而肾小管回吸收水分减少，尿量常增多，特别是夜尿增多而影响睡眠。由于多尿失水，患者出现口渴，饮水量及次数均增多。由于外周组织对葡萄糖利用障碍，脂肪分解增多，蛋白质代谢呈负氮平衡，机体逐渐消瘦，疲乏无力，体重减轻。为补偿损失的糖分从而维持机体活动，患者常容易饥饿、进食增多，故糖尿病的临床表现常被描述为"三多一少"，即多尿、多饮、多食和体重减轻。部分患者可有皮肤瘙痒，尤其外阴瘙痒。血糖升高较快时可出现眼房水、晶状体渗透压改变而引起屈光改变致视物模糊。还有部分患者无任何症状，仅于健康检查或因各种疾病就诊化验时发现高血糖。

老年人由于肾糖阈增高，故尿糖多不敏感，并且渴中枢功能下降，认知功能和反应下降等，导致典型的三多一少症状不明显，50% 以上的患者没有此典型症状，多数患者在常规查体时发现血糖升高。由于老年人患者即使有症状也不典型，易与其他系统疾病混淆，造成诊断延误。部分患者首发疾病表现为高渗性高血糖状态、脑卒中或心肌梗死等。有的老年患者还表现为肌无力、视物模糊、泌尿系感染、关节疼痛、抑郁等。

（二）急性并发症

1. 糖尿病酮症酸中毒（diabetic ketoacidosis，DKA）　为最常见的糖尿病急症，血糖代谢紊乱加重时，脂肪动员、分解加速，大量脂肪酸在肝脏经 β 氧化产生大量乙酰乙酸、β- 羟丁酸和丙酮，三者统称为酮体。酮体超过机体的处理能力时，在体内堆积而发生代谢性酸中毒，出现神志障碍，称为糖尿病酮症酸中毒昏迷。本症因延误诊断和缺乏合理处理而造成死亡的情况仍较常见。

2. 高渗性高血糖状态（hyperosmolar hyperglycemic status，HHS）　主要见于老年 2 型糖尿病患者，超过 2/3 患者原来无糖尿病病史。诱因为引起血糖增高和脱水的因素：急性感染、外伤、手术、脑血管意外等应激状态，使用糖皮质激素、利尿剂、甘露醇等药物，水摄入不足或失水，透析治疗，静脉高营养疗法等。以严重高血糖、高血浆渗透压、脱水为特点，无明显酮症，患者可有不同程度的意识障碍或昏迷。起病时先有多尿、多饮，但多食不明显或食欲减退。失水随病程进展逐渐加重，出现嗜睡、幻觉、定向障碍、偏盲、偏瘫等，最后陷入昏迷。与 DKA 相比，失水更为严重、神经精神症状更为突出。实验室检查尿糖强阳性，尿酮体阴性或弱阳性；突出表现为血糖常升高至 33.3mmol/L 以上、血钠和血浆渗透压显著升高。

3. 感染　糖尿病患者容易并发各种感染，而且比较严重，许多常见的感染在糖尿病患者中发生更频繁、更严重。糖尿病患者常反复发生疖、痈等皮肤化脓性感染，有时甚至引起败血症或脓毒血症。糖尿病患者可并发肾盂肾炎、尿道炎、膀胱炎、前列腺炎等，女性糖尿病患者发生泌尿系感染者比非糖尿病患者增加 2~3 倍。糖尿病患者还可合并真菌感染如足癣、手癣、股癣、妇女外阴部白色念珠菌感染等。糖尿病患者患肺结核发病率较非糖尿病患者高 2~4 倍，病灶多呈渗出干酪性，易扩展播散，且影像学表现多不典型，易致漏诊或误诊。

4. 低血糖　老年人糖尿病患者发生低血糖的风险增加，加之感知低血糖的能力和低血糖后的自我调节和应对能力减弱，更容易发生无意识低血糖、夜间低血糖和严重低血糖，出现临床不良后果（如诱发心脑血管事件、加重认知障碍）甚至死亡。伴有认知功能障碍、自主神经病变、服用 β 受体拮抗药或有反复低血糖发作史的患者，尤其需要警惕严重低血糖的发生，应适当放宽血糖的控制目标，尽量选用低血糖风险低的降糖药物，并严密监测血糖变化。

（三）慢性并发症

1. 糖尿病心血管并发症　包括心脏和大血管及微血管病变、心肌病变、心脏自主神经病变和冠心病。2 型糖尿病患者 40%~50% 死于冠心病。

2. 糖尿病微血管病变　微血管是指微小动脉和微小静脉之间、管腔直径在 $100\mu m$ 以下的毛细血管及微血管网。微血管病变是糖尿病的特异性并发症，主要危险因素包括长期糖尿病病史、血糖控制不佳、高血压、高血脂、吸烟、胰岛素抵抗等。微血管病变可累及全身各组织器官，主要表现在视网膜、肾、神经和心肌组织，其中以糖尿病肾病和视网膜病变尤为重要。

糖尿病肾病是 1 型糖尿病的主要死因。对于 2 型糖尿病患者，糖尿病肾病的严重性仅次于心脑血管疾病。糖尿病肾病常见于病史超过 10 年的患者。老年人糖尿病肾损害是多种危险因素共同作用的结果，血肌酐水平不能准确反映肾功能状态，需要计算肾小球滤过率。

糖尿病视网膜病变是造成老年人失明的主要原因，病理变化主要表现为视网膜上出现微血管瘤、软性或硬性渗出物、视网膜水肿、新生血管形成、出血、纤维组织增生和视网膜脱离等。

糖尿病神经病变其病变部位以周围神经最为常见，通常为对称性，下肢较上肢严重。糖尿病神经病变可表现为手套、袜套样感觉异常，远端的感觉异常会造成糖尿病足。

3. 糖尿病足　糖尿病足为与下肢远端神经异常和不同程度的周围血管病变相关的足部（踝关节或踝关节以下的部分）感染、溃疡和 / 或深层组织破坏。糖尿病足是糖尿病最严重和治疗费用最多的慢性并发症之一，是糖尿病非外伤性截肢的最主要原因，糖尿病足造成的截肢是非糖尿病患者的 15 倍。糖尿病足轻者表现为足部畸形、皮肤干燥和发凉、胼胝（高危足），重者可出现足部溃疡、坏疽、感染等。

三、辅助检查

（一）代谢异常严重程度或控制程度的检查

1. 尿糖测定 尿糖阳性为诊断糖尿病的重要线索,但尿糖阴性不能排除糖尿病的可能。

2. 血糖测定 血糖升高是目前诊断糖尿病的主要依据,也是判断病情和病情控制程度的主要指标。临床诊断时主张用静脉血浆测定血糖。治疗过程中随访血糖控制情况可用便携式血糖计测定毛细血管血糖。

3. 口服葡萄糖耐量试验（oral glucose tolerance test, OGTT） 适用于血糖高于正常范围而未达到糖尿病诊断标准者。应在无摄入任何热量 8 小时后,清晨空腹进行,成人采用 75g 无水葡萄糖溶于 250~300ml 水中,5~10 分钟内饮完,测定空腹及饮用葡萄糖水后 2 小时静脉血浆葡萄糖。

4. 糖化血红蛋白（glycosylated hemoglobin, HbA1c）测定 HbA1c 测定可反映空腹血糖正常而血糖波动较大者近 2~3 个月的平均血糖水平,将 HbA1c≥6.5% 作为糖尿病的补充诊断标准。

（二）胰岛 β 细胞功能检查

1. 空腹血浆胰岛素测定 2 型糖尿病患者血浆胰岛素浓度一般正常,少数患者偏低,肥胖患者常高于正常,增高明显者呈高胰岛素血症,提示有胰岛素抵抗。

2. 血浆胰岛素和 C-肽测定 可评价胰岛 β 细胞功能（包括储备功能）。C-肽不受外源性胰岛素影响,能较准确反映胰岛 β 细胞功能。

四、诊断

糖尿病的临床诊断应依据静脉血浆血糖而不是毛细血管血糖检测结果。糖尿病诊断标准见表 8-1。

表 8-1 糖尿病诊断标准

诊断	静脉血浆葡萄糖 /（mmol·L^{-1}）
典型糖尿病症状（烦渴多饮、多尿、多食、不明原因的体重下降）加上随机血糖	≥11.1
或加上空腹血糖	≥7.0
或加上 OGTT 2h 血糖	≥11.1
无糖尿病典型症状者,需改日复查确认	

注:空腹状态指至少 8 小时没有进食热量;随机血糖指不考虑上次用餐时间,一天中任意时间的血糖,不能用来诊断空腹血糖异常或糖耐量异常。

五、治疗

糖尿病治疗的近期目标是控制高血糖和相关代谢紊乱,以消除糖尿病临床症状和防止急性严重代谢紊乱;远期目标是预防和 / 或延缓糖尿病慢性并发症的发生和发展,维持健康身体和学习、劳动能力,提高患者的生活质量、降低病死率和延长寿命。

（一）一般治疗

1. 糖尿病健康教育 是重要的基本治疗措施之一,被公认是其他治疗成败的关键。糖尿病健康教育在老年人糖尿病中非常重要,老年糖尿病患者既有进入老年期前起病,也有老年期起病的,对疾病的认知存在很大的不同。老年人的糖尿病教育应贯穿始终,而且由于部分老年人伴有认知障碍,所以教育的对象应包括其家属,要让患者及其家属充分认识糖尿病并掌握自我管理技能。

2. 饮食治疗 是糖尿病的又一项基础治疗措施,必须长期严格执行,是综合管理的重要组成部分。推荐所有糖尿病患者接受由营养师制订的个体化的医学营养治疗,确定合理的总能量摄入,合理、均衡地分配各种营养物质,恢复并维持理想体重。在部分老年人糖尿病患者中营养不良和肥胖是并存的,应注意营养搭配,避免体重过度减轻而引起营养不良,特别是不要以牺牲基本热量的摄取来换取体重的控制。

3. 体育锻炼　运动治疗需要兼顾血糖控制和保持良好的身体素质,适度运动较单纯饮食控制更有益于老年患者代谢和心理平衡的调整。老年患者运动管理更要注重个体化。体能和智能水平正常者,选择能进行、容易坚持的运动方式(快走、游泳、乒乓球、羽毛球、门球、广播操、运动器械等)。既往不活动的老人在开始新的运动计划之前,应行药物的评估和调整以及心血管危险的判断。

4. 血糖监测　临床上常用血糖值判断糖尿病是否控制在理想状态。血糖监测基本指标包括空腹血糖、餐后血糖和 HbA1c。患者可使用便携式血糖仪进行自我血糖监测,指导调整治疗方案。HbA1c用于评价近 2~3 个月的血糖控制情况,也是临床指导调整治疗方案的重要依据之一,患者初诊时都应常规检查,开始治疗时每 3 个月监测 1 次,血糖达标后每年也应至少监测 2 次。

（二）药物治疗

老年期前已罹患糖尿病较老年后起病的老年患者合并大血管、微血管病变的比例高,其胰岛 β 细胞功能差,血糖波动幅度大,如长期管理和治疗不佳,会存在不同程度的脏器功能损害,在治疗选择上应充分考虑应用降糖药可能的不良影响,特别是防止严重低血糖的发生。对发生严重低血糖的老年患者,需调整胰岛素 / 胰岛素促泌剂的剂型或用量;如无法消除危险因素需放宽血糖控制,以不发生低血糖且无严重高血糖为目标。

1. 各类降糖药物应用注意要点如下。

（1）双胍类:二甲双胍是首选用药(无年龄限制)且可长期应用(除外严重肾功能不全)。二甲双胍可以使 HbA1c 下降 1%~2%,但不增加体重,与胰岛素联合应用可能减少胰岛素用量和血糖波动。

以下情况不适合使用:①肾功能不全(肾小球滤过率 <45ml/min)、肝功能不全、缺氧及高热患者禁忌,慢性胃肠病、慢性营养不良不宜使用。②1 型糖尿病不宜单独使用本药。③2 型糖尿病合并急性严重代谢紊乱、严重感染、缺氧、外伤、大手术、孕妇和哺乳期妇女等。④对药物过敏或有严重不良反应者。⑤酗酒者。

（2）促胰岛素分泌剂:只适用于无急性并发症的 2 型糖尿病。分为两类:①磺脲类,有格列本脲、格列美脲、格列吡嗪、格列齐特、格列喹酮等。本类药物起效慢,作用时间长,一般提前在餐前半小时服用。对胰岛素功能完全破坏的患者,本类药物的治疗效果不佳。这类药物的副作用主要是低血糖。其中格列本脲作用时间长,易发生晚间低血糖,老年人应慎用。②格列奈类,有瑞格列奈、那格列奈,作用机制与磺脲类相似,也是通过刺激胰岛 β 细胞分泌胰岛素来降低血糖,属于超短效药物,主要用于控制餐后高血糖。该类药物应在饭前即刻口服,可在服用 1 小时内发挥作用,起效快,降糖作用持续时间短,减轻了对胰岛 β 细胞的过度刺激,保护了胰岛 β 细胞的功能,且不容易发生低血糖,对体重影响小,轻中度肾功能不全患者仍可使用。磺脲类药物失效时,改用格列奈类仍可有效,由于餐时即服,方便灵活,患者依从性好,对于进餐不规律者或老年患者更适用。

（3）α- 葡萄糖苷酶抑制剂:其作用是抑制小肠上皮细胞表面的 α 糖苷酶,延缓碳水化合物的吸收,而不抑制蛋白质和脂肪的吸收,主要用于降低餐后血糖。一般不引起营养吸收障碍,几乎没有对肝肾的副作用和蓄积作用。适用于以碳水化合物为主要食物成分与餐后血糖明显升高的 2 型糖尿病患者。不宜用于有胃肠功能紊乱者、孕妇、哺乳期妇女和儿童。1 型糖尿病患者不宜单独使用。代表药物有阿卡波糖、伏格列波糖和米格列醇。

（4）胰岛素增敏剂:本类药物为噻唑烷二酮类,又称格列酮类。主要用于胰岛素抵抗明显的 2 型糖尿病患者。现有两种制剂罗格列酮、吡格列酮。

（5）二肽基肽酶Ⅳ抑制剂:二肽基肽酶Ⅳ抑制剂通过抑制二肽基肽酶Ⅳ而减少胰高血糖素样肽 -1 在体内的失活,使内源性胰高血糖素样肽 -1 的水平升高。目前在国内上市的二肽基肽酶Ⅳ抑制剂为西格列汀、沙格列汀、维格列汀、利格列汀和阿格列汀。单独使用二肽基肽酶Ⅳ抑制剂不增加低血糖发生的风险,二肽基肽酶Ⅳ抑制剂对体重的作用为中度或轻度增加。

（6）钠 - 葡萄糖共转运蛋白 2 抑制剂:目前在我国上市的钠 - 葡萄糖协同转运蛋白 2 抑制剂为达格列净、恩格列净、卡格列净和艾托格列净。钠 - 葡萄糖协同转运蛋白 2 抑制剂通过抑制肾脏肾小管中负责从尿液中重吸收葡萄糖的钠 - 葡萄糖协同转运蛋白 2 降低肾糖阈,促进尿葡萄糖排泄,从而达到降低血液循环中葡萄糖水平的作用。钠 - 葡萄糖协同转运蛋白 2 抑制剂单独使用时不增加低血糖发生的风险,联合胰岛素或磺脲类药物时,可增加低血糖发生风险。

（7）胰高糖素样肽-1受体激动剂:胰高糖素样肽-1受体激动剂通过激动胰高糖素样肽-1受体而发挥降低血糖的作用。胰高糖素样肽-1受体激动剂以葡萄糖浓度依赖的方式增强胰岛素分泌、抑制胰高糖素分泌,并能延缓胃排空,通过中枢性的食欲抑制来减少进食量,有效降低血糖,并有显著降低体重、降低甘油三酯和血压的作用。单独使用胰高糖素样肽-1受体激动剂不明显增加低血糖发生的风险。

（8）胰岛素:胰岛素是控制高血糖的重要和有效手段。适用于:①1型糖尿病;②2型糖尿病经饮食及口服降血糖治疗未达良好控制者;③糖尿病发生急性并发症和严重慢性并发症时;④糖尿病患者在创伤、手术、妊娠及分娩时等。

根据来源和化学结构的不同,胰岛素可分为动物胰岛素、人胰岛素和胰岛素类似物。根据作用特点的差异,胰岛素又可分为超短效胰岛素类似物、短效胰岛素、中效胰岛素、长效胰岛素、长效胰岛素类似物、预混胰岛素和预混胰岛素类似物。胰岛素类似物与人胰岛素相比控制血糖的效能相似,但在减少低血糖发生风险方面胰岛素类似物优于人胰岛素。

胰岛素的使用原则和方法:①胰岛素治疗应在综合治疗基础上进行;②胰岛素治疗方案应力求模拟生理性胰岛素分泌模式;③从小剂量开始,根据血糖水平逐渐调整至合适剂量。

2. 2型糖尿病综合控制目标　见表8-2。

表8-2　2型糖尿病综合控制目标

指标	控制目标
空腹血糖	4.4~7.0mmol/L
非空腹血糖	<10.0mmol/L
糖化血红蛋白	<7.0%

（三）急性并发症治疗

1. 糖尿病酮症酸中毒的治疗　①输液:是抢救糖尿病酮症酸中毒首要的、极其关键的措施;②胰岛素治疗:目前多主张小剂量普通胰岛素连续静脉注射;③纠正酸中毒及电解质紊乱;④去除诱因和防治并发症;⑤加强护理。

2. 高渗性高血糖状态的治疗　治疗方法与糖尿病酮症酸中毒的治疗相似。

六、健康指导

（一）疾病预防指导

开展糖尿病社区预防,关键在于筛查出高风险人群,并进行干预性健康指导。

（二）疾病知识指导

让患者和家属了解糖尿病的病因、临床表现、诊断与治疗方法,提高患者对治疗的依从性。提醒老年患者外出时随身携带糖果及糖尿病卡,以便发生紧急情况时及时处理。

（三）病情监测指导

指导患者学习和掌握监测血糖、血压、体重指数的方法,了解糖尿病的控制目标。指导患者每3~6个月复查HbA1c。血脂异常者每1~2个月监测1次,如无异常每6~12个月监测1次;体重每1~3个月监测1次;每年全面体检1~2次,以尽早发现和治疗慢性并发症。

（四）用药与自我护理指导

1. 告知患者口服降糖药及胰岛素的名称、剂量、给药时间和方法,教会其观察药物疗效和不良反应;使用胰岛素者,应教会患者或家属掌握正确的注射方法,开始治疗后还需进行随访。

2. 指导患者掌握饮食、运动治疗具体实施及调整的原则和方法,生活规律,戒烟酒,注意个人卫生。

3. 指导患者及家属掌握糖尿病常见急性并发症的主要临床表现、观察方法及处理措施。

4. 掌握糖尿病足的预防和护理知识。

5. 关心关爱老年糖尿病患者,帮助患者正确认识疾病,恰当处理疾病带来的生活压力,树立战胜疾病的信心。

(林 彬)

第三节 血脂异常

陈先生,68 岁,活动后气促 4 年,加重 2 天。既往有"高脂血症、冠心病"史,给予"美托洛尔、依那普利、阿托伐他汀"等药物治疗。体格检查:体温 36.7℃,呼吸 18 次 /min,血压 120/65mmHg,心率 90 次 /min,心律齐,心音低钝,主动脉瓣听诊区第二心音亢进。双下肢无明显水肿。辅助检查:血脂 TC 6.51mmol/L,TG 1.94mmol/L,LDL-C 4.51mmol/L,高密度脂蛋白 -C 0.66mmol/L。

请思考:

1. 如何对陈先生进行动脉粥样硬化性心血管疾病发病风险分层?

2. 如何对陈先生进行健康指导?

血脂异常(dyslipidemia)又称脂蛋白异常血症(dyslipoproteinemia),是指血清中总胆固醇(cholesterol,CH)、甘油三酯、低密度脂蛋白胆固醇水平升高,而高密度脂蛋白胆固醇水平降低。以低密度脂蛋白胆固醇或总胆固醇升高为特点的高脂血症是动脉粥样硬化性心血管疾病重要的危险因素,有效控制高脂血症,对防控动脉粥样硬化性心血管疾病、保护老年人健康具有重要意义。

一、血脂、载脂蛋白及脂蛋白

血脂是血浆中的中性脂肪和类脂的总称,中性脂肪主要是胆固醇和 TG,类脂包括磷脂、糖脂、固醇、类固醇等。血脂不溶于水,一般是与载脂蛋白(apolipoprotein,Apo)结合形成脂蛋白,才能被运输和利用。血浆脂蛋白是由载脂蛋白与 CH、TG、磷脂等组成的球形大分子复合物,分为乳糜微粒(chylomicron,CM)、极低密度脂蛋白(very low density lipoprotein,VLDL)、中密度脂蛋白(intermediate density lipoprotein,IDL)、低密度脂蛋白(low density lipoprotein,LDL)、高密度脂蛋白(high density lipoprotein,HDL)及脂蛋白(α)(lipoprotein,Lp)(α)。其中,LDL 是导致动脉粥样硬化的主要危险因素,与动脉粥样硬化性心血管疾病直接相关。HDL 则与动脉粥样硬化性心血管疾病呈负相关。低 HDL-C 是动脉粥样硬化性心血管疾病的独立危险因素。

二、血脂异常分类

血脂异常有多种不同分类方法。如按表型分类法、按病因分类法及按临床分类法。按病因不同分成原发性血脂异常和继发性血脂异常。绝大多数的血脂异常为原发性血脂异常,与基因突变有关,也有部分原发性血脂异常是由于不良生活方式所致,如高热量、高脂、高糖饮食,过度饮酒等。继发性血脂异常则是指因其他疾病所引起的血脂异常,如肥胖症、糖尿病、肾病综合征、甲状腺功能减退症、系统性红斑狼疮等,某些药物如利尿剂、非心脏选择性 β 受体拮抗药、糖皮质激素等也可引起血脂异常。而按临床分类法较为实用,分为高胆固醇血症、高甘油三酯血症、混合型高脂血症、低 HDL-C 血症。混合型高脂血症为 CH 及 TG 均升高。

三、临床表现

血脂水平常随年龄增长而升高,至 50~60 岁达到高峰,之后趋于稳定或有所下降。绝经前女性血脂水平往往低于同龄男性,但绝经期后显著升高,甚至常高于同龄男性。

血脂异常常见的临床表现有黄色瘤、早发性角膜环,最重要的为动脉粥样硬化。某些家族性血脂异常可致患者在青春期前发生冠心病,甚至心肌梗死。严重的高 TG 血症(TG>10mmol/L)者可出现急性胰腺炎。

四、辅助检查

基本检测项目为测定空腹血浆 TC、TG、LDL-C、HDL-C、ApoA、ApoB 等,对预测冠心病有一定意义。为避免饮食对结果的影响,采血前最后一餐忌食高脂食物、禁酒。

五、诊断

1. 诊断　目前我国血脂异常诊断标准采用《中国血脂管理指南(2023 年)》中关于中国动脉粥样硬化性心血管疾病一级预防低危人群主要血脂指标的参考标准(表 8-3)。首次发现血脂异常者应在 2~4 周内复查,若仍存在异常则可诊断血脂异常。

表 8-3　中国动脉粥样硬化性心血管疾病一级预防低危人群主要血脂指标的参考标准

单位:mmol/L

分层	TC	LDL-C	HDL-C	非 -HDL-C	TG
理想水平	—	<2.6	—	<3.4	—
合适水平	<5.2	<3.4	—	<4.1	<1.7
边缘升高	≥5.2 且 <6.2	≥3.4 且 <4.1	—	≥4.1 且 <4.9	≥1.7 且 <2.3
升高	≥6.2	≥4.1	—	≥4.9	≥2.3
降低	—	—	<1.0	—	—

2. 筛查　防治动脉粥样硬化性心血管疾病的必要措施包括早期检出血脂异常并对其血脂进行动态监测。健康体检是检出血脂异常的重要途径,常检测的指标包括 TC、LDL-C、HDL-C、TG。血脂检测一般建议 20~40 岁成年人至少每 5 年 1 次,40 岁以上男性和绝经后女性至少每年 1 次。而针对动脉粥样硬化性心血管疾病及高危人群,则应每 3~6 个月检测 1 次血脂。

血脂检测的重点对象包括:①有动脉粥样硬化性心血管疾病病史者。②存在多项动脉粥样硬化性心血管疾病危险因素(如高血压、糖尿病、肥胖、吸烟)的人群。③有早发性心血管病家族史者(指男性一级直系亲属在 55 岁前或女性一级直系亲属在 65 岁前患缺血性心血管疾病),或有家族性高脂血症患者。④皮肤或肌腱黄色瘤及跟腱增厚者。

六、治疗

1. 治疗原则　对血脂异常患者,是否进行干预以及调脂治疗的目标值取决于动脉粥样硬化性心血管疾病危险程度评估结果,不同动脉粥样硬化性心血管疾病危险人群调脂治疗目标见表 8-4。

表 8-4　不同动脉粥样硬化性心血管疾病危险人群调脂治疗达标值

单位:mmol/L

危险等级	LDL-C 推荐目标值
低危 / 中危	<3.4
高危	<2.6
极高危	<1.8

另外,调脂治疗应将降低 LDL-C 作为首要干预靶点,非 HDL-C 作为次要靶点。药物选择方面,首选他汀类药物。针对高 TG 患者,若 TG≥1.7mmol/L,应首先采用非药物干预措施,主要是治疗性饮食、减重、限酒等;当 TG≥5.7mmol/L 时,则应使用降 TG 的药物,主要有贝特类、高纯度鱼油制剂或烟酸。

对于 HDL-C 下降的患者,目前尚无足够的药物干预证据,建议控制饮食和改善生活方式。

2. 生活方式干预 血脂异常与生活方式和饮食的关系大,改善生活方式和控制饮食是治疗血脂异常的基础措施。无论是否进行药物干预,血脂异常患者都必须坚持生活方式干预,包括心脏健康饮食、规律运动、戒烟和保持理想体重。

(1) 饮食调控:首先应控制脂肪的摄入量,每日脂肪摄入不应超过总能量的 20%~30%,且脂肪摄入应优先选择富含 n-3 多不饱和脂肪酸的食物,如深海鱼、鱼油、植物油。对于高胆固醇血症者更应减少饱和脂肪酸的摄入比例。高甘油三酯血症者则应尽可能减少每日摄入脂肪总量,烹调用油应少于 30g/d。

建议血脂异常者,每日摄入的碳水化合物占总能量的 50%~65%,选择富含膳食纤维和低升糖指数的碳水化合物如谷类、薯类、全谷物等替代饱和脂肪酸。其中,膳食纤维应每日摄入 25~40g,而尽可能少添加糖。

(2) 体重控制及运动:血脂异常者可通过减少每日食物总热量(每日减少 300~500kcal)、改善饮食结构、增加身体活动而达到减重目的。维持体重指数(BMI)在 20.0~23.9kg/m^2 有利于血脂控制。针对血脂异常者的运动量,一般建议每周 5~7 天、每次 30 分钟中等强度代谢运动。若为动脉粥样硬化性心血管疾病患者,进行运动前应先进行运动负荷试验,评估其安全性,避免因运动致病情加重。

(3) 戒烟限酒:对于血脂异常者,需完全戒烟和有效避免吸入二手烟,同时应限制饮酒。

3. 药物治疗 根据调整血脂作用靶点的不同,将调脂药物分为主要降低胆固醇的药物和主要降低甘油三酯的药物。前者包括有他汀类、胆固醇吸收抑制剂、普罗布考、胆酸螯合剂等。降低甘油三酯为主的药物有贝特类、烟酸类等。

(1) 他汀类药物:此类药物适用于高胆固醇血症、混合型高脂血症患者。常用药物为洛伐他汀、阿托伐他汀、辛伐他汀、普伐他汀等。常见不良反应有肝功能异常、肌肉不良反应,严重者有横纹肌溶解,其他不良反应还包括有一过性认知异常、头痛、失眠、抑郁、消化不良、恶心等。失代偿期肝硬化及急性肝功能衰竭是禁忌证。

临床上建议应用中等强度剂量作为起始剂量,可根据个体耐受情况及调脂疗效进行适当剂量调整。不建议为了达到血脂目标而加倍他汀类药物的用量。多项研究发现他汀类药物剂量增倍,LDL-C 进一步下降幅度仅 6%,但会带来更大的肝功能异常和肌肉不良反应的风险。尤其针对老年血脂异常患者,他汀类药物剂量增加所带来的风险更是需要重视。

他汀类药物可在任何时间段每天服用 1 次,晚上服用对于 LDL-C 的降幅可稍有增加,建议能耐受者应长期应用他汀类药物。而如若胆固醇水平不达标,可与其他调脂药物(如肠道胆固醇吸收抑制剂)联合应用。除 LDL-C 外,如果非 HDL-C 不达标,可以联合贝特类(如非诺贝特)或高纯度鱼油制剂使用。

(2) 肠道胆固醇吸收抑制剂:常用药物为依折麦布,10mg/ 次,每天 1 次。依折麦布口服后被迅速吸收,与葡萄糖醛酸结合,抑制小肠对胆固醇的吸收。依折麦布的安全性和耐受性较好,不良反应往往轻微且为一过性,主要有头痛和消化道症状。妊娠期和哺乳期妇女禁用。

(3) 普罗布考:主要适用于高胆固醇血症,有减轻皮肤黄色瘤的作用,常用量为 0.5g/ 次,1 天 2 次口服。普罗布考的常见不良反应有胃肠道反应,也可引起头晕、头痛、失眠、皮疹等,QT 间期延长为极少见的严重不良反应。室性心律失常、QT 间期延长、低钾血症者禁用。

(4) 胆酸螯合剂:此类药物为碱性阴离子交换树脂,可阻断肠道内胆汁酸中胆固醇的吸收。临床上常用的有考来烯胺、考来替泊等。他汀类药物联合胆酸螯合剂可明显提高调脂疗效。常见不良反应主要有胃肠道不适、便秘。异常 β 脂蛋白血症和血清 TG>4.5mmol/L 者禁用胆酸螯合剂。

(5) 贝特类药物:贝特类药物能促进 VLDL 和 TG 分解以及 CH 的逆向转运,主要降低血清 TG,同时可升高 HDL-C 水平,适用于高 TG 血症和以 TG 升高为主的混合型高脂血症。常用的药物有非诺贝特(0.1g/ 次,每天 3 次)、苯扎贝特(0.2g/ 次,每天 3 次)等,若为缓释制剂,则每天 1 次。贝特类的常见不良反应与他汀类药物类似,同时能增强抗凝药物作用。

(6) 烟酸类药物(维生素 B$_3$):烟酸类药物属于人体必需维生素,大剂量时具有降低 TC、LDL-C 和 TG 以及升高 HDL-C 的作用。目前常用烟酸缓释剂型,1~2g/ 次,每天 1 次。烟酸类药物的不良反应有颜面潮红、肝损害、高尿酸血症、高血糖等,慢性活动性肝病、活动性消化性溃疡和严重痛风者禁用。

七、健康指导

1. **疾病预防指导** 应在老年人群中普及血脂异常的健康教育,建立良好生活习惯,包括均衡饮食、增加体力活动及体育运动、控制体重等。根据自身健康状况定期进行健康体检,从而早期筛查出血脂异常情况。

2. **疾病知识指导** 告知患者血脂异常的危害性,及其与糖尿病、肥胖症及心脑血管疾病的关系。饮食应限制脂肪摄入,且尽量减少饱和脂肪酸摄入量,选择富含膳食纤维的碳水化合物,多吃蔬菜、水果,戒烟限酒。

3. **用药指导** 若患者病情需要进行药物干预,需告知患者规律服药的重要性及长期调脂治疗的意义。在药物治疗过程中,应监测血脂水平,同时应定期复查肌酶、肝肾功能、血常规等指标进行不良反应监测。

思考题

1. 甲亢和甲减的症状有哪些不同?
2. 如何对甲亢患者进行健康指导?
3. 糖尿病的主要治疗药物有哪些?
4. 如何对糖尿病患者进行健康指导?
5. 如何预防糖尿病足?
6. 治疗高脂血症的药物有哪些类型?
7. 如何对高脂血症患者进行健康指导?

(吴樱樱)

第九章 老年人骨关节系统疾病与用药

第九章
数字内容

1. 掌握颈肩腰腿痛、骨关节炎、原发性骨质疏松症、髋部骨折的常见临床表现、常用治疗方法及预防措施。

2. 熟悉颈肩腰腿痛、骨关节炎、原发性骨质疏松症、骨折的病因及分类。

3. 了解颈肩腰腿痛、骨关节炎、原发性骨质疏松症病理特点及骨折的愈合过程。

4. 能正确地对颈肩腰腿痛、骨关节炎、原发性骨质疏松症、髋部骨折做出初步判断,提出治疗建议,并进行日常生活指导和健康教育。

5. 具有关爱老人、耐心细致、尊重科学的职业素养。

第一节 颈肩痛和腰腿痛

王女士,70 岁,教师。颈背部酸痛伴右肩臂疼痛麻木两年。两年前,患者因长期伏案工作致枕部、颈背部、双侧肩胛骨脊柱缘酸痛,记忆力减退,有时伴恶心、心悸、胸闷、双眼视物模糊、眼皮发紧,右肩关节痛。查体:第 2~7 胸椎棘突连线僵硬感;右肩痛,外展、后伸受限。颈功能活动:前屈 15°、后伸 20°、左侧屈 10°、右侧屈 10°、左侧旋 45°、右侧旋 45°,压顶试验(+)、椎间孔挤压试验(+)、颈牵引试验(+)。其他未见异常。

请思考:

1. 王女士有可能患了什么病?

2. 应该如何处理? 如何预防?

3. 在日常照护中应该注意哪些问题?

颈肩痛和腰腿痛是一组临床常见症状,其病因复杂,病程漫长,临床表现多样。颈肩痛是指颈、肩、肩胛等处的疼痛,有时伴有一侧或两侧上肢痛及颈脊髓损害症状。腰腿痛是指下腰、腰骶、骶髂、臀部等处的疼痛,可伴有一侧或两侧下肢痛及马尾神经损害表现。

一、颈肩痛

颈肩痛在临床上常见,引起颈肩痛的原因很多,多由于颈肩部软组织的急、慢性损伤,以及颈椎退行性变或先天性因素所致,有些患者难以找到确切病因。老年人常由颈椎退行性病变引发颈椎病而出现颈肩痛。

(一)颈肩部软组织慢性损伤

颈肩部软组织慢性损伤是一种无菌性炎症反应。

1. **病因** 颈部软组织在固定不变的姿势下长期受到牵拉,引起颈部肌肉劳损,常见于伏案工作者;急性软组织损伤未得到治愈可转变为慢性损伤;局部风寒侵袭与发病也有一定关系。

2. **临床表现** 患者多有长期低头姿势病史,主要表现为颈肩部肌肉酸痛不适,反复发作,可自行缓解。颈肩部可有或没有明确压痛点,查体按压时患者反觉舒适,有时可触及痉挛的肌肉。

3. **治疗** 重点在于预防。纠正不良姿势,避免颈部长时间固定不动。理疗及按摩都能取得较好疗效,可口服或外用非甾体抗炎药及活血化瘀的中药。

(二)颈椎病

颈椎病(cervical spondylosis)是指颈椎间盘退行性变及其继发性椎间关节退行性变,引起脊髓、神经和血管损害而表现出的相应症状。

1. **病因和病理**

(1)颈椎间盘退行性变:是颈椎病发生和发展的基础,由于颈椎间盘退行性变而使椎间隙狭窄,关节囊及韧带松弛,颈椎的稳定性下降,导致椎间盘突出、骨质增生、韧带变性,最后引起脊髓、神经、血管受到刺激或压迫。

(2)损伤对已退行性变的颈椎和椎间盘的影响:急性损伤可使其加重而发病,慢性损伤可加速其退行性变过程而提前出现症状。外伤所致颈椎骨折与脱位并发的脊髓或神经根损害不属颈椎病范畴。

(3)颈椎先天性椎管狭窄:在椎管狭窄的基础上,即使退行性改变轻微,也可出现压迫症状而发病。

椎间关节退行性变、神经血管受累、临床症状和体征这三者之间并不是简单的因果关系,它们相互关联,又有其各自发生和发展的规律。50岁以上人群颈椎 X 线片大多显示不同程度的退行性变,然而只有小部分人发病,且影像学上神经、血管受压的程度与临床病情程度并非完全一致。

2. **临床表现** 根据病变组织的不同,将颈椎病分为下列四个类型。

(1)神经根型:病变组织压迫或刺激神经根所致,临床所见大部分是这种类型。颈部损伤、长期伏案工作劳累常为诱发因素,可急性起病或慢性起病。开始多为颈部不适或颈肩痛,随之疼痛向上肢放射,颈部活动时可出现放电样剧痛。皮肤麻木、疼痛过敏,手指活动不灵活。查体可有颈部压痛,颈椎活动受限,可有感觉异常、肌力减退及腱反射改变。臂丛神经牵拉试验阳性:将患侧头及肩臂向相反方向牵拉,臂丛神经根被牵张而出现症状(图9-1)。压头试验阳性:患者头后仰并偏向患侧,在其头顶按压,出现颈肩或上肢放射痛。

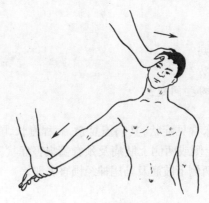

图 9-1 臂丛神经牵拉试验

X 线平片可见颈椎生理前凸变小或消失、颈椎不稳、颈椎关节增生、椎间隙及椎间孔狭窄、椎体后缘骨质增生等。CT 及 MRI 可见椎间盘突出、椎管狭窄等。

（2）脊髓型：病变组织从前方压迫脊髓，多发生在下颈段。一般起病缓慢，逐渐加重或时轻时重，外伤可引起突然加重。以四肢无力、手足或肢体麻木、握物不牢、写字及持筷等精细动作不准或步态不稳、足下踩棉花样感等为常见主诉，可有排尿障碍及胸腹部束带感。大多有腱反射亢进或出现霍夫曼征等病理反射。随病情加重发生自下而上的痉挛性瘫痪，重者可出现四肢瘫。X 线片表现与神经根型相似，脊髓造影、CT、MRI 可显示脊髓受压情况。

（3）椎动脉型：病变组织刺激、压迫、牵拉椎动脉或椎动脉痉挛是发病原因，动脉硬化患者更易发生此病。头部旋转引起眩晕是本病的主要特点，严重者甚可猝倒，但意识清醒。可有枕后痛、视觉障碍、耳鸣、恶心、呕吐等。

（4）交感神经型：病因不明，临床表现复杂，为交感神经兴奋或抑制症状，主观症状多，客观体征少。

3. 诊断　诊断颈椎病必须具备比较典型的症状和体征，同时影像学证实椎间关节退行性变，并压迫神经、血管，且影像学所见与临床表现有明确的因果关系。仅有 X 线改变而无临床表现者，不能诊断颈椎病。同样，也不能仅仅依靠临床表现作出诊断。临床上神经根型常见，且表现典型，诊断多无困难。有时多种类型的症状同时出现，称为混合型。

4. 治疗

（1）非手术治疗：①颌枕带牵引：主要适用于神经根型、椎动脉型和交感神经型颈椎病，脊髓型应慎用。头微前屈，坐位、卧位均可进行牵引，牵引重量 2~6kg，每日 1~2 次，每次 1 小时，10 天为一个疗程。也可进行持续牵引，每日 6~8 小时，2 周为一个疗程。牵引后症状加重者不宜再用。②卧床休息：可减少颈椎负荷，使椎间关节的创伤性炎症消退，症状可以减轻或消失，一般需卧床 2~4 周。③颈围制动：限制颈椎活动，减少对神经或血管的刺激，使症状得到缓解。④推拿按摩：应由专业医护人员轻柔操作，以免增加损伤；脊髓型不适于推拿按摩。⑤理疗：有缓解肌肉紧张作用，可减轻症状。⑥药物治疗：症状严重时，可口服或外用非甾体抗炎药、肌松药、中药制剂等；痛点局限时，可痛点注射糖皮质激素类药物制剂。⑦预防：定时改变颈部姿势，自我按摩颈部，睡眠时避免枕头过高等均有助于缓解症状。

（2）手术治疗：脊髓型、神经根型颈椎病症状进行性加重者，经非手术治疗 3~6 个月无效，可手术治疗。手术的目的是解除脊髓压迫和使颈椎获得稳定。对于多节段受压，或伴有发育性椎管狭窄者，行后路椎管扩大成形术；对于 1~2 个节段受压，而无椎管狭窄者，采用前路椎间盘及骨赘切除、椎体间植骨融合内固定术。

5. 预防　定时改变颈部姿势，自我按摩颈部，睡眠时避免枕头过高等均有助于缓解症状。

二、腰腿痛

（一）概述

腰腿痛是一组临床常见症状，其病因复杂，临床表现多样，严重影响患者的生活和工作。老年人以腰椎退行性变导致腰椎骨质增生、韧带肥厚、腰椎畸形、腰椎管狭窄、腰椎压缩性骨折、腰椎间盘突出最常见。

1. 病因与分类　①以损伤最常见，包括脊柱骨折和脱位、脊椎滑脱、椎间盘突出、腰部软组织急性损伤等。②长期积累性劳损较急性外伤更为多见。③退行性改变是腰腿痛的另一常见原因，包括骨质疏松症、腰椎骨关节炎、小关节紊乱、椎管狭窄、黄韧带肥厚等。④脊柱结核、化脓性脊柱炎、强直性脊柱炎、类风湿性关节炎、肌筋膜性纤维组织炎、神经根炎、硬膜外感染等也可引起腰腿痛。⑤脊柱侧弯、脊椎裂等发育异常可以引起慢性腰痛。⑥脊柱肿瘤也是腰腿痛的发病因素之一。

2. 疼痛性质　①局部疼痛：是指病变所在部位产生的疼痛，多表现为有固定的压痛点。②牵涉痛：亦称反射痛，是脊神经分支受到刺激后，在同一神经其他分支支配部位所感到的疼痛，其疼痛部位较模糊。③放射痛：是神经根受到损害的特征性表现，疼痛沿受损神经根向末梢放射，有较典型的感觉、运动、反射损害的定位体征。

3. 治疗 在多数情况下,腰腿痛可经非手术治疗得到缓解或治愈,有时需手术治疗。①卧床休息:是重要的治疗手段,疼痛严重者经过卧床,能有效地缓解症状。②功能锻炼:腰部损伤者在疼痛缓解后作适当的功能锻炼,可以增强脊柱的稳定性。③骨盆牵引:腰椎间盘突出症患者,采用骨盆牵引可减轻椎间盘的压力,缓解肌肉紧张,是非手术治疗的主要方法之一。④推拿及按摩:推拿及按摩有舒筋活血、消肿止痛作用,但应注意手法不能粗暴,防止加重损伤。⑤痛点及硬膜外注射治疗:对于压痛点局限者,行糖皮质激素类药物痛点注射,每周 1 次,连续注射 3~4 次,对减轻局部炎症反应、缓解疼痛疗效确切;有严重神经根症状者可行椎管内注射,但应严格无菌操作,椎管内不宜反复注射。⑥理疗:理疗等局部温热治疗可以改善局部血液循环,能不同程度地缓解疼痛。⑦药物治疗:中成药有舒筋活络、活血化瘀的功效,非甾体类抗炎药物有较好的消炎镇痛作用。

4. 预防 有效的预防可以避免或减轻腰腿痛的发病,如采取合理的劳动姿势,端正坐姿,避免单一姿势时间过久,进行腰背肌肉锻炼等,参加剧烈运动前要做好准备活动。

（二）腰部软组织慢性损伤

大部分腰痛患者的症状由腰部软组织的慢性损伤引起。腰部软组织慢性损伤是指腰部肌肉、韧带、筋膜、关节囊受到反复、持续的外力作用而发生的积累性损伤,并没有明确的暴力外伤史。最常见腰部软组织慢性损伤是腰肌劳损和棘上、棘间韧带损伤等。

1. 腰肌劳损 腰肌劳损(strain of lumbar muscles)是腰部肌肉及其附着点的慢性损伤性炎症,是腰痛的常见原因。

（1）病因和病理:长期的弯腰动作或姿势异常,腰部软组织处于不平衡状态,形成保护性肌痉挛。因肌紧张致局部供氧不足,代谢产物聚集,刺激局部形成损伤性炎症。局部湿冷与发病有一定关联。急性腰扭伤治疗不当,可迁延而成慢性腰肌劳损。

（2）临床表现:有长期坐位、弯腰工作或脊柱畸形的病史。无明显诱因的慢性腰痛为本病的主要症状,腰痛为酸胀痛,站立、坐位、卧床等一个姿势过久均感不适,稍事活动后可以减轻,气候变化时症状加重或复发。有的患者腰椎活动并不受限,腰部无压痛点,按压及叩击腰部反而感觉舒适。有的患者腰椎活动受限,病变部位有压痛。X 线检查多无异常。

（3）治疗:理疗及按摩可改善局部血液循环,促进炎症吸收,往往需要较长的疗程。糖皮质激素类药物痛点注射,对痛点局限者有效。疼痛严重者可口服非甾体类抗炎镇痛剂或活血化瘀的中药制剂。

（4）预防:正确的姿势及定时改变姿势,加强腰部肌肉锻炼是预防和防止复发、减轻症状的根本措施。疼痛时可在工作中使用腰围,但不能长期使用,以免继发失用性肌萎缩。

2. 棘上、棘间韧带损伤 棘上韧带损伤(trauma of supraspinous ligament)和棘间韧带损伤(trauma of interspinous ligament)也是慢性腰痛的常见原因之一。

（1）病因和病理:棘上、棘间韧带的主要作用是防止脊柱过度前屈,脊柱前屈时韧带被拉紧,如果脊柱长时间持续前屈,使棘上、棘间韧带始终处于紧张状态,则韧带产生小的撕裂、出血、渗出,这些炎性物质刺激韧带的神经分支而引起腰痛,继之可发生韧带退行性变和钙化。因暴力所致棘上、棘间韧带损伤,愈合过程中形成较多瘢痕,也是慢性腰痛的原因。

（2）临床表现:一般无明确外伤史,但多有长时间弯腰动作而未及时改变姿势的病史。主要症状为腰痛,在弯腰时加重,腰部过伸时也可引起疼痛。检查时在棘突上或棘突间可触及明显压痛点,往往很局限,一些患者的压痛在脊柱前屈时减轻,过伸时反而加重。X 线所见多无异常。

（3）治疗:本病压痛点局限,因而糖皮质激素类药物痛点注射可明显缓解疼痛。理疗能促进局部炎症反应的吸收,对大部分患者有一定疗效。

（4）预防:避免长时间弯腰,注意定时改变姿势可有效预防和防止复发。

（三）腰椎间盘突出症

腰椎间盘突出症(lumbar disc herniation)是因椎间盘变性,纤维环破裂,髓核突出刺激或压迫神经根、马尾神经所表现的一种综合征,是腰腿痛最常见的原因之一。

1. 病因和病理 椎间盘退行性变是基本因素。随年龄增长,纤维环和髓核含水量逐渐减少,椎间盘变薄,结构松弛,弹性降低。积累损伤是椎间盘变性的主要原因。由于后纵韧带在后外侧相对薄弱,髓核易从此部位脱出,是椎间盘突出的好发部位,最常发生于腰 4~腰 5、腰 5~骶 1 间隙。根据突出的部位,可分为:中央型、后外侧型、极外侧型。根据病理学、影像学可将椎间盘突出分为 5 型,但临床诊断统一为腰椎间盘突出症。①膨出型:纤维环有部分破裂,而表层完整,髓核在压力的作用下向椎管均匀膨胀,突出物的表面光滑。②突出型:纤维环完全破裂,髓核较尖锐突向椎管,仅有后纵韧带或一层纤维膜覆盖,表面高低不平。③脱出型:纤维环、后纵韧带、纤维膜完全破裂,突出的椎间盘组织或碎块脱入椎管内,但尚有一部分与原间隙相连。④游离脱垂型:脱入椎管的椎间盘组织或碎块完全游离,可远离原间隙而掉入椎管的任何部位。⑤Schmorl 结节及经骨突出型:前者是指髓核经上、下软骨板的发育性或后天性裂隙突入椎体骨松质内,后者是指髓核沿椎体软骨终板和椎体之间的血管通道向前纵韧带方向突出,形成椎体前缘的游离骨块。

2. 临床表现　腰椎间盘突出症常见于 20~50 岁患者,男女之比为(4~6):1,大多有腰部损伤史。

(1)症状:①腰痛是大多数患者最先出现的症状。突出的髓核刺激纤维环外层及后纵韧带中的窦椎神经而产生下腰部牵涉痛。②坐骨神经痛是腰椎间盘突出症的主要症状,可以单独出现,也可以与腰痛同时出现,典型的坐骨神经痛是从下腰部向臀部、大腿后侧、小腿外侧至足部的放射痛;当咳嗽、打喷嚏、排便等致腹压增高时可使疼痛加剧;早期为痛觉过敏,病程较长者为痛觉减退或麻木。③向正后方突出的髓核或脱出、游离的椎间盘组织可压迫马尾神经,出现大、小便功能障碍,鞍区感觉异常。

(2)体征:①腰椎侧弯:为缓解突出的髓核对神经根的压迫或刺激,减轻疼痛,脊柱呈现一种姿势性代偿畸形。②腰部活动受限:腰椎前屈时加重对神经根的刺激,使疼痛加重,故患者腰部活动受限以前屈受限最明显。③压痛:大部分患者病变部位棘突间或棘突旁有压痛,其棘突旁压痛可沿坐骨神经放射。④直腿抬高试验及加强试验阳性:患者仰卧,伸膝位抬高患肢,在 70°以内出现坐骨神经痛,称为直腿抬高试验阳性;在直腿抬高试验阳性时,缓慢降低患肢角度至疼痛消失,这时再背伸踝关节,又出现放射痛者为加强试验阳性。直腿抬高试验及加强试验在腰椎间盘突出症诊断中具有重要意义。⑤感觉、肌力、腱反射改变:感觉改变可能为过敏或减退,肌力减弱,腱反射减弱或消失。腰 4~腰 5 椎间盘突出时(腰 5 神经根受损),感觉改变出现在小腿前外侧、足背内侧,趾背伸肌力减弱;腰 5 骶 1 椎间盘突出时(骶 1 神经根受损),感觉改变出现在小腿后外侧、足外侧,趾及足跖屈力减弱,踝反射减弱或消失;椎间盘中央型突出致马尾神经受压时,可出现会阴部感觉异常,肛门反射减弱或消失,肛门括约肌肌力减弱。

3. 辅助检查

(1)X 线平片:可见到腰椎生理前凸减小或消失,腰椎出现侧凸,椎间隙狭窄,椎体边缘骨质增生等,虽不能直接反映是否存在椎间盘突出,但在鉴别诊断上具有意义。

(2)CT 检查:可显示骨性椎管形态,椎间盘突出的部位、大小,对神经根或硬膜囊压迫的程度等,有较大的诊断意义。

(3)MRI 检查:对软组织的观察更具优势,可以更清晰、更全面地显示突出的髓核组织与脊髓、神经根和马尾神经之间的关系,以及脊髓本身是否存在病变,对本病的诊断有较大价值。

4. 诊断　腰椎间盘突出症的诊断,重点在临床诊断,许多情况下 CT 及 MRI 可以显示不同程度的椎间盘病变但并无临床症状及体征,这时不应诊断为本病。

5. 治疗

(1)非手术治疗:绝大多数腰椎间盘突出症患者经非手术治疗可缓解或治愈。①严格卧硬板床休息:卧床可减轻体重对椎间盘的压力,减轻突出的髓核对神经根的刺激。在症状初次发作时,尤其应该严格卧床休息,包括进餐及排便均应卧位进行。卧床至少 3 周,可取得满意疗效。疼痛基本缓解后,可戴腰围下床活动,腰围佩戴不应超过 2 个月,并在几个月内避免弯腰负重。这种方法简单有效,是非手术治疗的主要方法。②骨盆牵引:可使椎间隙增宽,减少椎间盘内压,减轻对神经根的刺激。可持续牵引或间断牵引,间断牵引者每日 2 次,每次 1~2 小时。③理疗、按摩:可缓解肌肉痉挛,减轻椎间盘压力,但应注意避免暴力。④糖皮质激素类药物硬膜外注射:可明显减轻神经根周围的炎症反应,有良好的镇痛作用,多用于症状严重者,每周 1 次,3 次为 1 疗程,如若无效,不应再次注射。

(2)微创治疗:①髓核化学溶解法:将胶原蛋白酶注入突出的髓核附近,使椎间盘内压力降低或突出的髓核缩小,达到缓解症状的目的。②经皮髓核摘除术:在 X 线监视下,通过椎间盘镜或其他特殊器械,直接进入椎间隙,摘除一定量的髓核,减轻椎间盘内压力,减轻对神经根的刺激,使症状得以缓解。对髓核脱出较大或已游离者,本法不能使其缓解。近年用于临床的还有经皮激光椎间盘减压术等。

（3）手术治疗:可在直视下切除突出的髓核组织及纤维环,并可剥离粘连的神经根,可有效解除神经根症状。手术治疗有可能发生椎间隙感染、血管或神经根损伤、术后粘连、复发等并发症,且病程过长时因神经根变性手术效果欠佳,故应严格掌握手术指征。腰椎间盘突出症的手术指征为:有马尾神经受损者;有严重的神经根压迫症状者;经严格非手术治疗无效者。

（四）腰椎管狭窄症

腰椎管狭窄症(spinal stenosis)是指腰椎管骨性或纤维结构异常,导致管腔狭窄,压迫硬膜囊或神经根而出现相应临床症状。狭义的腰椎管狭窄是指因椎弓根发育过短,椎管的矢状径小于正常值的下限。广义的腰椎管狭窄包括因关节突增生内聚引起的神经根管狭窄,也包括黄韧带肥厚等其他原因引起的椎管矢状径变小。腰椎管狭窄症是腰腿痛的常见原因之一。

1. 病因和病理 椎弓根发育过短是先天性的,但并不引起临床症状和体征,而多在成年后发病。因此,在先天性椎管矢状径狭小的基础上,后天性退行性改变是腰椎管狭窄症的诱发因素。椎间盘退行性变及向后膨出、椎体后缘骨质增生、小关节肥大及内聚、硬膜外血管异常、后纵韧带骨化、脊柱滑脱等,都可使椎管管腔狭窄,构成对脊髓、硬膜囊或神经根的压迫。此外,脊柱骨折移位的骨块、骨痂、腰椎手术后形成的瘢痕或粘连等,均可引起椎管狭窄。

2. 临床表现 本病的特点是症状较重,但体征较轻。

（1）症状:①腰痛及腿痛:下腰、骶、臀部慢性疼痛,可向下肢放射。症状的出现与体位有关,腰部后伸及直立时症状加重,弯腰、下蹲、坐位时症状减轻。②间歇性跛行:典型表现是神经源性间歇性跛行,其特点是步行数十米至数百米即出现下肢疼痛、麻木、酸胀、无力等症状,此时如坐下或蹲下休息片刻,症状即明显缓解或消失,又可继续行走,但随之症状又出现,如此反复发作。弯腰骑自行车并不受限。③马尾神经受损表现:部分患者可有排尿不畅、男性性功能障碍、会阴部感觉异常。

（2）体征:中央椎管狭窄患者体征较轻,甚至或无明显体征。侧隐窝或神经根管狭窄者则有类似腰椎间盘突出的体征,有时更为严重。①腰部后伸受限:腰部后伸时,因椎管内有效间隙减小而使疼痛加剧,腰部后伸受限,而腰椎前屈并不受限。②腰椎棘突旁压痛,小腿外侧及足背感觉异常,胫前肌、伸肌、趾伸肌肌力减弱。③直腿抬高试验可为阳性,膝腱反射和跟腱反射减弱。

3. 诊断 临床表现是诊断本病的基本依据,影像学检查具有重要意义。CT 检查可显示椎管矢状径及脊髓或硬膜囊受压情况,也可显示神经根管狭窄、后纵韧带骨化、骨质增生等情况,在 CT 片上测量矢状径可反映椎管狭窄程度。MRI 可显示脊髓受压程度及是否存在变性、椎管内是否有血管异常等。X 线平片可见脊柱侧弯、腰椎生理前凸减小或消失、椎间隙狭窄、脊柱滑脱等病变。鉴别诊断主要有腰椎间盘突出症、腰椎滑脱症、脊柱肿瘤、结核、神经根炎等。

4. 治疗

（1）非手术治疗:多数情况下,非手术治疗能取得不同程度的疗效,方法有卧床休息、功能锻炼、推拿按摩、针灸、理疗及中西药物治疗。

（2）手术治疗

1）手术指征:①出现马尾神经功能障碍者;②症状严重,经非手术治疗无效者;③多数混合性腰椎管狭窄症。

2）手术要求:解除对硬膜囊及神经根的压迫,包括椎板、肥厚黄韧带、上关节突部分切除,神经根管扩大及粘连松解等。对伴有腰椎不稳患者应行固定融合。

三、健康指导

颈肩痛和腰腿痛是老年人常见疾病,应帮助患者及家属了解疾病相关知识和日常注意事项,及时就诊、积极治疗,科学预防并发症。

1. 生活指导 在日常生活中,指导老年人进行正确地锻炼运动,保持正确的姿势,注意颈肩及腰部保暖,可以减少颈肩腰腿痛的发生。腰腿痛患者应卧硬板床。

2. 治疗指导　①指导患者进行正确的康复训练：康复训练可减轻症状、缓解病情，训练强度要适中，切忌过度。②疼痛较重应给予镇痛，服用镇痛药物时应严格遵照医嘱。③指导家属正确居家按摩：推拿按摩是缓解症状的有效方法，但方法一定要正确、动作要轻柔，否则易引起病情加重。

3. 安全指导　颈肩痛和腰腿痛主要症状是疼痛和肢体力量下降，行动不便者应给予辅助，以免摔倒。

第二节　骨关节炎

葛女士，63 岁。双膝关节疼痛 3 年。3 年前开始活动后出现双膝关节疼痛，休息后疼痛消失。以后呈进行性加重。近 1 个月来出现晨起关节僵硬，疼痛加剧，有时出现关节肿胀。查体：双膝关节间隙压痛，伸屈活动时有摩擦感，浮髌征阳性，活动度正常。X 线检查见关节边缘骨赘形成，软骨下骨硬化，关节间隙稍窄。

请思考：

1. 该患者最有可能患了什么病？应如何治疗？

2. 应如何指导患者进行运动和康复训练？

骨关节炎（osteoarthritis，OA）是指由多种因素引起关节软骨纤维化、皲裂、溃疡、脱失而导致的以关节疼痛为主要症状的退行性疾病。本病多发生于中老年人，女性多于男性。骨关节炎分为原发性和继发性，原发性骨关节炎多发生于中老年人群，继发性骨关节炎可发生于青壮年。

一、病因

原发性骨关节炎的发病原因尚不明确，许多因素与本病有关，如与年龄、肥胖、炎症、创伤及遗传等因素有一定的关系。继发性骨关节炎可继发于创伤、炎症、关节不稳定、积累性劳损或先天性疾病等。年龄是骨关节炎的主要高危因素，生物力学方面的应力平衡失调、软骨的营养和代谢异常、受累关节的过度活动与外伤、激素水平变化等均可能与骨关节炎的发生有关。

二、病理

骨关节炎最早、最主要的病理改变发生在关节软骨。早期局灶软骨软化、糜烂，软骨下骨外露，继而骨膜、关节囊及关节周围肌肉改变，出现关节囊挛缩、韧带松弛或挛缩、肌肉萎缩无力等改变，使关节面上生物应力平衡失调，病变加重，最终关节面破坏、畸形。

三、临床表现

骨关节炎好发于中老年人群，发病率高，65 岁以上人群的患病率达 50% 以上。累及部位包括膝、髋、踝、手和脊柱（颈椎、腰椎）等关节。

1. 关节疼痛及压痛　关节疼痛及压痛是骨关节炎最为常见的临床表现，发生率为 36.8%~60.7%。疼痛在各个关节均可出现，其中以髋、膝及指间关节最为常见，常与天气变化有关，寒冷、潮湿环境均可加重疼痛。初期为轻度或中度间断性隐痛，休息后好转，活动后加重；晚期可以出现持续性疼痛或夜间痛。关节局部可有压痛，在伴有关节肿胀时尤其明显。

2. 关节活动受限　常见于髋、膝关节。晨起时关节僵硬及发紧感，俗称晨僵，活动后可缓解。关节僵硬持续时间一般较短，常为几至十几分钟，极少超过 30 分钟。患者在疾病中期可出现关节绞锁，晚期关节活动受限加重，最终导致残疾。

3. 关节畸形　关节肿大以指间关节骨关节炎最为常见且明显，可出现赫伯登结节（Heberden node，HN）和布夏尔结节（Bouchard node，BN）。膝关节因骨赘形成或滑膜炎症积液也可以造成关

135

节肿大。

4. 骨摩擦音（感） 常见于膝关节骨关节炎。由于关节软骨破坏，关节面不平整，活动时可以出现骨摩擦音（感）。

5. 肌肉萎缩 常见于膝关节骨关节炎。关节疼痛和活动能力下降可以导致受累关节周围肌肉萎缩，关节无力。

四、辅助检查

1. 实验室检查 多无阳性发现，继发性骨关节炎可出现原发疾病的相关指标异常。

2. X 线检查 在 X 线片上骨关节炎的三大典型表现为受累关节非对称性关节间隙变窄、软骨下骨硬化和 / 或囊性变、关节边缘骨赘形成。部分患者可有不同程度的关节肿胀，关节内可见游离体，甚至关节变形。

3. MRI 检查 表现为受累关节的软骨厚度变薄、缺损，以及骨髓水肿、半月板损伤及变性、关节积液及腘窝囊肿。MRI 检查对于临床诊断早期骨关节炎有一定价值，目前多用于骨关节炎的鉴别诊断或临床研究。

4. CT 检查 常表现为受累关节间隙狭窄、软骨下骨硬化、囊性变和骨赘增生等，多用于骨关节炎的鉴别诊断。

五、诊断

需根据患者病史、症状、体征、X 线表现及实验室检查做出临床诊断。

1. 髋关节骨关节炎诊断标准

（1）近 1 个月内反复的髋关节疼痛。

（2）红细胞沉降率≤20mm/h。

（3）X 线片示骨赘形成，髋臼边缘增生。

（4）X 线片示髋关节间隙变窄。

满足 1、2、3 条或 1、3、4 条，可诊断髋关节骨关节炎。

2. 膝关节骨关节炎诊断标准

（1）近 1 个月反复的膝关节疼痛。

（2）X 线片（站位或负重位）示关节间隙变窄、软骨下骨硬化和 / 或囊性变、关节边缘骨赘形成。

（3）年龄≥50 岁。

（4）晨僵时间≤30 分钟。

（5）活动时有骨擦音（感）。

满足 1、2 条或 1、4、5 或 1、3、4、5 条可诊断膝关节骨关节炎。

六、治疗

骨关节炎为不可逆病变，治疗目的是缓解或解除疼痛等症状，减缓关节退变，最大限度地保持和恢复患者的日常生活。

（一）基础治疗

对病变程度不重、症状较轻的骨关节炎患者是首选的治疗方式。强调改变生活及工作方式的重要性，使患者树立正确的治疗目标，减轻疼痛，改善和维持关节功能，延缓疾病进展。

1. 运动治疗 选择正确的运动方式，制订个体化的运动方案，从而达到减轻疼痛，改善和维持关节功能，保持关节活动度，延缓疾病进程的目的。

（1）低强度有氧运动：采用正确合理的有氧运动方式可以改善关节功能，缓解疼痛。

（2）关节周围肌肉力量训练：加强关节周围肌肉力量，既可改善关节稳定性，又可促进局部血液循环，但应注重关节活动度及平衡（本体感觉）的锻炼。常用方法：①股四头肌等长收缩训练；②直腿抬高加强股四头肌训练；③臀部肌肉训练；④静蹲训练；⑤抗阻力训练。

（3）关节功能训练：主要指膝关节在非负重位的屈伸活动，以保持关节最大活动度。常用方法包括:①关节被动活动;②牵拉;③关节助力运动和主动运动。

2. 物理治疗 主要是通过促进局部血液循环、减轻炎症反应,达到减轻关节疼痛、提高患者满意度的目的。常用方法包括水疗、冷疗、热疗、按摩等。应根据患者的具体情况选择合适的治疗方法。

3. 行动辅助 通过减少受累关节负重来减轻疼痛,选择合适的行动辅助器械,如手杖、拐杖、助行器、关节支具等,也可选择平底、厚实、柔软、宽松的鞋具辅助行走。

（二）药物治疗

应根据患者病变的部位及病变程度,内外结合,进行个体化的药物治疗。

1. 非甾体抗炎药 是骨关节炎患者缓解疼痛、改善关节功能最常用的药物,包括局部外用药物和全身用药物。

（1）局部外用药物:在使用口服药物前,应先选择局部外用药物,尤其是老年人,可使用各种非甾体抗炎药的凝胶贴膏、乳胶剂、膏剂、贴剂等,如氟比洛芬凝胶贴膏。局部外用药物可迅速、有效缓解关节的轻、中度疼痛,其胃肠道不良反应轻微,但需注意局部皮肤不良反应的发生。对中、重度疼痛可联合使用局部外用药物与口服非甾体抗炎药。

（2）全身应用药物:根据给药途径可分为口服药物、针剂以及栓剂,最常选用是口服药物。

用药原则:①用药前进行危险因素评估,关注潜在内科疾病风险。②根据患者个体情况,剂量个体化。③尽量使用最低有效剂量,避免过量用药及同类药物重复或叠加使用。④用药 3 个月后,根据病情选择相应的实验室检查。

2. 镇痛药物 对非甾体抗炎药治疗无效或不耐受者,可使用阿片类镇痛剂、对乙酰氨基酚与阿片类药物的复方制剂等。但需强调的是,阿片类药物的不良反应和成瘾性发生率相对较高,要谨慎使用。

3. 关节腔注射药物 可有效缓解疼痛,改善关节功能。

（1）糖皮质激素:起效迅速,短期缓解疼痛效果显著,但反复多次应用激素会对关节软骨产生不良影响,建议每年应用最多不超过 2~3 次,注射间隔时间不应短于 3~6 个月。

（2）玻璃酸钠:可改善关节功能,缓解疼痛,安全性较高,可减少镇痛药物用量,对早、中期骨关节炎患者效果更为明显。

4. 缓解骨关节炎症状的慢作用药物 包括双醋瑞因、氨基葡萄糖等,可起到缓解疼痛症状、改善关节功能、延缓病程进展的作用。

5. 中药 中药可通过多种途径减轻疼痛、延缓骨关节炎的疾病进程、改善关节功能。

（三）手术治疗

骨关节炎的外科手术治疗包括关节软骨修复术、关节镜下清理手术、截骨术、关节融合术及人工关节置换术,适用于非手术治疗无效、影响正常生活的患者,手术的目的是减轻或消除患者疼痛症状、改善关节功能和矫正畸形。

知识链接

骨关节炎阶梯治疗

底层:基础治疗（患者教育、运动治疗、物理治疗、行动支持治疗）,适用于所有患者。早期患者根据患者需求和一般情况,可选择适宜的基础治疗方案。

第二层:药物治疗（镇痛药、关节腔注射药物、缓解症状的慢作用药物、中药）,在考虑患者发病的部位及自身危险因素的基础上,选择正确的用药途径和药物种类。

第三层:修复性治疗（关节镜手术、软骨修复手术、力线矫正手术）,在基础治疗和药物治疗无效的前提下进行修复性治疗,手术方案要根据病变部位、病变程度、一般情况及自身意愿综合考虑。

顶层:重建治疗（人工关节置换）。

七、健康指导

骨关节炎是老年人常见病,应向患者进行骨关节炎的知识宣教并帮助患者建立长期检测及评估机制。

1. 生活指导 ①根据每日活动情况,指导患者改变不良的生活及工作习惯,避免长时间跑、跳、蹲,同时减少或避免爬楼梯、爬山等;②指导患者正确减肥,减轻体重不但可以改善关节功能,而且可减轻关节疼痛。

2. 治疗指导 ①指导患者正确用药。药物治疗应严格按照医嘱服用,不同的患者对药物疗效有差异,疗效不佳时应按医嘱及时调整;②指导患者进行正确的运动治疗。

3. 照顾指导 骨关节炎多有行动障碍,应协助患者日常生活,指导患者正确应用行动辅助,避免意外摔倒等风险。

第三节 骨质疏松症

吕女士,69 岁,5 年前出现不明原因的腰背部疼痛,进行性加重。近 1 年来出现轻度驼背。骨密度测定骨量降低,X 线检查椎体有不同程度的高度降低。

请思考:

1. 该患者最有可能患了什么病? 应如何治疗?

2. 如何进行健康指导?

骨质疏松症(osteoporosis OP)是一种以骨量降低和骨组织微结构破坏为特征,导致骨脆性增加和易于骨折的代谢性骨病。按病因可分为原发性和继发性两类。原发性骨质疏松症又分为:Ⅰ型原发性骨质疏松症,即绝经后骨质疏松症(postmenopausal osteoporosis,PMOP),发生于绝经后女性;Ⅱ型原发性骨质疏松症,即老年性骨质疏松症,见于老年人。

一、病因

原发性骨质疏松症的病因尚不明确。继发性骨质疏松症的原发病因明确,常由内分泌代谢疾病(如性腺功能减退症、甲亢、甲旁亢、库欣综合征、1 型糖尿病等)或全身性疾病引起。

在正常性成熟以后,骨的代谢主要以骨重建形式进行。在更年期以后,男性的骨密度下降速率一般慢于女性,因为后者除增龄外,还有雌激素缺乏因素的参与。凡使骨吸收增加和/或骨形成减少的因素都会导致骨丢失和骨质量下降,脆性增加,直至发生骨折。

（一）骨吸收因素

1. 性激素缺乏 雌激素缺乏使破骨细胞功能增强,骨丢失加速,这是 PMOP 的主要病因;而雄激素缺乏在老年性骨质疏松症的发病中起了重要作用。

2. 活性维生素 D 缺乏和甲状旁腺素增高 由于高龄和肾功能减退等原因致肠钙吸收和 $1,25(OH)_2D_3$ 生成减少,甲状旁腺素呈代偿性分泌增多,导致骨转换率加速和骨丢失。

3. 细胞因子表达紊乱 骨组织的白细胞介素(IL-1、IL-6)和肿瘤坏死因子(TNF)增高,而破骨抑制因子减少,导致破骨细胞活性增强和骨吸收增加。

（二）骨形成因素

1. 峰值骨量降低 青春发育期是人体骨量增加最快的时期,约在 30 岁达到峰值骨量。峰值骨量主要由遗传因素决定,并与种族、骨折家族史、瘦高身材等临床表象以及发育、营养和生活方式等相关联。性成熟障碍致峰值骨量降低,成年后发生骨质疏松症的可能性增加,发病年龄提前。在达到峰值骨量后,骨质疏松症的发生主要取决于骨丢失的量和速度。

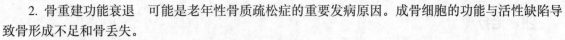

2. 骨重建功能衰退 可能是老年性骨质疏松症的重要发病原因。成骨细胞的功能与活性缺陷导致骨形成不足和骨丢失。

（三）骨质量下降

骨质量主要与遗传因素有关，包括骨的几何形态、矿化程度、微损伤累积、骨矿物质与骨基质的理化和生物学特性等。骨质量下降导致骨脆性和骨折风险增高。

（四）不良的生活方式和生活环境

骨质疏松症和骨质疏松症性骨折的危险因素很多，如高龄、吸烟、制动、体力活动过少、酗酒、跌倒、长期卧床、长期服用糖皮质激素、光照减少、钙和维生素 D 摄入不足等。蛋白质摄入不足、营养不良和肌肉功能减退是老年性骨质疏松症的重要原因。危险因素越多，发生骨质疏松症和骨质疏松症性骨折的概率越大。

二、临床表现

疼痛、脊柱变形和发生脆性骨折是骨质疏松症最典型的临床表现。但许多骨质疏松症患者早期常无明显的症状，往往在骨折发生后经 X 线或骨密度检查时才发现已有骨质疏松。

1. 疼痛 患者可有腰背疼痛或周身骨骼疼痛，负荷增加时疼痛加重或活动受限，严重时翻身、起坐及行走有困难。

2. 脊柱变形 骨质疏松严重者可有身高缩短、驼背、脊柱畸形和伸展受限。胸椎压缩性骨折会导致胸廓畸形，影响心肺功能；腰椎骨折可能会改变腹部解剖结构，导致便秘、腹痛、腹胀、食欲减低和过早饱胀感等。

3. 骨折 脆性骨折（低能量或者非暴力骨折）是骨质疏松常见症状。常因轻微活动、创伤、弯腰、负重、挤压或摔倒后发生骨折。多发部位为脊柱、髋部和前臂，其他部位亦可发生，如肋骨、盆骨、肱骨甚至锁骨和胸骨等。脊柱压缩性骨折多见于绝经后骨质疏松症患者，可单发或多发，有或无诱因，其突出表现为身材缩短；有时出现突发性腰痛，卧床而取被动体位。髋部骨折多在股骨颈部（股骨颈骨折），以老年性骨质疏松症患者多见，通常于摔倒或挤压后发生。第一次骨折后，患者再次或反复发生骨折的概率明显增加。

4. 并发症 驼背和胸廓畸形者常伴胸闷、气短、呼吸困难，甚至发绀等表现。肺活量、肺最大换气量和心排血量下降，极易并发上呼吸道和肺部感染。髋部骨折者常因感染、心血管病或慢性衰竭而死亡；幸存者生活自理能力下降或丧失，长期卧床加重骨丢失，使骨折极难愈合。

三、诊断

有下列症状应考虑骨质疏松症：①绝经后或双侧卵巢切除后女性；②不明原因的慢性腰背疼痛；③身材变矮或脊椎畸形；④脆性骨折史或脆性骨折家族史；⑤存在多种骨质疏松症危险因素，如高龄、吸烟、制动、低体重、长期卧床、服用糖皮质激素等。

临床诊断骨质疏松症的完整内容应包括两方面：确定骨质疏松和除外其他代谢性骨病。

临床上用于诊断骨质疏松症的通用指标是：发生了脆性骨折和 / 或骨密度低下。

1. 脆性骨折 是骨强度下降的明确体现，故也是骨质疏松症的最终结果及并发症，发生了脆性骨折临床上即可诊断骨质疏松症。

2. 骨密度测定 骨质疏松性骨折的发生与骨强度下降有关，而骨强度是由骨密度和骨质量所决定。若骨密度低同时伴有其他危险因素会增加骨折的危险性。因目前尚缺乏较为理想的骨强度直接测量或评估方法，临床上采用骨密度测量作为诊断骨质疏松、预测骨质疏松性骨折风险、监测自然病程以及评价药物干预疗效的最佳定量指标。

3. 诊断标准 详细的病史和体格检查是临床诊断的基本依据，但确诊有赖于 X 线检查或骨密度测定。骨质疏松症性骨折的诊断主要根据年龄、外伤骨折史、临床表现以及影像学检查确定。正位、侧位 X 线片（必要时可加特殊位置片）确定骨折的部位、类型、移位方向和程度。CT 和 MRI 检查对椎体骨折和微细骨折有较大诊断价值，CT 三维成像能清晰显示关节内或关节周围骨折，MRI 对鉴别新鲜和陈旧性椎体骨折有较大意义。

四、治疗

骨质疏松症的治疗强调综合性、早期和个体化治疗,治疗方案和疗程应根据疗效、费用和不良反应等因素确定。合适的治疗可减轻症状,改善预后,降低骨折发生率。

（一）一般治疗

1. 改善营养状况　补充足够的蛋白质有助于骨质疏松症和骨质疏松症性骨折的治疗,但伴有肾衰竭者要选用优质蛋白质饮食,并适当限制其摄入量。多进食富含异黄酮类食物对保存骨量也有一定作用。

2. 补充钙剂和维生素D　无论何种骨质疏松症均应补充适量钙剂,使每日元素钙的总摄入量达800~1 200mg。除增加饮食钙含量外,尚可补充碳酸钙、葡萄糖酸钙、枸橼酸钙等制剂;同时补充维生素D 400~600IU/d。非活性维生素D主要用于骨质疏松症的预防,而活性维生素D可促进肠钙吸收,增加肾小管对钙的重吸收,抑制甲状旁腺激素分泌,故可用于各种骨质疏松症的治疗。骨化三醇[1,25-(OH)$_2$D$_3$,钙三醇]或阿法骨化醇的常用量为0.25μg/d,应用期间要定期监测血钙、磷变化,防止发生高钙血症和高磷血症。

3. 加强运动　多从事户外活动,加强负重锻炼,增强应变能力,减少骨折意外的发生。运动的类型、方式和量应根据患者的具体情况而定。需氧运动和负重锻炼的重点应放在提高耐受力和平衡能力上,降低摔倒和骨折风险。避免肢体制动,增强抵抗力,加强个人护理。

4. 纠正不良生活习惯和行为偏差　提倡低钠、高钾、高钙和高非饱和脂肪酸饮食,戒烟忌酒。

5. 避免使用致骨质疏松症的药物　如抗癫痫药、苯妥英、苯巴比妥、扑米酮、丙戊酸、拉莫三嗪、氯硝西泮、加巴喷丁和乙琥胺等。

6. 对症治疗　有疼痛者可给予适量非甾体抗炎药,如阿司匹林,每次0.3~0.6g,每日不超过3次;或吲哚美辛(消炎痛),每次25mg,每日3次;或吲哚拉新(桂美辛)每次150mg,每日3次;或塞来昔布(celecoxib),每次100~200mg,每日1次。发生骨折或遇顽固性疼痛时,可应用降钙素制剂。骨畸形者应局部固定或采用其他矫形措施防止畸形加剧。骨折者应给予牵引、固定、复位或手术治疗,同时应辅以物理康复治疗,尽早恢复运动功能。必要时由医护人员给予被动运动,避免因制动或失用而加重病情。

（二）特殊治疗

1. 性激素补充治疗

（1）雌激素补充治疗:雌激素补充治疗主要用于绝经后骨质疏松症的预防,有时也可作为治疗方案之一。

雌激素补充治疗的原则是:①患者有雌激素缺乏的证据;②优先选用天然雌激素制剂;③青春期及育龄期妇女的雌激素用量应使血雌二醇的目标浓度达到中、晚卵泡期水平,绝经后5年内的生理性补充治疗目标浓度为早卵泡期水平;④65岁以上的绝经后妇女使用时应选择更低的剂量。

禁忌证:①子宫内膜癌和乳腺癌;②子宫肌瘤或子宫内膜异位;③不明原因阴道出血;④活动性肝炎或其他肝病伴肝功能明显异常;⑤系统性红斑狼疮;⑥活动性血栓栓塞性病变;⑦其他情况,如黑色素瘤、冠心病、耳硬化症、血卟啉症和镰状细胞性贫血等。伴有严重高血压、糖尿病、胆囊疾病、偏头痛、癫痫、哮喘、催乳素瘤、母系乳腺癌家族史和乳腺增生者慎用雌激素制剂。

常用制剂和用量:①微粒化17-β-雌二醇或戊酸雌二醇1~2mg/d;②炔雌醇10~20μg/d;③替勃龙1.25~2.5mg/d;④尼尔雌醇1~2mg/周;⑤雌二醇皮贴剂0.05~0.10mg/d,皮肤贴剂可避免药物肝脏的首过效应;鼻喷雌激素制剂(aerodiol)具有药物用量低、疗效确切等优点。

注意事项:①雌激素补充治疗的疗程一般不超过5年,治疗期间要定期进行妇科和乳腺检查;如子宫内膜厚度>5mm,必须加用适当剂量和疗程的孕激素;反复阴道出血者宜减少用量或停药。②一般为口服给药,但是伴有胃肠、肝胆、胰腺疾病者以及轻度高血压、糖尿病、血甘油三酯升高者应选用经皮给药;有泌尿生殖道萎缩症状者宜选用经阴道给药。③青春期和育龄期妇女的雌、孕激素的配伍可选用周期序贯方案,绝经后妇女可选用周期或连续序贯方案、周期或连续联合方案。

（2）雄激素补充治疗:用于男性骨质疏松症的治疗。天然的雄激素主要有睾酮、雄烯二酮及二氢睾酮,但一般宜选用雄酮类似物苯丙酸诺龙或司坦唑醇。雄激素对肝有损害,并常导致水钠潴留和前列腺增生,因此长期治疗宜选用经皮制剂。

2. 选择性雌激素受体调节剂和选择性雄激素受体调节剂 选择性雌激素受体调节剂主要适用于绝经后骨质疏松症的治疗,可增加骨密度,降低骨折发生率,但有可能导致血栓栓塞性病变。选择性雄激素受体调节剂具有较强的促合成代谢作用,有望成为治疗老年男性骨质疏松症的较理想药物。

3. 双膦酸盐类药物 双膦酸盐类药物抑制破骨细胞生成和骨吸收,主要用于骨吸收明显增强的代谢性骨病(如变形性骨炎、多发性骨髓瘤等),亦可用于高转换型原发性和继发性骨质疏松症的治疗,对类固醇性骨质疏松症也有疗效;但老年性骨质疏松症不宜长期使用该类药物,必要时应与甲状旁腺激素等促进骨形成类药物合用。

常用的双膦酸盐类药物有 3 种:①依替膦酸二钠 400mg/d,于清晨空腹时口服,服药 1 小时后方可进餐或饮用含钙饮料,一般连服 2~3 周,通常需隔月 1 个疗程。②帕米膦酸钠,用注射用水稀释成 3mg/ml 浓度后加入生理盐水中,缓慢静脉滴注(不短于 6 小时),每次 15~60mg,每月注射 1 次,可连用 3 次,此后每 3 个月注射 1 次或改为口服制剂。本药的用量要根据血钙和病情而定,两次给药的间隔时间不得少于 1 周。③阿仑膦酸钠,常用量为 10mg/d,服药期间无须间歇;或每周口服 1 次,每次 70mg。

用药期间需补充钙剂,偶可发生浅表性消化性溃疡;静脉注射可导致双膦酸盐钙螯合物沉积,有血栓栓塞性疾病、肾功能不全者禁用。治疗期间追踪疗效,并监测血钙、磷和骨吸收生化标志物。

4. 降钙素 降钙素为骨吸收的抑制剂,主要适用于:①高转换型骨质疏松症;②骨质疏松症伴或不伴骨折;③变形性骨炎。主要制剂:①鲑鱼降钙素(miacalcic),为人工合成鲑鱼降钙素,50~100U/d,皮下或肌内注射;有效后减为每周 2~3 次,每次 50~100U。②鳗鱼降钙素(elcatonin),为半人工合成的鳗鱼降钙素,每周肌注 2 次,每次 20U 或根据病情酌情增减。③降钙素鼻喷剂,100IU/d,其疗效与注射剂相同。应用降钙素制剂前需补充数日钙剂和维生素 D,过敏反应者禁用。

5. 甲状旁腺激素 小剂量甲状旁腺激素可促进骨形成,增加骨量。对老年性骨质疏松症、绝经后骨质疏松症、雌激素缺乏的年轻妇女和糖皮质激素所致的骨质疏松症均有治疗作用。甲状旁腺激素可单用(400~800U/d),疗程 6~24 个月,或与雌激素、降钙素、双膦酸盐或活性维生素 D 联合应用。

(三)骨折的治疗

治疗原则包括复位、固定、功能锻炼和抗骨质疏松症治疗。

五、预防

老年人骨质疏松症的预防主要包括降低骨丢失速率与预防骨折的发生。妇女围绝经期和绝经后 5 年内是治疗绝经后骨质疏松症的关键时段。采取积极的预防措施,可以延缓和减轻骨质疏松症的发生。

1. 平衡膳食 常吃含钙量较高的食品(如奶类、豆类及其制品)、富含维生素 D 食物(鱼肝油、动物内脏、深海鱼、蛋等)、富含维生素 C 的食物(如橙、芒果、奇异果、番茄、芥蓝、菜心等),少吃盐和腌制食品;避免高脂食物、吸烟饮酒,以及喝咖啡、浓茶等刺激饮料,因为这些食物会促进骨钙流失;避免摄入过多草酸(如菠菜、咸菜等),草酸可使钙形成难以吸收的草酸钙。

2. 适量运动 运动可以增加身体的平衡能力,减少摔跤概率和骨折发生率。

3. 晒太阳 多晒太阳可以增加体内的维生素 D 储存,有助于钙在肠道的吸收。

4. 额外补充钙质 中国营养学会推荐 50 岁以上人群每天摄入钙 1 000mg(但不要超过 2 000mg)和维生素 D 10μg(但不要超过 20μg),但通过日常膳食每日钙摄入量与推荐量存在较大差距,每天还需额外补充钙 600mg。

六、健康指导

骨质疏松症是一种代谢性疾病,应帮助患者了解骨质疏松症的相关知识,尽早树立骨骼健康意识,做到早期预防。骨质疏松症最大的危害是脆性骨折,要指导患者正确预防骨折的发生。

1. 生活指导　指导患者平衡膳食,多食富含钙、维生素 D、维生素 C、胶原蛋白等食物。

2. 安全指导　骨质疏松症患者由于骨量降低、骨脆性增加,极易骨折。指导患者适量正确地运动,在活动场所清除障碍物,避免摔倒。

3. 治疗指导　指导患者及家属了解用药原则,所用药物种类、名称、剂型、用法、服药注意事项、疗效及不良反应的观察与处理。按照医嘱要求,定时定量服用药物,注意正确的服药方法。

4. 照护指导　骨折患者多数需要长期卧床。应指导患者及家属做好骨折的居家护理,加强皮肤护理,避免压疮等。

第四节　骨　折

王女士,78 岁。行走时不慎摔倒,伤后右髋部疼痛,不能站立和行走。查体:神志清,心率 80 次/min,血压 150/80mmHg。右髋部压痛,右下肢短缩畸形,被动活动时髋部疼痛加重。

请思考:

1. 王女士可能患了何病?应如何治疗?

2. 卧床期间应如何指导患者活动?日常护理中应注意哪些问题?

一、概述

（一）骨折的定义、病因、分类及移位

1. 定义　骨或骨小梁的连续性或完整性中断称为骨折（fracture）。

2. 病因　骨折的发生取决于外力作用和骨强度。外力作用于正常骨骼引起的骨折称创伤性骨折;由骨骼疾病造成骨质破坏,受轻微外力作用即发生骨折称病理性骨折。老年人常见的是原发性骨质疏松导致的脆性骨折,属于病理性骨折的一种类型。

骨折的外力形式有以下几种:①直接暴力,暴力直接作用于受伤部位使之发生骨折。其特点是骨折形态多为粉碎性,骨折局部软组织损伤较重。②间接暴力,暴力通过传导、杠杆或旋转作用,使远离暴力作用点的骨组织发生骨折。特点是骨折形态多为斜形或螺旋形,骨折周围软组织损伤较轻。③肌肉拉力,肌肉突然猛烈地收缩,可使肌肉附着处骨质撕裂,如股四头肌突然猛烈地收缩可致髌骨骨折。④积累劳损,某些部位骨骼长期、反复、持续受到轻微的直接或间接外力作用,积累到一定的程度造成骨折。如远距离行军可致第二、三跖骨或胫骨上 1/3、腓骨下 1/3 骨折,此类骨折常称为行军骨折或疲劳骨折。

疲劳骨折的发生机制

疲劳骨折是指骨骼由于局部长期反复集中的轻微损伤,不断发生骨小梁骨折和随即修复,但由于在修复过程中继续受外力作用,造成修复障碍、骨吸收增加,终因骨吸收大于骨修复而导致完全性骨折。

3. 分类

（1）按骨折处是否与外界相通分类:分为闭合性骨折和开放性骨折。骨折处皮肤或黏膜破裂,造成骨折端直接或间接与外界相通,称开放性骨折,如干状骨骨折断端刺穿皮肤、耻骨骨折伴尿道破裂。骨折端与外界不相通称闭合性骨折。

（2）按骨折的程度和形态分类：分为不完全骨折和完全骨折。骨的连续性和完整性部分中断称不完全骨折，如裂缝骨折和青枝骨折；骨的连续性和完整性完全中断称完全骨折。按骨折线的方向及形态又可分为：横形骨折、斜形骨折、螺旋形骨折、粉碎性骨折、嵌插形骨折、压缩性骨折、凹陷性骨折和骨骺分离。

（3）按骨折端稳定程度分类：分为稳定性骨折和不稳定性骨折。骨折端不易移位或复位、固定后不易再移位者称稳定性骨折，如裂缝骨折、青枝骨折、横形骨折、嵌插骨折、部分压缩性骨折；反之称不稳定性骨折，如斜形骨折、螺旋骨折、粉碎性骨折等。

4. 骨折移位　移位方式有：①成角移位；②侧方移位；③短缩移位；④分离移位和旋转移位。临床上几种移位常同时存在，也称混合移位。

影响移位的因素有：①暴力的性质、大小和作用方向；②骨折后肌肉的牵拉是导致骨折移位的重要因素；③肢体的重力作用；④搬运及治疗不当。

（二）骨折的临床表现及诊断

1. 临床表现

（1）局部表现：①骨折的一般表现：局部疼痛、肿胀、皮肤瘀斑、压痛和功能障碍；②骨折的专有体征：骨折端移位，患肢出现短缩、成角或异常弯曲等畸形；骨折后在非关节部位出现不正常的活动即反常活动；检查时有骨断端摩擦音或摩擦感。

注意：不可为了引出反常活动、骨擦音、骨擦感而反复检查，以免加重患者痛苦和周围组织损伤。

（2）全身表现：只见于多发性骨折或严重骨折。①休克：主要原因是出血，常见于骨盆骨折、股骨干骨折、多发骨折以及严重的开放性骨折或并发脏器损伤时。②发热：骨折后体温一般正常。出血量较大的骨折，血肿吸收时可出现低热，一般不超过38℃；开放性骨折出现高热时，应注意合并感染的可能。

（3）X线表现：X线检查对骨折的诊断、治疗具有重要价值，不仅能显示临床检查难以发现的不全骨折、小的撕脱性骨折等，而且可以明确骨折类型及移位情况，因此对疑有骨折者应常规行X线检查。摄片应包括邻近关节的正侧位，必要时需要加摄特殊位置X线片或健侧X线片对比。

2. 诊断　骨折的诊断主要靠病史及体征，凡有畸形、反常活动、骨擦音或骨擦感三个骨折专有体征之一者即可确诊。但有些如裂缝骨折、嵌插骨折等需要摄X线片明确诊断。

（三）骨折的并发症

骨折发生的同时，可并发全身和局部损伤，若未及时发现或处理不当，会影响治疗效果甚至危及患者生命，因此应特别注意预防和及时正确处理。

1. 早期并发症

（1）休克：严重创伤、骨折引起大出血或重要器官损伤所致。

（2）重要脏器损伤：严重暴力除致骨折外，还可引起肺、肝、脾、膀胱、尿道、直肠等脏器损伤。

（3）血管损伤：伸直型肱骨髁上骨折易损伤肱动脉；股骨髁上骨折可致腘动脉损伤；胫骨上段骨折可伤及胫前或胫后动脉。

（4）神经、脊髓损伤：脊柱骨折可引起脊髓损伤导致瘫痪；肱骨中、下1/3处骨折易损伤桡神经；腓骨颈骨折易引起腓总神经损伤。

（5）脂肪栓塞：多发生于成人，由于骨折处骨髓腔被破坏，脂肪滴进入破裂的静脉窦内引起肺、脑脂肪栓塞。

（6）骨筋膜室综合征：多见于前臂和小腿，常因骨折血肿和组织水肿致骨筋膜室内容物体积增加或外包扎过紧致室内容积减小引起骨筋膜室内压力增高所致。

2. 中、晚期并发症

（1）感染：开放性骨折易发生，处理不当可引起化脓性骨髓炎。

（2）关节僵硬：由于骨折后肢体长时间固定，引起关节内、外组织发生纤维粘连，关节囊及周围肌肉挛缩，导致关节活动受限。

（3）损伤性骨化（骨化性肌炎）：关节脱位或骨折附近软组织损伤、出血，处理不当而致血肿扩大、机化，并在关节附近软组织内广泛骨化，造成关节活动障碍，多见于肘关节。

（4）创伤性关节炎：关节内骨折未能解剖复位，愈合后关节面不平整，长期磨损引起关节损伤性炎症。

（5）缺血性骨坏死：骨折使某一骨折段的血供被破坏，而致该骨折段发生缺血性坏死。常见有股骨颈骨折后股骨头缺血性坏死，以及距骨、腕舟骨骨折后缺血性坏死。

（6）缺血性肌挛缩：是骨筋膜室综合征处理不当的严重后果，典型的表现是爪形手、爪形足畸形。

（四）骨折的愈合过程及影响因素

1. 骨折愈合过程　从组织学和生物学的变化可分为三个阶段，但实际上三个阶段是逐渐演进而不能截然分开的修复过程。

（1）血肿机化演进期：骨折后断端出血，局部形成血肿，部分组织失活，引起局部创伤性炎症反应；继而肉芽组织形成，并逐渐转化为纤维组织。与此同时，骨折端附近的骨外膜、骨内膜成骨细胞增殖，形成骨样组织，从两侧逐渐向骨折间隙延伸，约2周后局部可达到纤维性连接。

（2）原始骨痂形成期：由骨外膜、骨内膜生成的骨样组织逐渐钙化，形成新骨（膜内化骨），从骨的外侧和髓腔内侧形成外骨痂和内骨痂包绕骨折端。而骨折断端间和髓腔内的纤维组织亦逐渐转化成软骨组织，继而钙化（软骨内化骨）形成环状骨痂和腔内骨痂。至此，骨折断端完全由原始骨痂连接，骨折达临床愈合阶段。

（3）骨痂改造塑形期：原始骨痂中骨小梁排列不规则，尚不牢固。随着肢体的活动和负重，在应力轴线上的骨痂不断改造、加强，而周围骨痂逐渐被清除吸收，最后形成适应生理需要的永久骨痂。

2. 影响骨折愈合的因素　骨折愈合过程受很多因素影响，如年龄、营养状态、骨折的类型、骨折部位的血运、软组织损伤程度、局部感染及治疗方法等。特别应注意的是医源性影响，如反复、粗暴的手法复位，过度牵引，切开复位时广泛剥离骨膜，清创术中摘除过多的碎骨片，固定不牢固及不恰当的功能锻炼等，都会对骨折愈合产生不良影响。

（五）骨折的治疗原则

复位、固定、功能锻炼是骨折治疗的三项基本原则。中西医结合治疗骨折总结出动静结合（固定与活动结合）、筋骨并重（骨与软组织并重）、内外兼治（局部与全身兼治）、医患合作等治疗观点，强调复位不增加软组织损伤，固定不影响肢体活动，骨折愈合与功能锻炼并举。

1. 复位　骨折的复位分手法复位和切开复位。复位的标准主要用骨的对位和对线来衡量。对线是指两骨折段在轴线上的关系，对位是指两骨折端接触面的对合关系。骨折复位后，矫正了各种移位，恢复了正常解剖关系称解剖复位。如果复位后，骨折端虽未恢复正常的解剖关系，但骨折愈合后对肢体功能无明显影响者称功能复位。不同位置的骨折对复位要求不同，关节内骨折必须达到解剖复位，而多数骨折仅达到功能复位即可。绝不能为追求解剖复位而反复复位，造成不必要的痛苦与损伤。

骨折复位的要求：①骨折端的分离移位、旋转移位必须完全矫正；②下肢短缩成人不超过1cm，儿童不超过2cm；③与关节方向不一致的侧方成角必须完全矫正，而与关节活动方向一致的前、后方成角，成人小于10°，儿童小于15°（可在骨痂塑形改造中自行矫正）；④长骨干横行骨折复位后骨折端对位至少应达1/3，干骺端骨折对位至少应达3/4。

2. 固定　骨折的固定分内固定和外固定。固定的目的是防止复位后的骨折再移位，为骨折愈合提供良好的条件。因此，无论采取何种方法都要求固定牢固、可靠。固定方法的选择既要根据骨折的具体情况又要结合医疗条件。

3. 功能锻炼　骨折治疗的目的是恢复肢体的正常生理功能，所以功能锻炼是骨折治疗的重要组成部分。合理的功能锻炼是防止并发症和及早恢复功能的重要保证，应根据骨折的不同时期采取不同的方法。不恰当的功能锻炼将会影响骨折的愈合。

（六）骨折急救和开放性骨折处理原则

1. 急救　目的是用简单而有效的方法抢救生命、保护患肢、安全运送，便于后续治疗。

（1）抢救生命：迅速了解患者的意识、生命体征及全身情况，对昏迷、呼吸困难、窒息、休克等危重患者应立即进行抢救。

（2）包扎伤口：对出血的伤口，最简单、安全、有效的止血方法是用无菌敷料或现场最清洁的布类

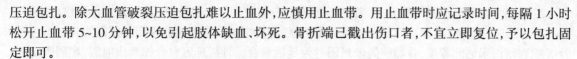

压迫包扎。除大血管破裂压迫包扎难以止血外,应慎用止血带。用止血带时应记录时间,每隔 1 小时松开止血带 5~10 分钟,以免引起肢体缺血、坏死。骨折端已戳出伤口者,不宜立即复位,予以包扎固定即可。

（3）妥善固定骨折:现场固定的目的是避免继发损伤、止痛、便于搬运。固定的材料可用夹板,也可就地取材如木板、树枝等;也可将上肢固定于胸部,下肢与健肢捆绑固定。

（4）迅速运送患者:妥善固定后,应尽快送往医院。脊柱骨折者搬运时要平托搬运、轴向翻身,不可扭转躯体、屈折脊柱,以免引起或加重脊髓损伤。

2. 开放性骨折处理要点　开放性骨折的断端与外界相通,极易发生感染。因此其处理原则是及时正确地处理创口,防止感染,力争使开放性骨折转为闭合性骨折。

（1）创口的处理:对于伤后 8 小时内的开放性骨折,污染程度轻者应彻底清创,一期闭合伤口;超过 8 小时的开放性骨折,仍可做清创术,若污染程度轻、软组织损伤不重、气温较低仍可考虑缝合伤口,否则只清创不缝合伤口。

（2）肌肉、肌腱、血管、神经的处理:一切失去生机的肌肉、肌腱、筋膜必须彻底清除。肌肉应切至出血及钳夹有收缩为止,肌腱清创应注意保留功能,血管、神经应尽量保留,若仅为表层污染可小心剥离外膜。

（3）骨膜、骨端的处理:骨外膜对骨折愈合十分重要,应尽量保留,已污染的可仔细切除表层。骨端污染的深度在骨皮质一般不超过 0.5~1.0mm,骨松质则可深达 1cm;骨皮质的污染可用骨凿或咬骨钳去除,污染的骨松质应予刮除。粉碎骨折应注意保留碎骨片,与周围组织有联系的骨片应尽量保留,较大的游离骨片清洗后尽可能放回原处。

（4）固定方法的选择:开放性骨折因有感染的危险,原则上慎用内固定或用简单的内固定方法。传统上多用石膏固定或牵引固定,但需较长时间卧床,不能早期进行功能锻炼,并发症较多。近年很多学者主张对伤后时间短、污染轻的开放骨折,在彻底清创、有效抗生素治疗下,采用内固定治疗,可早期进行功能锻炼,效果较好。骨折外固定器的不断改进和完善,特别适用于四肢开放性骨折的固定,它具有固定可靠、换药方便、可随时调整、纠正残余畸形等优点。

（5）抗生素的应用:开放性骨折,伤后即应使用抗生素,如果发生感染应做药敏试验,选用敏感的抗生素。

（七）骨折的功能锻炼

功能锻炼是骨折治疗的重要组成部分。恰当而积极的功能锻炼有助于防止并发症和患肢功能的恢复。因此,医护人员应充分调动患者积极性,循序渐进,早期功能锻炼,促进骨折愈合。

1. 骨折早期　伤后 1~2 周内,肢体局部肿胀、疼痛,且骨折容易发生再移位。此期功能锻炼主要是患肢肌肉伸缩活动。原则上骨折部上、下关节暂不活动,其他部位的关节可以进行功能锻炼。此期功能锻炼的目的是促进血液循环,利于水肿消退,防止肌萎缩。

2. 骨折中期　骨折 2 周后患肢肿胀逐渐消退,局部疼痛消失,骨折端已纤维连接,逐渐形成骨痂,骨折部日趋稳定。此期间除做肌肉伸缩活动外,还应在健肢或他人帮助下,逐步活动骨折部上、下关节。活动范围、幅度和强度逐渐增加,以防肌萎缩和关节僵硬。

3. 骨折后期　骨折临床愈合后,功能锻炼主要是加强患肢关节的主动活动,促进关节和肌肉早日恢复正常功能。

（八）骨折愈合标准

1. 临床愈合标准

（1）局部无压痛及轴向叩击痛。

（2）局部无反常活动。

（3）X 线显示骨折线模糊,有连续骨痂通过骨折线。

（4）解除外固定后伤肢能满足以下要求:上肢向前平举 1kg 重量达 1 分钟,下肢不扶拐在平地连续步行 3 分钟,并不少于 30 步。

（5）连续观察 2 周骨折处不变形。

对 2、4 两项测定必须慎重,不宜在去除固定后立即进行。

2. 骨折不愈合　骨折经治疗后,超过一般愈合所需时间仍未愈合时,即属骨折延迟愈合或不愈合。两者临床表现相同,若 X 线显示骨折间隙明显,骨折端被致密硬化的骨痂封闭即为骨折不愈合;若 X 线表现尚未达此程度,骨髓腔尚未封闭者为延迟愈合。骨折延迟愈合如找出原因,牢固固定,仍有愈合可能。而骨折不愈合必须手术植骨、内固定治疗。

（九）骨折的健康指导

1. 生活指导　治疗期间要合理饮食,多吃含钙、胶原蛋白、维生素丰富的食物,如牛奶或者奶制品、鱼虾、新鲜水果等。

2. 治疗指导　骨折患者绝大多数需要固定治疗,固定期间要进行正确的功能锻炼,加强并发症的预防。

3. 居家照护　骨折患者多数有活动障碍,应照顾好患者的生活起居。长期卧床的患者应做好皮肤护理,定期翻身,避免压疮的发生。

二、髋部骨折

髋部骨折是按照骨折发生部位定义的,是老年人常见骨折,主要包括股骨颈骨折和股骨粗隆部骨折。老年人以股骨颈骨折常见。根据骨折的具体位置,股骨颈骨折又分为头下型、经颈型、基底型骨折,股骨粗隆部骨折分为转子间骨折、转子下骨折。因为发生部位在股骨靠近身体中心的位置,所以又称为股骨近端骨折。

（一）股骨颈骨折

股骨颈骨折多数发生在中、老年人,与骨质疏松导致的骨质量下降有关,当遭受轻微扭转暴力则可发生骨折。多数情况下是在走路滑倒时,身体发生扭转倒地,间接暴力传导致股骨颈发生骨折。

1. 病因与分类

（1）按骨折线部位分类:①股骨头下骨折:骨折线位于股骨头下,使旋股内、外侧动脉发出的营养血管支损伤,中断了股骨头的血液供应,仅有供血量很少的股骨头小凹动脉供血,致使股骨头严重缺血,故发生股骨头缺血坏死的机会很大。②经股骨颈骨折:骨折线位于旋股外侧动脉股骨颈中部,常呈斜形,多有一三角骨块与股骨头相连。骨折造成由股骨干发出的滋养动脉升支损伤,导致股骨头供血不足,发生股骨头缺血坏死或骨折不愈合。③股骨颈基底骨折:骨折线位于股骨颈与大、小转子间连线处。由于有旋股内、外侧动脉分支吻合成的动脉环提供血循环,对骨折部血液供应的干扰较小,骨折容易愈合。

（2）按 X 线表现分类:①内收骨折:远端骨折线与两侧髂嵴连线的夹角（Pauwels 角）大于 50° 为内收骨折。由于骨折面接触较少,容易再移位,故属于不稳定性骨折。Pauwels 角越大,骨折端所遭受的剪切力越大,骨折越不稳定。②外展骨折:Pauwels 角小于 30° 为外展骨折。由于骨折面接触多,不容易再移位,故属于稳定性骨折。但若处理不当,如过度牵引、外旋、内收或过早负重等,也可发生移位,成为不稳定骨折。

（3）按移位程度分类:①不完全骨折:骨完整性仅有部分中断,股骨颈的一部分出现裂纹,类似于颅骨的裂纹骨折。②完全骨折:骨折线贯穿股骨颈,骨结构完全破坏。此类骨折又可分为无移位的完全骨折、部分移位的完全骨折和完全移位的完全骨折。

因暴力大小、扭转角度及全身因素等,骨折后可出现多种类型。从 X 线片上虽可见骨折为外展型,或未发现明显移位,甚至呈嵌入型而被认为是稳定性骨折,但在搬运过程中或在保守治疗中体位不当、过早翻身、固定姿势不良等,都可能使稳定性骨折变成不稳定性骨折,无移位骨折变成有移位骨折。

2. 临床表现　患者有摔倒史,伤后髋部疼痛,伤肢活动受限。患侧肢体呈短缩外旋畸形,患髋压痛,轴向叩击痛,大转子上移。外展型如有嵌插,伤后有时仍能行走,但患肢外旋畸形,有轴向叩击痛。X 线检查可明确骨折部位、类型、移位情况。

3. 治疗

（1）非手术治疗:适用于无明显移位外展型骨折,或合并严重心、肺、肝、肾功能障碍等不能耐受手术者。持续皮牵引 6~8 周,3 个月后扶杖行走,一般在 6 个月以后,可逐渐弃杖行走。对全身情况很差的高龄患者,应以挽救生命、治疗并发症为主,骨折可不做特殊处理,采用患肢穿"丁"字鞋或皮牵引治疗。

（2）手术治疗:适用于内收型有移位的骨折。手术方法有:①X 线透视下,闭合复位,经皮穿针固定。②切开复位,加压螺钉固定、角钢板固定或动力髋固定等。③老年人长期卧床治疗易引起严重并发症,可视情况行人工关节置换术。

（二）股骨转子间骨折

1. 病因与分类 转子间骨折可因间接暴力或直接暴力作用引起。在跌倒时,身体发生旋转,在过度外展或内收位着地;或跌倒时,侧方倒地,大转子直接撞击,均可发生转子间骨折。转子间是骨囊性病变的好发部位之一,因此也可发生病理性骨折。

骨折后,如果股骨矩的完整性未受到破坏,为稳定性骨折;如果股骨矩不完整,则为不稳定性骨折。可将转子间骨折分为 5 型:Ⅰ型,为单纯转子间骨折,骨折线由外上斜向下内,无移位;Ⅱ型,在Ⅰ型的基础上发生移位,合并小转子撕脱骨折,但股骨矩完整;Ⅲ型,合并小转子骨折,骨折累及股骨矩,有移位,常伴有转子间后部骨折;Ⅳ型,伴有大、小转子粉碎骨折,可出现股骨颈和大转子冠状面的爆裂骨折;Ⅴ型,为反转子间骨折,骨折线由内上斜向外下,可伴有小转子骨折,股骨矩破坏。

2. 临床表现和诊断 转子间是骨质疏松的好发部位,骨小梁骨质疏松的发展速度较快,股骨矩骨质疏松的发展速度则较慢。骨质疏松发展速度快的骨小梁与发展速度慢的股骨矩的接合部是骨质最薄弱处,因此易发生转子间骨折。受伤后,转子区出现疼痛、肿胀、瘀斑,下肢不能活动。检查发现转子间压痛,下肢外旋畸形明显,可达 90°,有轴向叩击痛。测量可发现下肢短缩。X 线检查可明确骨折的类型及移位情况。

3. 治疗

（1）非手术治疗:对稳定性骨折,采用胫骨结节或股骨髁上外展位骨牵引,10~12 周后逐渐扶拐下地活动。对不稳定性骨折,也可在骨牵引下试行手法复位,用牵引力矫正短缩畸形,侧方挤压矫正侧方移位,外展位维持牵引避免发生髋内翻。由于转子间骨折多发生于老年,非手术疗法常需较长时间卧床,并发症多,死亡率高,近几年更多地主张早期手术治疗。

（2）手术治疗:对于不稳定性骨折,或手法复位失败者,采用切开复位内固定方法治疗。手术目的是尽可能达到解剖复位,恢复股骨矩的连续性,矫正髋内翻畸形,加强内固定,早日活动,避免并发症。内固定方法很多,可采用鹅头钉、钢板等。

（三）髋部骨折的预后

老年人髋部骨折愈合困难,如果采取保守治疗,需严格卧床牵引 3 个月左右。长时间的卧床会引起各种并发症,如压疮、坠积性肺炎、尿路感染、下肢深静脉血栓等。有研究显示,老年人髋部骨折采取保守治疗后的 1 年死亡率接近 50%。手术治疗可以缩短卧床时间、减少并发症,降低死亡率。

三、腕部骨折

腕部骨折以桡骨远端骨折为主,是老年人常见骨折之一。主要是由于老年人发生原发性骨质疏松后桡骨远端骨量下降、脆性增加,受到轻微外力即可发生骨折。

桡骨远端骨折是指发生在桡骨下端 3cm 范围内的骨折,常见于成年及老年人,多由间接暴力引起。根据受伤机制和骨折移位特点,分伸直型骨折（Colles 骨折）和屈曲型骨折（Smith 骨折）,伸直型骨折常见。

（一）临床表现

伤后腕关节明显疼痛、肿胀、功能障碍。伸直型桡骨远端骨折发生在跌倒时手掌着地,前臂旋前,腕关节背伸,暴力向上传至桡骨下端发生骨折。远折段向背侧、桡侧移位,侧面观呈"餐叉样畸形",正面观呈"枪刺样"畸形（图 9-2）。屈曲型桡骨远端骨折发生在跌倒时腕关节屈曲,手背着地,远折段向掌侧移位。X 线检查可明确骨折类型。

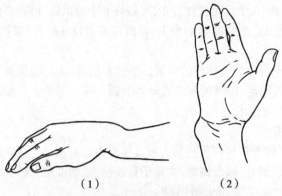

（1）　　　　　　　　　（2）

图 9-2　伸直型桡骨远端骨折后的畸形
（1）"餐叉样"畸形　（2）"枪刺样"畸形

（二）治疗

以手法复位外固定治疗为主,少数需要手术治疗。复位时应注意恢复腕关节的正常倾斜角度。复位后可用小夹板或石膏固定 2 周,再改为腕关节功能位继续固定 2~4 周后功能锻炼。

（三）预后

老年人桡骨远端骨折并发症较少,骨折断端血运丰富,愈合较快,预后好。多数 2~3 个月内完全愈合。

思考题

1. 颈椎病和腰椎间盘突出症的主要临床表现有哪些? 如何治疗?
2. 颈肩痛和腰腿痛的预防措施有哪些?
3. 骨关节炎患者的临床表现有哪些?
4. 骨关节炎的健康指导有哪些?
5. 原发性骨质疏松症临床表现有哪些?
6. 骨质疏松症的治疗和预防措施有哪些?
7. 颈肩痛和腰腿痛临床表现、治疗原则有哪些?
8. 骨质疏松症的治疗措施有哪些?
9. 骨关节炎临床表现、治疗原则、健康指导有哪些?
10. 髋部骨折临床表现、治疗措施、健康指导有哪些?

（龙雨霏　李　华）

第十章 老年人神经系统疾病与用药

第十章
数字内容

第一节 头 晕

头晕是一种机体的空间感觉及定位觉的变形和扭曲，其症状包括头重脚轻、站立不稳、眩晕、晕厥前感觉等。老年人的头晕往往持续时间较长。慢性头晕多伴随着其他神经系统的症状，如抑郁、焦虑、功能障碍、跌倒、晕厥等。

一、临床表现

头晕症状为眩晕、头晕目眩、站立不稳等。通常将其分为晕厥先兆、眩晕、平衡失调和其他。

1. 晕厥先兆 是一种头重脚轻或虚弱无力的感觉，常表现为头晕、面色苍白、出汗、恶心等。往往是因为大脑灌注不足、脑功能下降所造成。心血管疾病（包括血管迷走神经症）是老年人发病的常见病因。

2. 眩晕 是一种头部感知到的运动感，如快速转动、倾斜感等。所有的眩晕均为突然发生，头部运动可使症状加重；中枢性及外周性疾病皆可引起眩晕发作。

3. 平衡失调 是躯体有不稳定感，患者常述有要跌倒的感觉，提示为本体感受系统疾病或小脑疾病。

4. 其他 患者主观感觉与上述三类不符。患者可能将其描述为旋转、倾斜、漂浮等非特异性的感觉。

老年人头晕往往是多种因素综合作用的结果。

二、临床分类

引起头晕的疾病最常见的为外周前庭疾病,如良性发作性位置性眩晕、梅尼埃病、前庭神经元炎等中枢神经系统疾病,其他系统性疾病、颈椎病、药物性、精神性等原因也可引起头晕。

1. 良性发作性位置性眩晕(benign paroxysmal positional vertigo, BPPV) 突然出现的发作性眩晕,往往伴随恶心和／或呕吐,与头位变化有关,常伴有旋转性眼震。其机制为内耳耳石的移动引起淋巴液压力的改变。垂头仰卧位试验可以明确良性发作性位置性眩晕的诊断。

2. 梅尼埃病 经典的梅尼埃病表现为反复发作的眩晕,伴有耳鸣和耳聋。症状突然发生,多持续数分钟至1小时以上,头晕为旋转性,伴有不同程度的恶心、呕吐、耳部胀感和听力减退。基本病理改变为内淋巴液增多和内淋巴系统水肿。

3. 前庭神经元炎 为单纯眩晕发作,不伴有耳聋和耳鸣。眩晕突然发生,部分老年患者有前驱症状,如持续数小时或数日的头重脚轻或平衡障碍。眩晕严重,伴恶心、呕吐、不敢活动,严重病例症状可持续数日。前庭神经元炎为前庭神经干上部变性,病因可能为病毒感染。

4. 中枢神经系统疾病 短暂性脑缺血发作(transient ischemic attack, TIA)患者或卒中累及椎基底动脉系统时常伴有头晕、复视、构音障碍、麻木或无力。患者可能会出现旋转或非旋转的头晕,并伴有其他神经系统症状或体征。

5. 其他系统性疾病 老年患者多有其他系统性疾病或多病共存于一身,如甲状腺功能减退、贫血、电解质紊乱、高血压、冠心病、充血性心力衰竭、糖尿病、眼部疾病等,使老年人更易发生头晕,其特点是头晕目眩或轻度站立不稳,无眩晕感和眼震,通常不伴有恶心、呕吐。

6. 直立性低血压 老年人眩晕有2%~15%是直立性低血压导致的,其判断标准是由平卧位变为直立位时收缩压下降20mmHg,舒张压下降10mmHg。

7. 颈性眩晕 通常出现模糊的头晕或眩晕,与头的转动相关。椎动脉闭塞是最常见的颈性眩晕血管机制。颈椎退行性改变使颈部本体感受器损伤,也可导致眩晕,患者往往伴有颈部神经根性疼痛。

8. 药物性头晕 多种药物可引起头晕,其中包括抗高血压药、抗心律失常药、利尿剂、抗惊厥药、抗抑郁药、抗焦虑药、抗生素、抗组胺药、非甾体抗炎药、感冒药和睡眠药的过度应用等。

9. 精神性头晕 老年人很容易出现失眠、焦虑、抑郁、强迫症、恐惧症和其他精神症状或疾病,而这些情况均可能与老年人头晕有关。

10. 餐后低血压 是指餐后(特别是饮酒后)1~2小时收缩压下降20mmHg或以上并伴有头晕症状。老年人头晕／眩晕应注意考虑此病因。

三、诊断与鉴别诊断

1. 病史采集 病史采集过程中,应关注患者的症状特点、发作时间、服药史、生活习惯等,对头晕的诊断和鉴别诊断有很大的帮助。

2. 体格检查及实验室检查 除对患者进行血压、心率、心电图、动态心电图等检查外,血常规、血糖、维生素B_{12}、肾功能、颈部影像学、头部MRI检查也应列入其中,还应测试患者视力、听力、颈部活动度及压痛等,注意是否有复视、自发性眼震、构音障碍、面部麻木、感觉异常、步态不稳等。

3. 诱发试验 包括垂头仰卧位试验及头部冲击试验等。垂头仰卧位试验是良性发作性位置性眩晕的诊断方法,其对良性发作性位置性眩晕的诊断标准是:①眩晕伴随旋转性眼球震颤;②在检查完成1~5秒后出现眩晕,眼球震颤;③阵发性眩晕和震颤(10~20秒);④反复测试可以使眩晕和眼震强度下降。

四、治疗

1. 病因治疗 首先应找出头晕的病因,纠正贫血、代谢紊乱、甲状腺功能异常、焦虑抑郁等系统性病理生理状态并进行对症治疗。

2. 对症处理

（1）确诊为位置性眩晕的患者，可进行 Epley 手法试验。Epley 手法关键在于熟知受累的半规管的解剖结构，通过系列的位置变化将异常的耳石从受累的半规管中移回到内耳迷路的球囊。

（2）梅尼埃病的治疗应着重恢复前庭功能，限盐，使用利尿剂，这种传统的疗法可减少眩晕的发生，但对听力下降无明显改善。

（3）前庭神经元炎的治疗主要采取支持治疗，虽然有学者建议早期应用类固醇激素，但有些研究发现与安慰剂组对比，其症状缓解和恢复速度方面差异并不显著。

（4）精神原因所致头晕的治疗除了服用药物，还要与患者密切接触，通过咨询了解相关信息，对改善症状十分有利。

（5）小脑卒中和不稳定的心律失常所引发的头晕是危重症，需住院紧急处理。

五、健康指导

1. 安全照护　头晕是老年人常见的症状。在治疗管理头晕的全过程中，最为关键的是保证患者安全，这需要与患者及家属进行良好的沟通，一起评估跌倒的风险，通过物理治疗、家庭安全评估和药物应用情况等可极大地防止跌倒的发生。患者出现头晕、身体不适或不稳感等先兆症状时应平卧休息，急性发作期应固定头部，不宜搬动；眩晕发作期间不要独自如厕、沐浴或接触热水瓶、茶杯等，以防跌倒、坠床和烫伤。

2. 避免诱因　平时枕头不宜太高（以 15°~20° 为宜），避免突然变换体位（突然起坐、站立或突然从站立位到卧位）；仰头、低头或头部转动时应动作缓慢且转动幅度不宜太大，以防诱发。慢性眩晕患者积极治疗原发病，预防直立性低血压、低血糖。某些镇静药物、小脑毒性药物以及心血管药物可能导致药源性眩晕发作，尤其应提醒服用多种药物的老年患者注意遵医嘱正确服药。慢性眩晕或复发性眩晕患者，平时应备好前庭神经抑制剂。

3. 病情观察　密切观察患者眩晕发作的特点、持续时间与伴随症状；小脑病变的患者往往眩晕持续时间较长，有的可以持续 1 个月以上，如果为小脑的梗死或出血，眩晕及其伴发症状应随着病程的延长而逐渐减轻或稳定，若为小脑的占位病变，则眩晕及其伴发症状会越来越重，甚至可能出现头痛、意识改变以及瞳孔的变化，应严密观察、指导就医。因为眩晕的反复发作以及持续时间长，患者常常出现烦躁不安、睡眠障碍或焦虑、抑郁等精神心理问题，而它们又可能反过来导致眩晕或成为眩晕加重的因素，应注意观察并及时处理。

（范新蕾　李　华）

第二节　脑血管疾病

张先生，62 岁。因"反复右侧偏身麻木、乏力 7 小时"入院。患者于 7 小时前（凌晨 5 点左右）在起床时出现右侧肢体乏力，可抬离床面，可勉强穿衣，但右上肢不能协调系纽扣、系腰带，右下肢行走拖步。上述症状持续约 5 分钟左右缓解，约 15 分钟完全恢复正常。上午 10 点坐在椅子上看报时再发类似症状，持续约 10 分钟完全缓解。遂来院就诊。急查头颅 CT 未见明显异常。

请思考：

1. 该患者可能的疾病诊断及依据是什么？

2. 该病主要的防治原则是什么？

3. 患者入院后情绪紧张，总是担心再次发病，作为照护人员，该如何给患者做健康指导？

一、概述

脑血管疾病（cerebrovascular disease，CVD）是由各种原因引起的脑血管病变的总称，临床上以急性脑血管疾病最多见，又称为卒中（stroke），表现为局限性或弥漫性脑功能障碍。卒中是神经系统的常见病及多发病，是导致人类死亡的第二大病因和成人残障的主要原因。卒中发病率、患病率和死亡率随年龄增长而增加，脑卒中的发病率男性高于女性，男∶女为（1.3~1.7）∶1。

（一）脑血管病的分类

脑血管疾病有多种分类方法。根据发病缓急可分为慢性和急性两类。慢性脑血管病起病隐袭，缓慢进展，如血管性痴呆等。根据脑的病理性质改变，急性脑血管病可分为缺血性卒中和出血性卒中，前者包括短暂性脑缺血发作和脑梗死（脑血栓形成、脑栓塞、腔隙性脑梗死），后者包括脑出血和蛛网膜下腔出血等。

（二）脑血管病的病因

1. 血管壁病变 以高血压性动脉硬化和动脉粥样硬化所致的血管损害最常见。

2. 心脏病和血流动力学改变 如各种心脏疾患导致的心功能障碍、传导阻滞、心脏瓣膜病、心肌病及心律失常等，特别是心房颤动以及高血压、低血压或血压的急骤波动等。

3. 血液成分和血液流变学改变 各种原因所致的高黏血症、凝血机制或纤维蛋白溶解功能异常以及血细胞和血小板异常等。

4. 其他 脑血管颅外受压（颈椎病、肿瘤等）、外伤、颅外栓子（空气、脂肪、癌细胞和寄生虫等）等。

（三）脑血管病的危险因素

脑血管病的危险因素可分为可干预和不可干预两大类，针对可干预因素采取措施，可减少脑血管疾病的发生。

1. 不可干预因素 包括年龄、性别、性格、种族、遗传等。55岁以后脑血管病发病率明显增加，年龄每增加10岁，发病率约增加1倍；男性卒中发病率高于女性；父母双方有脑卒中史的子女卒中风险增加。

2. 可干预因素 高血压、高血脂、心脏病、糖尿病、高同型半胱氨酸血症、吸烟、酗酒、体力活动少、高盐饮食、超重、感染等。

在可干预危险因素中，高血压是各类脑卒中最重要的独立危险因素。糖尿病、吸烟、酗酒均为重要的危险因素。糖尿病与微血管病变、大血管病变、高脂血症及缺血性脑卒中的发生有关；吸烟可加速血管硬化，促使血小板聚集，降低高密度脂蛋白水平，烟草中的尼古丁还可刺激交感神经使血管收缩，血压升高；酗酒者出血性卒中的危险性增加。

（四）脑血管病的预防

脑血管病的预防主要是针对脑血管病的危险因素进行早期干预，包括一级预防和二级预防。

1. 脑血管病的一级预防（防发病） 指发病前的预防，即在社区人群中早期识别具有卒中危险因素尚无卒中发作的特定人群，开展健康教育、控制危险因素等综合预防措施，从而达到不发生脑血管病或推迟发病年龄的目的。

（1）防治高血压：措施包括控制体重、膳食限盐、减少膳食脂肪、增加及保持适当的体力活动、戒烟限酒以及长期坚持降压药物治疗。一般将血压控制在140/90mmHg以下。高血压合并糖尿病或肾病的患者，血压应控制至130/80mmHg以下。65岁以上老年人的收缩压一般应降至150mmHg以下，如能耐受，还可以进一步降低。

（2）防治糖尿病：通过饮食控制、加强体育锻炼、服用降糖药或使用胰岛素，将血糖控制在接近正常水平（<7mmol/L），糖化血红蛋白小于7%。

（3）防治血脂异常：以控制饮食和体育锻炼为主，辅以药物治疗。减少饱和脂肪酸和胆固醇的摄入、选择能加强降低LDL-C效果的食物、戒烟、减轻体重、增加有规律的体力活动等。他汀类药物主要作用是降低LDL-C，对缺血性脑卒中有显著疗效。HDL-C降低者可用烟酸或吉非贝齐。

（4）防治心脏病：对非瓣膜病性心房颤动患者，可使用华法林抗凝治疗、口服阿司匹林50~300mg/d

或其他抗血小板聚集药物；有心脏瓣膜病变（如机械瓣膜置入者）的房颤者，也应口服华法林抗凝治疗；冠心病高危患者可服用小剂量阿司匹林 50~150mg/d，或其他抗血小板聚集药物。

（5）其他：根据其他情况要采取相应措施，进行干预和处理。如无症状性颈动脉狭窄者（颈动脉狭窄 >70%，预期寿命 >5 年），可进行预防性颈动脉内膜剥脱术或颈动脉支架成形术；镰状细胞贫血者给予间断输血治疗；叶酸、维生素 B_{12}、维生素 B_6 对高同型半胱氨酸血症有一定预防作用。

2. 脑血管病的二级预防（防复发）　对已发生卒中的患者应更加严格地控制其卒中危险因素，积极寻找和纠正病因，以达到预防或降低再次发生卒中的危险、减轻残疾程度的目的。措施包括病因预防、抗血小板聚集治疗、抗凝治疗和干预短暂性脑缺血发作等。

二、短暂性脑缺血发作

短暂性脑缺血发作（transient ischemic attack，TIA）是由于局部脑或视网膜缺血引起的短暂性神经功能缺损，是缺血性卒中的重要危险因素，临床症状一般小于 1 小时，最长不超过 24 小时。

（一）病因和发病机制

关于 TIA 的病因和发病机制的学说众多，主要有以下几个方面：

1. 微栓塞　微栓子主要来源于颈内动脉起始部动脉粥样硬化附壁血栓或不稳定斑块的碎裂脱落、心源性栓子及胆固醇结晶等。因栓子很小，又易碎裂而移至更细的动脉，最终消失，血流很快恢复，症状消失。

2. 血流动力学改变　由于各种原因（如动脉硬化和动脉炎等）导致脑动脉严重狭窄，仅依靠侧支循环勉强维持该局部脑组织的血供。在此基础上，一过性血压降低时，该处脑组织因侧支循环供血减少而发生缺血症状。

3. 脑血管痉挛、狭窄或受压　脑动脉粥样硬化导致血管狭窄，或脑血管受各种刺激出现血管痉挛时，可引起脑缺血发作。

4. 其他　如锁骨下动脉盗血综合征、某些血液系统疾病（真性红细胞增多症、血小板增多、严重贫血、高凝状态）等，也可导致 TIA 的发病。

（二）临床表现

1. 一般特点　①好发于中老年人（50~70 岁），男性多于女性，多伴有动脉粥样硬化、高血压和高脂血症等脑血管疾病危险因素。②发病突然，持续时间短暂，一般 10~15 分钟，最长不超过 24 小时。③出现可逆性局限性脑功能缺损或视网膜功能障碍，恢复完全，不遗留神经功能损害。④多有反复发作的病史，每次发作表现基本相似。

2. 颈内动脉系统 TIA　主要表现为对侧肢体的单瘫、轻偏瘫、面瘫和舌瘫，可伴有偏身感觉减退或缺失、对侧同向偏盲；患侧单眼一过性黑矇、失明、对侧偏瘫及感觉障碍等；优势半球受损可出现失语和失用，非优势半球 TIA 可出现空间定向障碍。

3. 椎 - 基底动脉系统 TIA　以眩晕、平衡障碍、眼球运动异常和复视等症状最为常见，可有单侧或双侧面部、口周麻木，单独出现或伴有对侧肢体瘫痪、感觉障碍。

（三）辅助检查

脑电图（electroencephalograhpy，EEG）、CT 或 MRI 检查大多正常，部分病例可见脑内片状缺血灶，DSA、磁共振血管成像（magnetic resonance angiography，MRA）或经颅多普勒超声可见血管狭窄、动脉粥样硬化斑块。血脂、血糖、血流动力学测定、心电图、颈椎 X 线片检查有助于病因的确定。

（四）诊断

TIA 发作持续时间短，多数患者就诊时已无症状和体征，诊断主要靠病史。诊断要点为：①发病突然、持续时间短暂，可反复发作。②神经功能障碍，仅局限于某血管分布范围。③症状体征在 24 小时内完全恢复。④起病年龄大多在 50 岁以上，常有高血压、糖尿病等脑血管疾病危险因素。⑤CT、MRI 影像学等检查无明确病灶。

（五）治疗

治疗目的是消除病因、预防复发、防止发生完全性卒中、保护脑功能。

1. 病因治疗　尽可能查找病因，控制血压、血糖、血脂异常，治疗心律失常或心肌病变，纠正血液成分异常等相关危险因素。

2. 药物治疗

（1）抗血小板聚集药物：可通过减少微栓子的形成，减少 TIA 复发，临床上适用于非心源性栓塞的 TIA 或缺血性卒中的患者。常用药物有阿司匹林肠溶片、氯吡格雷、双嘧达莫等。

（2）抗凝药物：心源性栓塞性 TIA 一般推荐抗凝治疗。主要药物包括肝素、低分子肝素、华法林及新型口服抗凝药（如达比加群、利伐沙班等）。

（3）其他：对有高纤维蛋白原血症的患者，可用降纤酶治疗。对有抗血小板聚集药物禁忌证的老年 TIA 患者，可用具有活血化瘀、通经活络作用的中药制剂，可以获得一定治疗效果。

3. 手术治疗 对颅外颈动脉、颅外椎动脉及颅内动脉明显狭窄（超过 70%）的 TIA 患者，经药物治疗效果不佳或病情恶化趋势者，可考虑施行球囊 / 支架血管成形术、颈动脉内膜切除术、颅内 - 颅外动脉搭桥术等。

（六）健康指导

1. 疾病预防指导 向患者和家属说明肥胖、吸烟、酗酒及不合理饮食与疾病的关系。指导患者选择低盐、低脂、足量蛋白质和丰富维生素饮食。戒烟限酒，注意劳逸结合，保持情绪稳定。

2. 疾病知识指导 告知患者和家属本病为脑卒中的一种先兆表现或警示，未经正确治疗而任其自然发展，约 1/3 的患者会发展为脑卒中。应向患者和家属介绍本病发生的基本病因、防治知识、遵医嘱用药和自我护理的方法，定期门诊复查，出现肢体麻木、无力、眩晕、复视等症状时要及时就医。积极治疗高血压、高血脂、糖尿病、脑动脉硬化等。

3. 用药指导 指导患者遵医嘱正确服药，不可自行调整、更换或停用药物。阿司匹林、氯吡格雷等抗血小板药物主要不良反应有恶心、腹痛、腹泻等消化道症状和皮疹，偶可致严重但可逆的粒细胞减少症，用药期间应定期检查血常规。肝素等抗凝药物可致出血，用药过程中应注意观察有无出血倾向、皮肤瘀点和瘀斑、牙龈出血、大便颜色等，有消化性溃疡和严重高血压者禁用。

（七）预后

未经治疗的 TIA 患者约 1/3 发展为脑梗死，1/3 反复发作，1/3 自行缓解。

三、脑梗死

脑梗死（cerebral infarction）又称缺血性脑卒中，是指各种原因所致脑部血液供应障碍，导致脑组织缺血、缺氧性坏死，出现相应神经功能缺损的一类临床综合征。脑梗死是脑血管病中最常见类型，占 70%~80%，通常分为脑血栓形成、脑栓塞和腔隙性脑梗死。

（一）脑血栓形成

脑血栓形成（cerebral thrombosis）是脑梗死最常见的类型，约占 60%，指在各种原因引起的血管壁病变的基础上，脑动脉管腔狭窄、闭塞或血栓形成，造成脑局部急性血流减少或中断，使脑组织缺血缺氧性坏死，出现相应的神经系统症状和体征。

【病因和发病机制】

最常见的病因是脑动脉粥样硬化。脑动脉粥样硬化斑块溃疡，造成管壁粗糙，管腔狭窄，在血液黏滞性增高、血流缓慢、血压下降和心功能不全时，可促使血小板、纤维素等血液中有形成分黏附、沉积形成血栓。

脑梗死在颈内动脉系统发生率约为 80%，椎 - 基底动脉系统约为 20%，好发的血管依次为颈内动脉、大脑中动脉、大脑后动脉、大脑前动脉及椎 - 基底动脉。闭塞的血管内可见动脉粥样硬化、血栓形成或栓子、血管炎等改变。

急性梗死病灶由中心坏死区及周围的缺血半暗带组成。后者由于存在侧支循环，尚有大量存活的神经细胞，如能在短时间内恢复其血流，神经细胞可存活并恢复功能；反之，中心坏死区则逐渐扩大。有效挽救缺血半暗带脑组织的治疗时间，称为治疗时间窗。目前研究表明，在严格选择病例的条件下，急性缺血性脑卒中溶栓治疗时间窗一般不超过 6 小时；机械取栓的治疗时间窗一般不超过 8 小时，个别患者可延长至 24 小时。但随着介入治疗领域的快速发展，在精准影像指导下，时间窗正逐步延长。

【临床表现】

脑梗死的临床表现与梗死部位、受损区侧支循环等情况有关。

1. 临床特点 ①多见于 50 岁以上有动脉粥样硬化、高血压、高血脂、糖尿病者。②安静或休息状态发病,部分患者发病前有肢体麻木、无力等前驱症状或 TIA 发作。③起病缓慢,症状多在发病后 10 小时或 1~2 天达高峰。④以偏瘫、失语、偏身感觉障碍和共济失调等局灶定位症状为主。⑤部分患者可有头痛、呕吐、意识障碍等全脑症状。

2. 临床类型 根据起病形式和病程可分为以下临床类型。

(1)完全型:起病后 6 小时内病情达高峰,病情重,表现为一侧肢体完全瘫痪甚至昏迷,需与脑出血进行鉴别。

(2)进展型:发病后症状在 48 小时内逐渐进展或呈阶梯式加重。

(3)缓慢进展型:起病 2 周以后症状仍逐渐发展。多见于颈内动脉颅外段血栓形成,与全身或局部因素所致脑灌注减少有关,应注意与颅内肿瘤、硬膜下血肿进行鉴别。

(4)可逆性缺血性神经功能缺失:症状和体征持续时间超过 24 小时,但在 1~3 周内完全恢复,不留任何后遗症。

【辅助检查】

1. 实验室检查 除血、尿等常规检查外,应查血糖、血脂、血流动力学等。

2. 影像学检查 可直观显示脑梗死的范围、部位、血管分布、有无出血、病灶的新旧等。①CT:发病 24~48 小时后梗死区可出现低密度灶(图 10-1),早期检查可排除脑出血,因此发病后应尽快进行 CT 检查。②MRI:可清晰显示早期缺血性梗死、静脉窦血栓形成等,梗死灶 T1 呈低信号、T2 呈高信号。③DSA:可显示血管狭窄、闭塞或血管畸形等,是脑血管病变检查的金标准,但因对人体有创且检查费用、技术条件要求高,临床不作为常规检查项目;MRA、计算机体层血管成像可显示血管病变,并且无创,有条件时亦可选择应用。

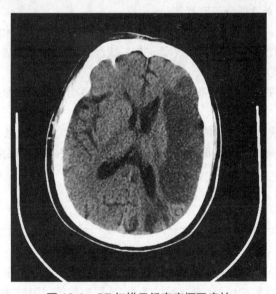

图 10-1 CT 扫描示低密度梗死病灶

【诊断】

根据以下临床特点可明确诊断:①中老年人伴有动脉硬化及高血压患者,部分可有 TIA 发作病史;②常在安静状态下或睡眠中发病;③症状多在 10 余小时或 1~2 天内达到高峰;④有相应脑动脉供血区神经功能障碍的症状和体征,一般无明显意识障碍;⑤CT 检查在 24~48 小时后出现低密度梗死灶,或 MRI 检查在早期显示缺血病灶。

【治疗】

改善脑循环,防止血栓进展,挽救缺血半暗带,减少梗死范围,减轻脑水肿,防治并发症,预防复发等。注意综合治疗与个体化治疗相结合,强调早期康复治疗和加强护理。

1. 急性期治疗

（1）早期溶栓：溶栓治疗可恢复梗死区血流灌注，是抢救缺血半暗带的有效方法，溶栓治疗的时机是影响疗效的关键。脑梗死发病6小时内可给予静脉溶栓治疗，但患者须经过严格的筛选，以降低出血风险。

常用的溶栓药有：①重组组织型纤溶酶原激活剂：一次用量0.9mg/kg，最大剂量<90mg，10%的剂量先予静脉推注，其余剂量持续静脉滴注，共60分钟；②尿激酶：在无重组组织型纤溶酶原激活剂使用条件时可用，用药期间及用药24小时内应严密监测、控制血压，必要时CT复查。

（2）调整血压：脑梗死急性期血压升高一般不使用降血压药物，以免减少脑血流灌注量而加重梗死。当收缩压>220mmHg和/或舒张压>120mmHg时，应积极降压，但要谨慎、适度。卒中早期降压24小时内不应超过原来血压水平的15%。宜首选静脉滴注和对脑血管影响较小的药物，如拉贝洛尔、尼卡地平，避免使用硝苯地平等引起血压急剧下降的药物。血压过低对脑梗死不利，若有低血压要查明原因，必要时适当补液或使用升压药。

（3）防治脑水肿：脑水肿常于发病后3~5天达高峰，多见于大面积脑梗死。当患者出现剧烈头痛、喷射性呕吐、意识障碍等高颅内压征象时，考虑脑水肿发生，常用20%甘露醇、呋塞米、甘油果糖等药物脱水降颅内压治疗，还可用七叶皂苷钠和白蛋白辅助治疗。

（4）控制血糖：目标是达到正常血糖。血糖超过10mmol/L时可给予胰岛素治疗。应加强血糖监测，可将高血糖患者血糖控制在7.8~10mmol/L；血糖低于3.3mmol/L时，可用10%~20%葡萄糖口服或静脉注射。

（5）抗血小板聚集治疗：未行溶栓治疗的卒中患者应在发病后48小时内开始口服阿司匹林治疗150~300mg/d，急性期过后可改为预防剂量（50~300mg/d）。采用溶栓的患者应在24小时后服用，以免增加出血风险。不能耐受阿司匹林者可口服氯吡格雷75mg/d。

（6）抗凝治疗：目的在于防止血栓扩展和新血栓形成，长期卧床合并高凝状态或心房颤动时可采用，常用药物有华法林、肝素及低分子肝素等。

（7）外科或介入治疗：对于大脑半球的大面积脑梗死，可行开颅减压术和/或部分脑组织切除术；伴有脑积水者可行脑室引流；对于颈动脉狭窄>70%，或经药物治疗无效者可以选择颈动脉内膜切除术、血管成形术和血管内支架置入术。

（8）康复治疗：应早期进行，并遵循个体化原则，制订短期和长期康复治疗计划，分阶段、因地制宜地选择治疗方法。

2. 恢复期治疗　继续稳定患者的病情，积极控制原发病。恢复期患者的患侧肢体由迟缓性瘫痪逐渐进入痉挛性瘫痪，康复治疗是重要的治疗手段，可以有效减轻或避免患者肢体残障，提高存活质量。

 知识链接

5G 移动卒中单元

近年来，国内外学者高度重视急性脑卒中的院前诊疗管理能力提升，通过在救护车上配备小型移动CT、便携式检验及监护仪器、专业救护人员、远程通信等，构建"移动卒中单元"，将急性缺血性脑卒中的救治前移至卒中发生的现场，在"黄金时间窗"内实施精准快捷救治，显著提高了救治效率。2019年，我国第一个基于5G的移动卒中单元模式正式建成，此后全国各地相继建设5G移动卒中单元。这一重大突破实现了急性脑卒中及早救治，并为静脉溶栓和动脉取栓等治疗提供了快速精准指导并赢得了宝贵时间，代表我国急性脑卒中进入高效救治新模式。

【健康指导】

1. 疾病预防指导　对有发病危险因素或病史者，指导进食高蛋白、高维生素、低盐、低脂、低热量清淡饮食，多食新鲜蔬菜、水果、谷类、鱼类和豆类，保持能量供需平衡，戒烟、限酒；应遵医嘱规律用

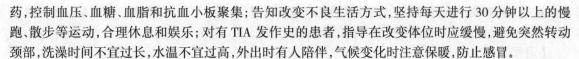

药,控制血压、血糖、血脂和抗血小板聚集;告知改变不良生活方式,坚持每天进行 30 分钟以上的慢跑、散步等运动,合理休息和娱乐;对有 TIA 发作史的患者,指导在改变体位时应缓慢,避免突然转动颈部,洗澡时间不宜过长,水温不宜过高,外出时有人陪伴,气候变化时注意保暖,防止感冒。

2. 疾病知识指导 告知患者和家属疾病的基本病因和主要危险因素、早期症状和及时就诊的指征,并定期复查。

3. 用药指导 患者常联合应用溶栓、抗凝、脑代谢活化剂等多种药物治疗。照护者应熟悉患者所用药物的药理作用、用药注意事项、不良反应和观察要点,遵医嘱正确用药;指导患者合理服用降压、降糖和降脂药物。

(1)溶栓和抗凝药物:应严格掌握药物剂量,监测出凝血时间和凝血酶原时间,观察有无黑便、牙龈出血、皮肤瘀点瘀斑等出血表现。密切观察症状和体征的变化,如患者原有症状和体征加重,或出现严重头痛、血压增高、脉搏减慢、恶心呕吐等,应考虑继发颅内出血,立即停用溶栓和抗凝药物,协助紧急进行头颅 CT 检查。

(2)甘露醇:注意观察用药后患者的尿量和尿液颜色,准确记录 24 小时出入量;定时复查尿常规、血生化和肾功能。

4. 康复指导 告知患者和家属康复治疗的知识和功能锻炼的方法,帮助分析和消除不利于疾病康复的因素,落实康复计划,并与康复治疗师保持联系,以便根据康复情况及时调整康复训练方案。

5. 鼓励生活自理 鼓励患者日常生活不过度依赖他人,主动从事力所能及的家务劳动;告知患者和家属功能恢复需经历的过程,使患者和家属克服急于求成的心理,耐心帮助和支持患者坚持锻炼,循序渐进。

【预后】

急性期病死率 5%~15%,致残率达 50% 以上。意识障碍较重并有脑干损害或严重肺部感染者预后较差。存活者中 40% 以上可复发,且复发次数越多病死率和致残率越高。

(二)脑栓塞

脑栓塞(cerebral embolism)是指各种栓子随血液进入脑动脉,使血管腔急性闭塞或严重狭窄,引起相应供血区脑组织发生缺血坏死及脑功能障碍的一组临床综合征,约占全部脑梗死的 1/3。

【病因和发病机制】

脑栓塞根据栓子来源不同,可分为三类:

1. 心源性 是本病最常见的原因,心房颤动是心源性脑栓塞最主要的原因。

2. 非心源性 如主动脉弓及其他大血管的粥样硬化斑块的脱落,少见的有肺部感染引起的脓栓塞、骨折所致的脂肪栓塞、癌栓塞、空气栓塞等。

3. 来源不明 少数病例不能明确栓子来源。

【临床表现】

1. 一般特点 任何年龄均可发病。多在活动中突然发病,常无前驱症状,局灶性神经缺失症状多在数秒至数分钟内发展到高峰,是所有脑血管病中发病最快者,多属完全性卒中。半数患者起病时有短暂的程度不同的意识障碍,当大血管及椎-基底动脉栓塞时,昏迷发生快且重。大多数患者有原发病的病史和临床表现。

2. 血管闭塞的临床表现 详见脑血栓形成。与脑血栓形成相比,脑栓塞易发生多发性梗死,容易复发和出血。

【辅助检查】

1. 头颅 CT 检查 可明确梗死的部位及范围,一般于 24~48 小时后可见低密度梗死区,如在低密度区中有高密度影提示为出血性梗死。

2. 心电图 心电图应列为常规检查,必要时可做超声心动图进一步确定心脏情况。

3. 其他 胸部 X 线检查、血常规、血培养等。

【诊断】

根据骤然起病,数秒至数分钟到达高峰,出现偏瘫等局灶性神经功能障碍,既往有栓子来源的基础疾病表现或病史,如心脏病、动脉粥样硬化、严重骨折等,基本可作出临床诊断。CT、MRI检查可确定脑栓塞的部位、数量及是否伴发出血,有助于明确诊断。

【治疗】

1. 脑栓塞的治疗　急性期和恢复期的治疗原则与脑血栓形成的治疗基本相同。主张抗凝及抗血小板聚集治疗,但合并出血性梗死时应停用,防止出血加重。及时调整血压,防治脑水肿。

2. 原发病的治疗　原发病的防治随疾病不同而异,其目的在于去除栓子来源,有利于病情控制和防止复发。

【健康指导】

告知患者及家属本病的常见病因和控制原发病的重要性。指导患者遵医嘱长期抗凝治疗,预防复发;在抗凝治疗中应定期门诊复查,监测凝血功能,及时在医护人员指导下调整药物剂量。其他详见本节"脑血栓形成"的相关内容。

【预后】

急性期病死率5%~15%,多死于严重脑水肿、脑疝、肺部感染及心力衰竭。半数患者可复发,复发者病死率更高、预后差。

四、脑出血

脑出血(intracerebral hemorrhage,ICH)是指非外伤性的脑实质内自发性出血,我国脑出血发病率为每年(60~80)/10万,急性期死亡率高达30%~40%。

(一)病因和发病机制

1. 病因　高血压合并小动脉硬化是最常见的病因;其次是动脉瘤和动静脉血管畸形;其他病因有血液病、梗死后出血、脑淀粉样血管病变、动脉炎、抗凝或溶栓治疗、脑肿瘤血管破坏等。

2. 发病机制　长期高血压导致脑细小动脉玻璃样变性或小动脉壁纤维样坏死,微小动脉瘤或微夹层动脉瘤形成,血压急剧升高时,动脉瘤破裂出血,血液进入脑组织形成血肿。非高血压性脑出血由于病因不同,发病机制各异。血液病、淀粉样血管病、脑肿瘤等患者较易发生多发性脑出血。约70%的脑出血发生在基底核的壳核及内囊区。出血形成的血肿和血肿周围脑组织受压、水肿明显,引起颅内压增高,重者形成脑疝。脑疝是各类脑出血最常见的直接致死原因。

(二)临床表现

好发于中老年患者,冬春季发病较多,男性略多见,多有高血压史。通常在体力活动和情绪激动时突然发生。临床症状常在数分钟至半小时内达高峰,常有头痛、呕吐、意识障碍、肢体瘫痪、失语、大小便失禁、脑膜刺激征等表现。常伴血压明显升高,部分有癫痫发作。临床表现主要取决于出血的量和出血部位,常见部位出血的表现如下:

1. 壳核出血　最常见,占脑出血的50%~60%,主要是豆纹动脉破裂所致。患者常出现病灶对侧偏瘫、偏身感觉障碍和同向性偏盲(三偏征);出血量小者(<30ml)临床症状较轻;出血量大者(>30ml)可有意识障碍,引起脑疝甚至死亡。

2. 丘脑出血　占脑出血的10%~15%。患者常有丘脑性感觉障碍,出现对侧偏身深浅感觉减退、感觉过敏和自发疼痛,且深感觉障碍明显,伴较轻的运动无力;丘脑性痴呆表现为记忆力和计算力下降,伴情感和人格障碍等。

3. 脑干出血　占脑出血的10%,绝大多数为脑桥出血。小量出血可无意识障碍,表现为交叉性瘫痪和共济失调性偏瘫等。大量出血(血肿>5ml)则迅速出现昏迷、四肢瘫痪、双侧病理征阳性、双侧针尖样瞳孔、中枢性高热、中枢性呼吸障碍、去大脑强直发作等,多于48小时内死亡。

4. 小脑出血　约占脑出血10%。轻者表现眩晕、呕吐、共济失调、眼球震颤、枕部疼痛等。重者病情十分严重,血液直接进入第四脑室,导致颅内压迅速增高、昏迷、枕骨大孔疝形成而死亡。

5. 脑室出血　占脑出血的3%~5%。多数病例出血量少,仅出现头痛、呕吐、脑膜刺激征,酷似蛛网膜下腔出血,预后良好。大量脑室出血,起病急骤,迅速出现昏迷、针尖样瞳孔,中枢性高热,预后极差。

6. 脑叶出血　占脑出血5%~10%,以顶叶出血最多,其次为颞叶、枕叶和额叶。顶叶出血时偏身感觉障碍较重；颞叶出血可有韦尔尼克失语、精神症状、癫痫；枕叶出血可有视野缺损；额叶出血主要表现为对侧偏瘫、运动性失语、尿便障碍、摸索和强握反射等。

（三）辅助检查

1. 头颅 CT 检查　是临床诊断脑出血的首选检查，可清楚显示出血的部位、出血量和占位效应等相关情况。新鲜血肿呈高密度影，边界清楚。

2. 头颅 MRI 检查　对急性期脑出血的诊断价值不如 CT，但对检出脑干和小脑的出血灶及显示血肿的演变过程优于 CT。

3. DSA 检查　可显示脑血管的位置、形态及分布等，易于发现脑动脉瘤、脑血管畸形及脑底异常血管网等脑出血的病因。

4. 脑脊液检查　脑脊液压力增高，血液破入脑室者脑脊液呈血性。脑出血重症依据临床表现可确诊者不宜进行此项检查，以免诱发脑疝。

5. 其他　包括血常规、血生化、凝血功能、心电图等，有助于了解患者的全身状态。

（四）诊断

诊断要点包括：①常见于中老年人，多有高血压病史，活动中或激动时突然发病；②迅速出现局灶性神经功能缺失体征和头痛、呕吐等颅内高压症状，常伴意识障碍；③头颅 CT 检查发现呈高密度血肿影。

（五）治疗

1. 急性期治疗　治疗原则是安静卧床，防止继续出血；积极治疗脑水肿，降低颅内压；调整血压，改善循环；加强护理，防治并发症等。具体治疗措施分为内科治疗和外科治疗。

（1）内科治疗

1）一般处理：宜就近治疗，尽量避免搬运，以免加重出血。安静卧床休息 2~4 周，避免情绪激动；保持呼吸道通畅，常规吸氧，及时吸痰，必要时行气管插管或气管切开；严密观察呼吸、血压、脉搏、神志和瞳孔变化；维持营养及水电解质平衡；做好皮肤、泌尿道护理，尿潴留者应予导尿，昏迷者应定时翻身，防治压疮发生。

2）降低颅内压：脑出血后脑水肿可使颅内压增高，甚至导致脑疝形成，是导致患者死亡的主要原因。积极控制脑水肿降低颅内压是急性期治疗的重要环节。常用 20% 甘露醇 125~250ml，快速静脉滴注，6~8 小时一次；可合用呋塞米 20~40mg，静脉注射，每天 2~4 次，二者交替使用；或用甘油果糖溶液 500ml，静脉滴注，3~6 小时滴完，每天 1~2 次。

3）调整血压：脑出血急性期血压比平时高，因脑出血后颅内压增高，血压升高是保证脑组织供血的代偿性反应。当颅内压下降时，血压也随之下降。因此，脑出血急性期一般不予应用降压药物，而以脱水降颅内压治疗为基础。急性期后，血压仍持续过高时，则系统应用降压药。

4）亚低温治疗：亚低温疗法是在应用肌松药和控制呼吸的基础上，采用降温毯、降温仪、降温头盔等进行全身和头部局部降温，将温度控制在 32~35℃。

5）并发症的防治：脑出血患者可能会出现肺部感染、中枢性高热、应激性溃疡、痫性发作、深静脉血栓和卒中后抑郁等并发症，应给予积极处理。

（2）外科治疗：壳核出血量≥30ml，丘脑出血≥15ml，小脑出血≥10ml，或合并明显脑积水，重症脑室出血，脑出血合并脑血管畸形、脑动脉瘤等血管病变，可考虑行开颅血肿清除、脑室穿刺引流、经皮钻孔血肿穿刺抽吸等手术治疗。

2. 康复治疗　脑出血后，只要患者生命体征平稳、病情稳定即应尽早进行康复治疗。

（六）健康指导

1. 疾病预防指导　指导高血压患者保持情绪稳定和心态平和，避免导致血压骤然升高的各种因素，如避免过度喜悦、愤怒、焦虑、恐惧、悲伤等不良心理和惊吓等刺激；建立健康的生活方式，保证充足睡眠，适当运动，避免体力或脑力过度劳累和突然用力；低盐、低脂、高蛋白、高维生素饮食；戒烟酒；养成定时排便的习惯，保持大便通畅。

2. 用药指导　告知患者和家属关于疾病的基本病因、主要危险因素和防治原则，遵医嘱正确服用降压药物，维持血压稳定。教会患者及家属测量血压的方法和对疾病早期表现的识别，发现血压异常波动或无诱因的剧烈头痛、头晕、晕厥、肢体麻木、乏力或语言交流困难等症状,应及时就医。

3. 康复指导 使患者和家属认识到坚持主动和被动康复训练的意义;教会患者和家属自我护理的方法和康复训练技巧,如向健侧和患侧的训练、桥式运动等肢体功能训练、语言和感觉功能训练等方法。

（七）预后

脑出血死亡率高约为 40%,脑水肿、颅内压增高和脑疝形成是致死的主要原因。脑干、丘脑和大量脑室出血预后较差。

五、蛛网膜下腔出血

蛛网膜下腔出血(subarachnoid hemorrhage,SAH)是多种原因所致脑底部或脑表面的病变血管自发性(非外伤性)破裂,血液直接流入蛛网膜下腔引起的一种临床综合征,又称原发性蛛网膜下腔出血。占所有急性脑血管病的 10% 左右。

（一）病因

1. 颅内动脉瘤 最常见(占 50%~80%),其中以先天性粟粒样动脉瘤为主,还可见高血压、动脉粥样硬化所致梭形动脉瘤、夹层动脉瘤等。

2. 脑血管畸形 约占 10%,主要是动静脉畸形(arterial venous malformation,AVM),多见于青年人。

3. 其他病因 有抗凝治疗后、颅内静脉血栓等。

（二）临床表现

但以中青年发病为多,老年人发病率相对较低。发病突然(数秒或数分钟内发生),多数患者病前有情绪激动、用力、排便、咳嗽等诱因。临床表现差异很大,轻者可以没有明显的临床症状和体征,重者突然昏迷并很快死亡。

1. 主要症状

（1）剧烈头痛:最常见,表现为突然剧烈头痛,呈胀痛或爆裂样,常持续难以缓解,可放射至枕或颈后部,伴恶心、呕吐、面色苍白、全身冷汗。病后 2 周头痛多逐渐减轻,若再次加重常提示再出血可能。

（2）意识障碍:可有不同程度意识障碍,以一过性意识障碍为主。少数重症患者昏迷深,可出现去大脑强直,甚至呼吸心跳停止而死亡。

（3）精神障碍:约 1/4 患者(特别是老年患者)在急性期有烦躁、谵妄、欣快、幻觉等症状,多在 2~3 周内消失。

2. 主要体征

（1）脑膜刺激征:发病后数小时出现,3~4 周后消失,表现为颈强直、克氏征和布鲁津斯基征阳性。

（2）眼底体征:20% 患者眼底出现视网膜前的玻璃体下片状出血,部分出现视盘水肿。

3. 并发症

（1）再出血:多见于起病后 4 周内,约 20% 的患者病后 10~14 天可发生再出血,是蛛网膜下腔出血主要的急性并发症和导致死亡的主要原因。

（2）脑血管痉挛:20%~30% 的蛛网膜下腔出血患者出现脑血管痉挛,主要表现为意识障碍、局限性神经体征如偏瘫等继发脑梗死表现,也是导致蛛网膜下腔出血患者死亡和致残的重要原因。

（3）脑积水:起病 1 周内部分患者可发生急性脑积水,轻者出现嗜睡、思维迟缓和近记忆损害,重者出现头痛、呕吐、意识障碍等,多随出血被吸收而好转。

（三）辅助检查

1. 头颅 CT 检查 是诊断蛛网膜下腔出血的首选方法,表现为蛛网膜下腔出现高密度影像。

2. DSA 检查 是确诊蛛网膜下腔出血病因特别是颅内动脉瘤最有价值的检查方法,可确定有无动脉瘤及血管畸形、查明出血原因、决定治疗方法和判断预后,是明确有无动脉瘤的诊断金标准。宜在发病后 3 天内或 3 周后进行,以避开脑血管痉挛和再出血的高峰期。

3. 脑脊液检查 腰椎穿刺进行脑脊液检查对确诊蛛网膜下腔出血最具诊断价值和特征性。肉眼观察脑脊液呈均匀一致血性。

（四）诊断

急骤出现剧烈头痛、呕吐、脑膜刺激征阳性、眼底玻璃体下片状出血,检查无局灶神经系统体征,应高度怀疑蛛网膜下腔出血。CT 检查证实蛛网膜下腔和脑池高密度出血影或脑脊液检查压力增高和血性脑脊液等,即可临床确诊。

（五）治疗

治疗目的是防治再出血、血管痉挛及脑积水等并发症,降低死亡率和致残率。

1. 一般治疗 脱水降颅内压、控制脑水肿、调整血压、维持水电解质和酸碱平衡、预防感染。

2. 防治再出血

（1）安静休息：绝对卧床 4~6 周,避免一切可引起血压和颅内压增高的因素,烦躁不安者适当应用地西泮、苯巴比妥等止痛镇静药。

（2）调节血压：去除疼痛等诱因后,如平均动脉压 >120mmHg 或收缩压 >180mmHg,可在血压监测下静脉应用短效降压药,保持血压稳定于正常或起病前水平。但要避免突然将血压降得过低。

（3）应用抗纤溶药物：抗纤溶药通过抑制纤维蛋白溶解原的形成,防止动脉瘤周围的血块溶解引起再出血。常用药物有 6- 氨基己酸、氨甲苯酸等。

3. 防治脑血管痉挛 蛛网膜下腔出血后早期使用尼莫地平能有效预防迟发性脑血管痉挛,常口服,每次 40~60mg,每日 4~6 次,连用 21 天。

4. 防治脑积水 病情轻者可给予口服乙酰唑胺 0.25g,每天 3 次,严重者可酌情选用甘露醇、呋塞米等药物,必要时行脑室穿刺外引流术或脑脊液分流术。

5. 手术治疗 属病因治疗,是有效防止再出血的最佳方法。

（六）健康指导

1. 预防再出血 告知患者保持情绪稳定对疾病恢复和减少复发的意义,使其了解遵医嘱绝对卧床并积极配合治疗和护理。指导家属关心、体贴患者,减轻患者的焦虑、恐惧等不良心理反应。日常生活指导见本节"脑出血"。告知患者和家属再出血的表现,发现异常,及时就诊。

2. 疾病知识指导 向患者和家属介绍疾病的病因、诱因、临床表现、应进行的相关检查、病程和预后、防治原则和自我护理的方法。应告知脑血管造影的相关知识,使患者和家属了解进行 DSA 检查以明确和去除病因的重要性,并积极配合。

（七）预后

蛛网膜下腔出血的预后与病因、出血部位、出血量、是否及时治疗等有关,总体预后较差,病死率达 45%。

（范新蕾 李 华）

第三节 帕 金 森 病

患者,男性,68 岁。5 年前无明显诱因出现右上肢疼痛及轻微震颤,静止时明显。2 年后右下肢亦出现震颤,伴有右膝关节疼痛,动作迟缓。近 1 年患者左侧上、下肢亦相继出现震颤,情绪紧张时加剧,入睡后消失,行走困难,步距小而蹒跚,生活不能自理。查体：慌张步态,头部与躯干前倾姿态,面具脸,吐字不清,流涎。四肢肌力正常,双手呈搓丸样动作,肌张力增高。

请思考：

1. 该患者有可能患了什么病?

2. 日常照护中应该注意哪些问题?

帕金森病（Parkinson disease，PD），又称震颤麻痹，是一种常见于中老年人的神经系统变性疾病，临床上以静止性震颤、运动迟缓、肌强直和姿势平衡障碍为主要特征。

一、病因和发病机制

本病的病因未明，普遍认为并非单一因素所致，目前研究主要集中在三个方面。

1. 年龄老化　帕金森病主要发生于中老年人，40 岁以前发病者甚少，提示年龄老化与发病有关。

2. 环境因素　动物实验发现 1- 甲基 -4- 苯基 -1，2，3，6- 四氢吡啶（MPTP）可导致多巴胺能神经元变性、坏死，故认为环境中 MPTP 类似物（工业或农业毒素）可能是帕金森病的病因之一。

3. 遗传因素　帕金森病在一些家族中呈聚集现象，家族性帕金森病患者存在第 4 号染色体长臂 4q21-23 的 α- 突触核蛋白基因突变。

脑内存在多条多巴胺递质通路，最重要的是黑质 - 纹状体通路，多巴胺和乙酰胆碱作为纹状体中两种重要的神经递质，功能相互拮抗又相互协调，二者间的动态平衡维持着人体神经环路的正常功能活动。由于帕金森病患者黑质多巴胺能神经元变性丢失，多巴胺含量显著降低，造成乙酰胆碱系统功能相对亢进，导致肌张力增高、动作迟缓等症状的发生。

二、临床表现

多在 60 岁后发病，男性略多于女性，起病隐匿，缓慢进展，逐渐加剧。

1. 静止性震颤　常为首发症状，从一侧上肢手指开始，呈节律性震颤。典型表现是拇指与弯曲的示指类似于"搓丸样"动作，节律为 4~6Hz。逐渐扩展到同侧下肢、对侧肢体、下颌和颈部。在安静或休息状态时出现或明显，进行随意运动时可减轻或停止，睡眠后消失，紧张或激动时加剧。

2. 肌强直　表现为屈肌和伸肌张力均增高，导致肢体强直，出现类似于弯曲软铅管的感觉，故称"铅管样强直"，合并震颤出现"齿轮样"肌强直。面肌强直使表情单一和瞬目动作减少，酷似"面具脸"。颈肌和躯干肌强直，形成特有的屈曲体态。

3. 运动迟缓　表现为随意运动减少、动作缓慢、笨拙、始动困难。早期因为臂肌及手指肌强直使手指精细动作障碍（如解纽扣、系鞋带、书写等困难），逐渐发展成全面性随意运动减少、迟钝，晚期因合并肌张力增高，导致起床、翻身均有困难。口、咽、腭肌运动徐缓，可表现语速变慢、语音低调；书写字体越写越小，呈现"小字征"。

4. 姿势步态异常　表现站立时身体前倾，肘、髋关节屈曲。行走时始动困难而缓慢，上肢协调摆动消失，步距小，一旦迈步，以碎步前冲，越走越快，躯干愈加前倾前屈，难以及时止步或转弯称"慌张步态"或"前冲步态"。有时行走中全身僵住，不能动弹，称"冻结"现象。

5. 其他症状　可有感觉障碍、自主神经功能紊乱、睡眠障碍、精神障碍，这些症状也是重要和常见的临床征象，有时可先于以上症状发生。

三、辅助检查

1. 生化检测　常规检查均无异常，可检测到脑脊液中高香草酸含量降低。

2. 影像学检查　CT、MRI 检查无特征性改变。采用 PET 或 SPECT 与特定的放射性核素检测，早期即可发现脑内多巴胺转运体功能降低。

3. 基因检测技术　应用 PCR、DNA 印迹技术、DNA 序列分析等在家族性帕金森病患者可能会发现基因突变。

四、诊断

根据中年以后发病，进行性加重的静止性震颤、肌强直、运动迟缓和姿势平衡障碍等典型症状和体征，结合对多巴胺治疗敏感即可诊断，但需与其他原因导致的帕金森综合征鉴别。

五、治疗

（一）治疗原则

1. 综合治疗　包括药物治疗、手术治疗、运动疗法、心理疏导及日常照护等，其中药物治疗为首选，且为帕金森病患者的主要治疗手段，手术治疗是药物治疗的一种有效补充。

2. 用药原则　以达到有效改善症状、提高工作能力和生活质量为目标，尽可能以最小剂量达到满意的临床效果。①提倡早诊断、早治疗。②药物治疗应遵循一般原则，也应该强调个体化特点，应根据患者的发病年龄、症状特点和疾病严重程度、有无共病、个人意愿及经济能力、药物不良反应等综合考虑，尽量避免、推迟、减少药物不良反应及运动并发症的发生。

（二）药物治疗

1. 抗胆碱能药物　可协助维持纹状体的神经递质平衡，适用于震颤明显的年轻患者，常用药物有苯海索，每次 1~2mg，每天 3 次口服。

2. 金刚烷胺　能促进纹状体内多巴胺的合成和释放，减少神经细胞对多巴胺的再摄取，可改善少动、强直等运动症状，对异动症有一定的治疗作用。每次 50~100mg，每天 2~3 次口服，末次应在下午 4 时前服用。

3. 复方左旋多巴　是治疗帕金森病最基本、最有效的药物，也是 65 岁以上、伴有认知功能障碍患者的一线用药。此类药物通过提高脑内多巴胺水平，使 DA-Ach 系统达到相对平衡而发挥治疗作用，对少动、强直、震颤均有较好疗效。常用药物有苄丝肼左旋多巴、卡比多巴、左旋多巴，初始剂量为 62.5~125mg，每天 2~3 次，根据病情增加剂量至疗效满意和不出现不良反应为止，餐前 1 小时或餐后 1.5 小时服药。

4. 多巴胺受体激动剂　能直接启动纹状体，产生与多巴胺相同的作用。能有效控制帕金森病运动和非运动症状，可以预防运动并发症发生。目前大多推荐非麦角类多巴胺受体激动剂为首选用药，常用药物有普拉克索、罗匹尼罗、吡贝地尔。

5. 儿茶酚 - 氧位 - 甲基转移酶抑制剂　通过抑制左旋多巴在外周的代谢，使血浆左旋多巴浓度保持稳定，并能增加其入脑量。一般与复方左旋多巴制剂合用，可改善其疗效，减轻症状波动。常用药物有恩他卡朋、托卡朋。

6. 单胺氧化酶 B 抑制剂　能阻止多巴胺的降解，增加脑内多巴胺的含量。与复方左旋多巴合用可增强疗效，改善症状波动。常用药物有司来吉兰、雷沙吉兰。

（三）手术及干细胞治疗

症状较重，且药物治疗无效、不能耐受药物治疗或在治疗中出现运动障碍者，可考虑外科手术治疗。目前常用的手术方法有苍白球、丘脑毁损术和深部脑刺激术。深部脑刺激术因其微创、安全和可控性高而作为主要选择。目前正在探索采用干细胞移植结合基因治疗的新疗法。

（四）中医、康复及心理治疗

中药或针灸和康复治疗作为辅助手段对改善症状也可起到一定作用。对患者进行语言、进食、走路及各种日常生活训练和指导，可改善生活质量，减少并发症。心理疏导与疾病教育也是帕金森病的重要综合治疗措施。

六、健康指导

1. 疾病知识指导　帕金森病为慢性进行性加重的疾病，后期常因压疮、感染、外伤等并发症而导致患者死亡。应帮助患者及家属掌握疾病相关知识和自我护理方法，制订切实可行的照护计划并督促落实。

2. 皮肤护理指导　患者因震颤和不自主运动，出汗多，易造成皮肤刺激和不舒适感，应勤洗勤换内衣，保持皮肤卫生；中晚期患者因运动障碍，卧床时间增多，应勤翻身、勤擦洗，防止局部皮肤受压，改善全身血液循环，预防压疮。

3. 活动与休息指导　鼓励患者维持和培养兴趣爱好，坚持适当的运动和体育锻炼，做力所能及的家务劳动等，可以延缓身体功能障碍的发生和发展，从而延长寿命，提高生活质量。患者应树立信心，坚持主动运动,如散步、打太极拳等,保持关节活动的最大范围;加强日常生活活动作训练,进食、洗漱、穿脱衣服等应尽量自理;协助卧床患者被动活动关节和按摩肢体,预防关节僵硬和肢体挛缩。

4. 用药指导　应告知患者及家属用药原则,所用药物种类、名称、剂型、用法、服药注意事项、疗效及不良反应的观察与处理。帕金森病常用药物的作用、可能出现的不良反应及用药注意事项见表 10-1。

表 10-1　帕金森病常用药物的作用、不良反应及注意事项

药物	作用	不良反应	用药注意事项
多巴丝肼 卡左双多巴控释片	补充黑质纹状体内多巴胺的不足	恶心、呕吐、便秘、眩晕、幻觉、异动症、开/关现象	需服药数天或数周才见效;避免嚼碎药片;最佳服药时间为餐前 1 小时或餐后 1.5 小时;避免与高蛋白食物一起服用;避免突然停药
普拉克索 吡贝地尔	直接激动纹状体,使之产生和多巴胺作用相同的药物效应,减少和延缓左旋多巴的不良反应	恶心、呕吐、眩晕、疲倦、口干、直立性低血压、嗜睡、幻觉与精神障碍	首次服药后应卧床休息;如有口干舌燥可嚼服口香糖或多喝水;避免开车或操作器械;有轻微兴奋作用,尽量在上午服药,以免影响睡眠
恩他卡朋	抑制左旋多巴和多巴胺的分解,增加脑内多巴胺的含量	恶心、呕吐、神志混乱、不自主动作、尿黄	与多巴丝肼一起服用
司来吉兰	阻止脑内多巴胺释放,增加多巴胺浓度	恶心、呕吐、眩晕、疲倦、做梦、不自主动作	有轻微兴奋作用,尽量在上午服用,以免影响睡眠;消化性溃疡患者慎用
盐酸苯海索	抗胆碱能药物,协助维持纹状体的递质平衡	恶心、呕吐、眩晕、疲倦、视物模糊、口干、便秘、小便困难	不可立即停药,需缓慢减量;闭角型青光眼及前列腺肥大者禁用
盐酸金刚烷胺	促进神经末梢释放多巴胺并阻止其再吸收	下肢网状青斑、踝部水肿、意识模糊	尽量在黄昏前服用,避免失眠;肾功能不全、癫痫、严重胃溃疡、肝病者禁用;哺乳期妇女禁用

5. 安全指导　①指导患者避免登高和操作高速运转的机器,勿单独使用煤气、热水器及锐利器械,防止受伤等意外;②避免让患者进食带骨刺的食物和使用易碎的器皿;③直立性低血压患者睡眠时应抬高床头,可穿弹力袜,避免快速坐起或下床活动,防止跌倒;④外出时需有人陪伴,尤其是精神智能障碍者其衣服口袋内要放置写有患者姓名、住址和联系电话的安全卡片或佩戴手腕识别牌,以防走失。

6. 照护者指导　①本病目前尚无根治方法,病程长达数年或数十年,家庭成员身心疲惫,经济负担加重,容易产生无助感。医护人员应关心照护者及家属,倾听他们的感受,理解他们的处境,尽力帮他们解决困难、走出困境,以便给患者更好的家庭支持。②照护者应关心体贴患者,协助进食、服药和日常生活的照顾。③督促患者遵医嘱正确服药,防止错服、漏服。④细心观察,积极预防并发症和及时识别病情变化。⑤当患者出现发热、外伤、骨折、吞咽困难或运动障碍、精神智能障碍加重时应及时就诊。

七、预后

本病若不经治疗,通常病后 10 年左右,可因严重肌强直、全身僵硬及各种并发症而导致死亡。

(范新蕾　李　华)

第四节 癫 痫

患者,男性,65 岁。近 2 年反复发作性四肢抽搐伴意识丧失。8 小时前四肢抽搐频繁发作,每次持续 15~20 分钟,伴尿失禁及舌咬伤;发作间期意识不清。既往脑梗死病史 10 余年,遗留右侧肢体活动障碍。头颅 CT 示左侧大脑半球软化灶。

请思考:

1. 患者有可能患了什么病?

2. 日常照护中应该注意哪些问题?

癫痫(epilepsy)是由多种原因导致的脑部神经元高度同步化异常放电引起的临床综合征,临床表现具有发作性、短暂性、重复性和刻板性的特点,可表现为运动、感觉、行为、自主神经、意识和精神状态等不同程度的紊乱,或兼而有之。每次发作或每种发作的过程称为痫性发作(seizure),反复多次发作所引起的慢性神经系统病症则称为癫痫。

一、病因和发病机制

1. 病因 癫痫不是独立的疾病,引起癫痫的病因非常复杂,根据病因学不同,可分为:

(1)症状性癫痫:又称继发性癫痫。由各种明确的中枢神经系统结构损伤或功能异常引起。老年人发作常见的病因是脑血管意外、脑肿瘤、代谢性疾病及变性病等。

(2)特发性癫痫:又称原发性癫痫,病因不明,未发现脑部存在足以引起癫痫发作的结构性损伤或功能异常,可能由基因突变和某些先天因素所致,与遗传因素密切相关。

(3)隐源性癫痫:临床表现疑似症状性癫痫,但目前的检查手段没有找到明确的病因。

2. 发病机制 癫痫的发病机制非常复杂,至今未能完全阐明。神经元异常放电是癫痫发病的电生理基础。目前痫性发作终止的机制尚未完全明了,可能与脑内各层结构的主动抑制作用有关。

二、临床表现

癫痫具有短暂性、刻板性、间歇性和反复发作性特征。

(一)部分性发作

是指源于大脑半球局部神经元的异常放电,包括以下三类:

1. 单纯部分性发作 发作时程短,一般不超过 1 分钟,发作起始与结束时均较突然,无意识障碍,又分为以下四型:

(1)部分运动性发作:表现为局限于一侧眼睑、口角、手或足趾的不自主抽动,也可波及一侧面部或一个肢体。

(2)部分感觉性发作:表现为局限于一侧口角、手指、足、面部、肢体或躯干等部位的发作性感觉异常,如麻木、刺痛等。

(3)自主神经性发作:表现为皮肤发红、苍白、出汗、心悸、瞳孔散大、肠鸣、腹痛、大小便障碍等。

(4)精神性发作:表现为各种类型遗忘症(如似曾相识、似不相识等)、情感异常(恐惧、忧郁、欣快、愤怒等)、错觉(视物变形、变大、变小,声音变强或变弱等)、复杂幻觉等。

2. 复杂部分性发作 占成人癫痫发作的一半以上,又称为精神运动性发作,有意识障碍,发作时对外界刺激无反应,以精神症状及自动症为特征,病灶多在颞叶,也称为颞叶癫痫。

3. 部分性发作继发全面性发作 单纯部分性发作可发展为复杂部分性发作,单纯或复杂部分性发作均可泛化为全面性强直阵挛发作。

（二）全面性发作

最初的症状学和脑电图提示发作起源于双侧大脑皮质，多在发作初期就有意识丧失。

1. 全面性强直 - 阵挛发作 以意识丧失、双侧强直发作后出现阵挛为主要特征。早期出现意识丧失、跌倒，随后的发作分为三期：

（1）强直期：表现为全身骨骼肌持续性收缩，眼球上窜或凝视，喉部痉挛，发出叫声，张口后突然闭合，可咬破舌头，头后仰，躯干先屈曲后反张，上肢上举后内收旋前屈曲，下肢屈曲后猛然伸直，持续10~20 秒后进入阵挛期。

（2）阵挛期：肌肉交替收缩与松弛，出现一张一弛的节律性抽动，阵挛频率逐渐减慢，最后一次在强烈阵挛之后，抽搐突然停止，持续 30~60 秒或更长，进入发作后期。

以上两期均伴有呼吸停止、发绀、瞳孔扩大、对光反射消失、血压升高、唾液及其他分泌物增多、口吐白沫等。

（3）发作后期：此期可有短暂阵挛，可引起牙关紧闭和舌咬伤，随后全身肌肉松弛，可出现大小便失禁。此时呼吸首先恢复，随后瞳孔、血压、心率渐恢复正常，意识逐渐清醒。从发作到意识恢复历时5~10 分钟。醒后常感头痛、全身酸痛和疲乏、嗜睡，部分患者有意识模糊。

2. 失神发作 主要见于儿童或青年，突然发生和迅速终止的意识丧失是失神发作的主要特征。

3. 强直性发作 表现类似全面性强直 - 阵挛发作强直期的全身骨骼肌持续性收缩，常伴有面色苍白等明显的自主神经症状。

4. 阵挛性发作 表现与全面性强直 - 阵挛发作中阵挛期相似。

5. 肌阵挛性发作 表现为快速、短暂、触电样肌肉收缩，可遍及全身，也可限于某一肌群，常成簇发生。

6. 失张力发作 表现为突然全身肌张力丧失，可致患者跌倒。

（三）癫痫持续状态

是指反复癫痫发作，发作之间意识未完全恢复，或一次癫痫发作持续 30 分钟以上未能自行停止。目前观点认为，如果患者出现全面强直阵挛性发作持续 5 分钟即应考虑癫痫持续状态。癫痫持续状态最常见原因为不规范的抗癫痫药物治疗（如自行停用抗癫痫药物），或因急性脑病、脑卒中、外伤、感染、肿瘤、精神紧张、过度疲劳及饮酒等导致。任何发作类型均可出现癫痫持续状态，其中全面性强直 - 阵挛发作持续状态在临床最为常见和危险，是神经科常见急症之一。

三、辅助检查

1. 脑电图（electroencephalograhpy，EEG） 是诊断癫痫最重要的辅助检查方法，有助于明确癫痫的诊断、分型和确定特殊综合征。常规脑电图能检测到约 50% 患者的痫样放电，24 小时长程 EEG 监测和视频脑电图使发现痫样放电的可能性大为提高，也有助于鉴别晕厥、短暂性脑缺血发作、猝倒、癔症等类似痫性发作的疾病。

2. 神经影像学检查 CT、MRI 应作为排除颅内器质性病变的常规检查，可确定有无脑结构异常，有时也可作出癫痫的病因诊断，MRI 更为敏感。

四、诊断

诊断程序应首先确定是否为癫痫，然后判定癫痫的类型和病因。详尽和完整的病史对明确癫痫发作的特征和临床表现形式至关重要，因而在癫痫的诊断、分型和鉴别诊断中都具有非常重要的意义。

五、治疗

目前仍以药物治疗为主。治疗目的为控制发作或最大限度地减少发作次数，长期治疗无明显不良反应，使患者保持或恢复其生理、心理和社会功能状态。

1. 病因治疗 有明确病因者应首先进行病因治疗，如脑肿瘤需行手术切除，中枢神经系统感染需行抗感染治疗等。

2. 发作时治疗　立即协助患者就地平卧；保持呼吸道通畅，吸氧；防止外伤及其他并发症；应用地西泮或苯妥英钠预防再次发作。

3. 发作间歇期治疗　服用抗癫痫药物。

（1）药物治疗一般原则：①确定是否用药：一般半年内发作 2 次以上者，一经诊断即应用药；首次发作或间隔半年以上发作 1 次者，应在充分告知后根据患者和家属意愿，酌情选择。②正确选择药物：根据癫痫发作类型和药物不良反应等情况选择药物，70%~80% 新诊断癫痫的患者可以通过服用一种抗癫痫药物控制发作。③药物的用法：用药方法取决于药物代谢特点、作用原理及不良反应出现规律等，因而差异很大。④严密观察药物不良反应：大多数抗癫痫药物都有不同程度的不良反应，应用抗癫痫药物前应检查肝肾功能和血尿常规，用药后还需监测。⑤尽可能单药治疗：抗癫痫药物治疗的基本原则是从小剂量开始，缓慢增量至能最大限度控制癫痫发作且无不良反应或不良反应很轻的最低有效剂量。⑥合理联合用药：应在尽可能减少不良反应的基础上，能最大限度控制发作。⑦增减药物、停药及换药原则：控制发作后应遵医嘱坚持服药，必须逐一增减，不宜随意减量或停药。一般全面性强直 - 阵挛发作、强直性发作、阵挛性发作完全控制 4~5 年后，失神发作停止半年后可考虑停药，且停药前应有缓慢的减量过程，1~1.5 年以上无发作者方可停药。

（2）常用抗癫痫药物：①传统抗癫痫药物：有卡马西平、苯妥英钠、丙戊酸钠、苯巴比妥、氯硝西泮等。强直性发作、部分性发作和部分性发作继发全面性发作首选卡马西平；全面性强直 - 阵挛发作、典型失神、肌阵挛发作、阵挛性发作首选丙戊酸钠。②新型抗癫痫药：有托吡酯、拉莫三嗪、加巴喷丁、奥卡西平、左乙拉西坦等，可单一药物用于治疗癫痫，或与传统抗癫痫药物联合应用等。

4. 癫痫持续状态的治疗　重点包括保证生命体征平稳、迅速控制发作、预防和控制各种并发症、针对病因治疗、支持和对症治疗等。发作控制后应给予维持治疗。

（1）对症治疗：保持呼吸道通畅，牙关紧闭者放置牙套；吸氧、吸痰，必要时行气管插管或气管切开；迅速建立静脉通道；予以心电和脑电的监测；关注血气和血液生化指标变化；查找并去除癫痫发作的原因与诱因等。

（2）控制发作：迅速终止发作是治疗癫痫持续状态的关键。①首选地西泮：地西泮 10~20mg，静脉注射，每分钟不超过 2mg，如果无效，半小时可重复 1 次。②地西泮加苯妥英钠：按上述方法如地西泮静脉注射有效后，将苯妥英钠 0.3~0.6g 加入生理盐水 500ml 中静脉滴注，速度不超过 50mg/min。③10% 水合氯醛：20~30ml 加等量植物油，保留灌肠，每 8~12 小时一次，适合肝功能不全或不宜使用苯妥英钠治疗者。④咪达唑仑具有起效快、使用方便，对血压和呼吸抑制作用比传统药物小的特点，有望成为治疗难治性癫痫持续状态的标准疗法。

（3）防治并发症：脑水肿者用 20% 甘露醇快速静滴；应用抗生素控制感染；高热患者予以物理降温；纠正代谢紊乱（如低血糖、低血钠、低血钙、高渗状态等）和酸中毒；加强营养支持治疗。

六、健康指导

1. 疾病知识指导　向患者和家属介绍疾病及其治疗的相关知识和自我护理的方法。患者应充分休息，环境安静适宜，养成良好的生活习惯，注意劳逸结合。给予清淡饮食，少量多餐，避免辛辣刺激性食物，戒烟酒。告知患者避免劳累、睡眠不足、饥饿、饮酒、便秘、情绪激动、强烈的声光刺激、惊吓、心算、阅读、书写、下棋、外耳道刺激、长时间看电视、洗浴等诱发因素。

2. 用药指导与病情监测　告知患者遵医嘱坚持长期、规律用药，切忌突然停药、减药、漏服药及自行换药，尤其应防止在服药控制发作后不久自行停药。如药物减量后病情有反复或加重的迹象，应尽快就诊。告知患者坚持定期复查。抗癫痫药物多数为碱性，饭后服药可减轻胃肠道反应，较大剂量于睡前服用可减少白天镇静作用。当患者癫痫发作频繁或症状控制不理想，或出现发热、皮疹时应及时就诊。

3. 安全防护　告知患者外出时随身携带写有姓名、年龄、所患疾病、住址、家人联系方式的信息卡。在病情未得到良好控制时，室外活动或外出就诊时应有家属陪伴，佩戴安全帽。患者不应从事攀高、游泳、驾驶等在发作时有可能危及自身和他人生命的工作。

七、预后

未经治疗的癫痫患者,5 年自发缓解率达 25% 以上,最终缓解率为 39%。约 80% 的患者用目前抗癫痫药物能完全控制发作,正规减量后,50% 以上的患者终生不再发病。

(范新蕾 李 华)

第五节 阿尔茨海默病

李先生,65 岁,大学文化,记忆力下降 2 年,加重 3 个月。患者 2 年前无明显诱因出现记忆力下降,以近记忆力下降为主,表现为说话重复,丢三落四,当时并不影响日常生活,无明显情绪改变,无精神行为异常。3 个月前患者自觉症状明显加重,日常生活受影响,简单工作也难以完成,时常迷路,睡眠较多,无语言障碍,无书写困难。患病以来患者精神尚好,食欲正常,大小便正常。既往高血压 13 年,最高 160/105mmHg,家族内无类似疾病患者。神经系统查体:记忆、执行、语言、视空间能力下降,余未见阳性体征。

请思考:

1. 李先生可能患了什么病?

2. 李先生的治疗方案有哪些?

3. 如何为李先生进行健康指导?

阿尔茨海默病(Alzheimer's disease,AD)也称老年痴呆,是一种起病隐匿、呈进行性发展的神经退行性疾病。阿尔茨海默病临床特征主要为认知障碍、精神行为异常和社会生活功能减退,严重影响着患者生活质量和生命安全,给患者家庭和社会带来极大的负担。

一、流行病学

阿尔茨海默病是老年期最常见的慢性疾病之一,一般 65 岁以前发病为早发型,65 岁以后发病为迟发型;有家族发病倾向为家族性阿尔茨海默病,无家族发病倾向为散发性阿尔茨海默病。世界卫生组织统计数据显示,全球 65 岁以上老年人群中阿尔茨海默病的患病率为 4%~7%,85 岁以上的老年人群中阿尔茨海默病的患病率可高达 20%~30%。

二、危险因素

阿尔茨海默病的发病与遗传、环境、年龄、性别等多种因素相关,控制血管危险因素及健康的生活方式可使痴呆的发病率下降。

1. 年龄因素 阿尔茨海默病的发病率随年龄增长而增高。据统计,年龄每增加 1 岁,患病率可增加 5%;年龄每增加 5 岁,患病率增加近 1 倍。

2. 性别因素 阿尔茨海默病患者以女性多见,男女之比约为 1:3,可能与老年女性雌激素水平下降有关。

3. 遗传因素 部分患者有明确的家族史,研究显示有多个基因与阿尔茨海默病的发病有关,其中载脂蛋白 E(ApoE)基因是老年型阿尔茨海默病的重要危险基因。

4. 血管因素 高胆固醇血症、高同型半胱氨酸血症、糖尿病、高血压等血管因素均可能是阿尔茨海默病的危险因素。

5. 生活方式及其他 独居、内向、吸烟、酗酒、不良饮食习惯、睡眠障碍、低受教育水平、头颅外伤、心理障碍、抑郁、肥胖是阿尔茨海默病的危险因素。

三、发病机制与病理生理

阿尔茨海默病的发病机制尚未明确,可能与以下因素有关:

1. β-淀粉样蛋白代谢异常 目前认为β-淀粉样蛋白的生成和清除失衡是神经元变性和痴呆发生的始动因素,可诱导tau蛋白过度磷酸化、炎症反应、神经元死亡等一系列病理过程。

2. 神经递质 阿尔茨海默病患者大脑中存在广泛的神经递质异常,包括乙酰胆碱系统、单胺系统化、氨基酸类及神经肽等。其中比较明显的是乙酰胆碱,随着疾病进展,阿尔茨海默病患者脑内乙酰胆碱水平迅速下降,而乙酰胆碱的缺乏与认知功能障碍密切相关。

3. 病理改变 患者的大体病理呈弥漫性脑萎缩,颞叶特别是海马区萎缩尤为明显,脑体积常缩小、重量减轻,可有脑沟增宽和脑室扩大。镜下可见淀粉样蛋白沉积形成老年斑和Tau神经元纤维缠结两大核心病理改变,这被称为目前阿尔茨海默病诊断的金标准,也是活体诊断生物学研究和阿尔茨海默病治疗及药物研究的重要方向。

四、临床表现

阿尔茨海默病通常隐匿起病,持续进行性发展。主要表现为认知功能减退和非认知性神经精神症状。目前的阿尔茨海默病分期包括两个阶段:痴呆前阶段和痴呆阶段。

1. 痴呆前阶段 此阶段又分为轻度认知功能障碍发生前期和轻度认知功能障碍期。阿尔茨海默病的轻度认知功能障碍发生前期没有任何认知障碍的临床表现或者仅有极轻微的记忆力减退,这个概念目前主要用于临床研究。阿尔茨海默病的轻度认知功能障碍期,主要表现为记忆力轻度受损,学习和保存新知识的能力下降,其他认知域,如注意力、执行能力、语言能力和视空间能力可出现轻度受损,但不影响日常基本生活能力,尚未达到痴呆的程度。此阶段非常类似老年人在生活当中的健忘现象,通常也不会引起患者和家属的过多关注,很多患者错过了干预的最佳时期而进入痴呆阶段。如果能够及时识别阿尔茨海默病早期症状,提早采取干预措施,就能够大大延缓疾病的进展。因此,提高大众及基层医务工作者对阿尔茨海默病的认识程度,争取做到早发现、早诊断、早干预,对于有效减轻患者生活障碍程度和家庭及社会的负担有着重要意义。

2. 痴呆阶段 即传统意义上的阿尔茨海默病,此阶段患者认知功能损害导致了日常生活能力下降,根据认知损害的程度大致可以分为轻、中、重三度。

(1)轻度:近记忆障碍常为首发及最明显症状,如经常丢失物品,看书读报后不能回忆其中的内容。常有时间定向障碍,患者记不清具体的年、月、日。计算能力减退,很难完成简单的计算,如100减7、再减7的连续运算。思维迟缓,思考问题困难,特别是对新的事物表现出茫然难解。人格改变,往往出现在疾病的早期,患者变得缺乏主动性,活动减少,对周围环境兴趣减少,情绪不稳,易激惹,可伴有轻度的焦虑和抑郁。此阶段如果家人没意识到这是一种疾病,就会导致患者被孤立、被误解、被忽视,致使老人长期独居,缺少陪伴,在被忽视的心理作用下,会加速疾病的进展。因此,医务工作者应该积极向公众普及阿尔茨海默病相关知识,及时发现轻度痴呆阶段患者,并帮助家属理解和正确对待患者的各种异常行为举止。

(2)中度:表现为日益严重的记忆障碍,包括远记忆力也受损,不能回忆自己的工作经历,甚至不知道自己的出生年月。有时因记忆减退而出现错构和虚构。除有时间定向障碍外,地点定向也出现障碍,容易迷路走失。言语功能障碍明显,继之出现命名不能、失认、失用等功能损害的表现。患者的精神和行为障碍也比较突出,情绪不稳,可伴有片段的幻觉和妄想,幻觉以幻视为多见,妄想以被窃妄想最常见,其次是嫉妒妄想;行为紊乱,常拾捡破烂、藏污纳垢,亦可表现本能活动亢进,当众裸体,有时出现攻击行为。到此阶段,患者不能独自生活,需要家属投入极大的体力和精力照料患者,在巨大的身心压力下,患者家属也会出现疲惫、焦虑、情绪低落的不良状态。

知识链接

黄手环行动

《中国老年人走失状况白皮书》显示,全国每年走失老人约 50 万,其中阿尔茨海默病患者就达到 28 万。阿尔茨海默病老人走失后,只有不到一半能顺利回家,约 10% 在走失的过程中死亡。而找回阿尔茨海默病老人的黄金时间只有 24 小时。

2012 年 9 月,中国人口福利基金会等机构,共同发起了帮助阿尔茨海默病患者安全回家的"黄手环行动"。通过为患病老人免费佩戴黄手环,并在其中附上老人的姓名、家庭住址、亲人联系方式等,以便随时关注并及时帮助阿尔茨海默病患者,当发现患者走失后能够及时报警或者护送回家。

（3）重度:记忆力、思维及其他认知功能皆严重受损。语言表达能力进一步退化,最终丧失语言功能。患者活动逐渐减少,并逐渐丧失行走能力,最终只能终日卧床,大、小便失禁。晚期患者可出现原始反射如强握、吸吮反射等。最明显的神经系统体征是肌张力增高,肢体屈曲。

阿尔茨海默病病程呈进行性,罕见自发缓解或自愈。一般经历 8~10 年左右,最后发展为严重痴呆,常因压疮、骨折、肺炎、营养不良等继发躯体疾病或衰竭而死亡。

五、辅助检查

1. 血叶酸、维生素 B_{12}、甲状腺功能检测　以排除由于叶酸、维生素 B_{12} 缺乏及甲状腺功能减退导致的痴呆。

2. 基因检测　致病突变基因及 ApoE4 有利于阿尔茨海默病的诊断。

3. 脑脊液检测　脑脊液 tau 蛋白或 p-tau 蛋白水平的增高和 Aβ1-42 的降低对阿尔茨海默病前驱期诊断的敏感性和特异性为 85%~90%,阴性结果的排除价值很好。

4. 头颅 CT 及 MRI 检查　除外颅内病因,显示颞叶内侧区域局部萎缩支持阿尔茨海默病诊断。

5. 神经心理量表检测　包括简易智能精神状态评测量表、蒙特利尔认知评估量表、日常生活活动能力量表等,以判断是否为痴呆及痴呆的程度。

六、诊断

根据 2020 年版《中国阿尔茨海默病痴呆诊疗指南》,该病的诊断要点为:①起病隐匿,进行性加重,出现工作及日常生活功能的损害;②以遗忘为主的认知损害,伴有非遗忘领域如语言、视空间、执行等功能进行性损害;③出现人格、精神活动和行为的异常改变。在作出阿尔茨海默病诊断前,须排除其他常见的老年期神经与精神障碍,如谵妄、老年期抑郁障碍、老年期精神病、中枢神经系统感染及炎症、血管性认知损害和变性病（如额颞叶痴呆、路易体痴呆）等,最终确诊有赖于病理学。

七、治疗及照护要点

阿尔茨海默病患者认知功能衰退治疗困难,综合治疗和照护有可能减轻病情和延缓发展。

（一）生活照护

医疗保健工作者、患者家属及周围人员对患者的理解、尊重、陪伴、关心关爱和帮助,对于患者建立自信心、减少对他人依赖、延缓疾病发展,都具有重要意义。要定期评估患者的认知状况和日常生活能力,提供以患者为中心的康复训练计划,最大限度地利用和保存患者的残留功能。对于轻度认知障碍患者,尽可能给予自我生活照料的机会,并进行生活技能训练,帮助维持和改善日常生活能力,如处理财务、乘车、做家务、使用家电等。当患者认知功能逐渐减退,日常生活能力降低时,应帮助其应对生活中的各种障碍,协助患者进行简单、有规律的生活自理,培养患者的自信心和安全感,陪同患者完成力所能及的任务,体会参与的乐趣。生活自理能力完全丧失的患者应专人护理,加强日常生活的照料和护理,如穿衣、进食、睡眠、沐浴、如厕等。

(二)认知训练

提供个性化的记忆康复训练,如认知刺激训练、学习训练、体育锻炼、音乐疗法、数独训练等,鼓励患者回忆过去的生活经历、参加力所能及的社交活动、编制日常生活活动安排表、参加益智游戏等,帮助改善和维持记忆功能。训练过程中,要注意维护患者的自尊,用足够的耐心和爱心照料患者,切忌使用刺激性的言语等。

(三)风险管理

为患者提供较为固定和安全的生活环境,居室内家具简洁、摆放固定,放置熟悉的个人物品、醒目的时间和定向标识,防止发生跌倒、烫伤、误服、自伤等意外事件。定期评估患者有无激越行为及严重程度,根据激越行为的类型给予相应干预措施。帮助建立家庭护理系统,为照护者提供预防走失等相关风险管理知识和信息。给患者制作并佩戴黄手环或胸卡等标识,并注明姓名、年龄、家庭住址、疾病名称、联系电话、联系人等,以便走失时方便他人及时联系照护者。痴呆患者应有专人看护,可佩戴位置定位器,避免让其独自外出。住院期间应加强巡视,随时掌握患者动态,做好床边交接班。

(四)药物治疗

1. 改善认知功能 ①胆碱酯酶抑制剂:多奈哌齐、卡巴拉汀、石杉碱甲等,主要提高脑内乙酰胆碱的水平,加强突触传递。②N-甲基-D门冬氨酸受体拮抗剂:美金刚能够拮抗N-甲基-D门冬氨酸受体,具有调节谷氨酸活性的作用,现已用于中重度阿尔茨海默病患者的治疗。③脑代谢赋活剂:如奥拉西坦等。④靶向治疗药物:如甘露特钠胶囊,是首个靶向脑-肠轴的阿尔茨海默病治疗新药,主要用于治疗轻度至中度阿尔茨海默病。

2. 控制精神症状 对于患者在疾病的发展过程中出现的精神症状,如幻觉、妄想、兴奋冲动、抑郁、激越、焦虑等,可给予抗抑郁药物和抗精神病药物,前者常用选择性5-羟色胺再摄取抑制剂,如氟西汀、帕罗西汀、西酞普兰、舍曲林等;后者常用不典型抗精神病药,如利培酮、奥氮平、喹硫平等。这些药物的使用原则是:①低剂量起始;②缓慢增量;③增量间隔时间稍长;④尽量使用最小有效剂量;⑤治疗个体化;⑥注意药物间的相互作用。

(五)支持治疗

重度患者自身生活能力严重减退,常导致营养不良、肺部感染、泌尿系感染、压疮等并发症,应加强支持治疗和对症治疗。

八、预防

由于目前阿尔茨海默病尚缺少有效的治疗手段,预防显得尤为重要。预防的主要内容包括:规范治疗高血压、高血糖、高血脂等疾病;避免吸烟、饮酒等不良生活方式;关心关爱老年人,为老年人提供更多的与家人及周围人群的沟通交流机会,鼓励老年人积极融入社会和家庭,帮助老年人保持良好心理状态,尽量避免老年人独居生活;加强适老社区建设,为老年人创造安全环境,鼓励老年人适当运动,为老年人创造适合的学习机会,加强智力锻炼。

思考题

1. 导致老年人头晕的常见原因有哪些?
2. 如何对头晕患者进行健康指导?
3. 急性脑血管病的分类有哪些? 如何早期识别?
4. 如何对脑血栓形成患者进行健康指导?
5. 帕金森病的主要临床特点有哪些?
6. 如何对帕金森病患者进行用药指导?

7. 如何对癫痫患者进行用药指导？
8. 如何救治癫痫持续状态患者？
9. 阿尔茨海默病的主要临床阶段是什么？
10. 如何对阿尔茨海默病患者进行健康指导？

（范新蕾）

第十一章　老年人常见眼耳鼻疾病与用药

第十一章
数字内容

　　1. 掌握老年性白内障的临床分型及皮质性白内障的临床分期；原发性急性闭角型青光眼临床表现、诊断及治疗原则；老年性黄斑变性的临床表现；老年性聋的临床表现和辅助检查；老年人鼻出血的常用止血方法。

　　2. 熟悉老年性白内障的治疗要点；原发性开角型青光眼的诊断及治疗原则；老年性黄斑变性的分型；老年性聋的治疗要点和健康指导措施；老年人鼻出血的常见原因。

　　3. 了解老年性白内障的手术方式；继发性青光眼的分类；老年性黄斑变性的治疗原则；老年性聋的病因和发病机制；老年人鼻出血的辅助检查。

　　4. 能够对老年性白内障、青光眼、老年性黄斑变性、老年性聋进行筛查并进行健康教育；能使用压迫法、填塞法对老年鼻出血患者进行止血。

　　5. 具有关爱老年患者、尊重患者、耐心细致、爱岗敬业的职业素养。

　　张女士，65岁，左眼渐进性视物模糊2年，加重2个月。

　　眼科检查：左眼视力眼前数指/10cm，右眼视力0.5，均不能矫正。左眼晶状体皮质混浊，可见虹膜投影；右眼晶状体混浊以周边皮质放射状混浊为主。双眼眼底模糊不清。

　　请思考：

　　1. 患者目前初步诊断为什么疾病？治疗要点有哪些？

　　2. 如何为张女士进行健康指导？

第一节　老年性白内障

　　白内障（cataract）是指晶状体混浊。老年性白内障又称年龄相关性白内障，是晶状体透明度减低或者颜色改变所导致的光学质量下降的退行性改变，多见于50岁以上的中、老年人，是最为常见的后天性白内障类型。该病常双眼同时或先后发病，程度可不一致。随年龄增长，发病率明显升高。根据晶状体混浊的部位不同，可分为皮质性、核性和后囊下三种类型。

一、病因及发病机制

本病病因较为复杂,是机体内、外多种因素对晶状体长期作用的结果。流行病学研究表明年龄、职业、紫外线、营养、代谢、遗传以及高血压、糖尿病、心血管疾病等均是其危险因素。老年性白内障的发病机制目前尚不十分明确,一般认为氧化损伤是白内障最早期改变,氧化作用可改变晶状体上皮细胞膜上 Na^+-K^+-ATP 酶的活性,将晶状体可溶性蛋白氧化水解为不溶性蛋白,引起晶状体内结构发生改变,最终导致晶状体混浊。

二、临床表现

双眼或单眼呈渐进性、无痛性视力下降;早期患者可有对比敏感度下降、眩光、单眼复视或多视等表现。

1. 皮质性白内障　是最常见的老年性白内障类型,按其病变发展分为 4 期。

(1)初发期:裂隙灯下见晶状体皮质内空泡和水隙形成。晶状体周边前、后皮质出现楔形混浊(图 11-1),呈羽毛状,尖端指向中央。早期周边的混浊未累及中央瞳孔区,一般不影响视力。

(2)膨胀期或未成熟期:晶状体混浊加重,呈灰白色,患者视力明显下降。因晶状体皮质吸水肿胀,体积增大,可将虹膜推向前,使前房变浅,可诱发急性闭角型青光眼。由于此期晶状体皮质层尚未完全混浊,虹膜瞳孔缘与混浊的晶状体皮质之间尚有部分透明皮质,用斜照法检查时,投照侧虹膜在深层混浊晶状体皮质上形成新月形阴影,称为虹膜投影,为此期的典型特点(图 11-2)。

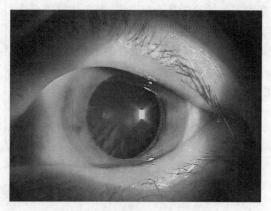

图 11-1　皮质性白内障初发期

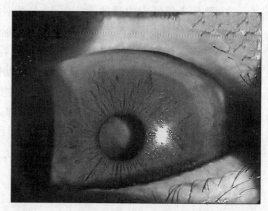

图 11-2　皮质性白内障膨胀期新月形虹膜投影

(3)成熟期:晶状体完全混浊,呈乳白色,视力降至手动或光感。皮质肿胀消退,前房深度恢复正常,虹膜投影消失,眼底不能窥及(图 11-3)。

(4)过熟期:成熟期持续时间过长,晶状体内水分持续丢失,晶状体体积缩小,囊膜皱缩,皮质溶解液化,晶状体核沉于囊袋下方,视力可突然提高。上方前房加深,虹膜失去支撑可出现虹膜震颤。此期液化的皮质渗漏到晶状体囊膜外,进入房水的晶状体蛋白可诱发晶状体过敏性葡萄膜炎。长期存在于房水中的皮质还可沉积于前房角,堵塞前房角,引起晶状体溶解性青光眼。此外,晶状体悬韧带常发生退行性变,可引起晶状体脱位或移位(图 11-4)。

2. 核性白内障　此型发病较早,进展缓慢。混浊开始于胎儿核或成人核,逐渐发展到成人核完全混浊。初期晶状体核呈黄色,逐渐变为棕黄色、棕黑色甚至黑色,散瞳后可见晶状体中央盘状混浊。早期由于核屈光力增强,可发生晶状体性近视,后期因晶状体核严重混浊,眼底不能窥入,视力极度减退。

3. 后囊下白内障　晶状体后囊膜下浅层皮质出现棕黄色混浊,为许多致密小点组成,其中有小空泡和结晶样颗粒,外观似锅巴状。由于混浊位于视轴,所以早期即出现视力障碍。后囊膜下白内障进展缓慢,后期合并晶状体皮质和核混浊,最后发展为完全性白内障。

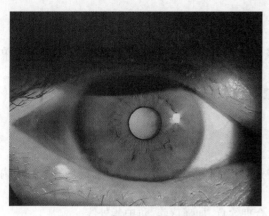
图 11-3 皮质性白内障成熟期

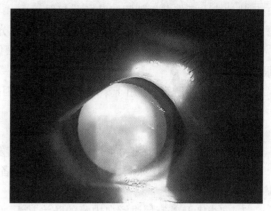
图 11-4 皮质性白内障过熟期

三、辅助检查

1. 视力、视野、眼压、角膜内皮细胞检查。
2. 裂隙灯显微镜、检眼镜检查,了解晶状体混浊的程度。
3. 眼电生理检查,可了解视网膜和视神经的功能。
4. 角膜曲率、眼部 A 超和 B 超检查、眼轴长度测量,可计算人工晶状体的度数。

四、诊断

1. 症状 无痛性、渐进性视力下降。
2. 体征 晶状体混浊。
3. 辅助检查 检眼镜或裂隙灯显微镜检查可见晶状体混浊。

当视力减退与晶状体混浊程度不相符合时,应当进一步检查,排除导致视力下降的其他病变,避免因晶状体混浊而漏诊其他眼病。

五、治疗

目前尚无有效的治疗药物,手术治疗仍然是各种白内障的主要治疗手段。通常采用在手术显微镜下施行的白内障超声乳化术或白内障囊外摘除联合人工晶状体植入术。

1. 手术适应证 ①视功能不能满足患者的需要,而手术后可提供改善视力的可能;②因晶状体混浊妨碍眼后节其他疾病诊断或处理时,也可行手术治疗,如视网膜脱离、糖尿病视网膜病变、眼内炎等;③有临床意义的屈光参差合并白内障存在时;④因晶状体引起其他眼部病变,如晶状体溶解、晶状体过敏、晶状体膨胀诱发的闭角型青光眼;⑤瞳孔区变白影响外观时,可在患者要求下施行白内障手术。

2. 手术禁忌证 ①患者不愿意手术,不能获得患者或其家属的知情同意;②患者的生活质量没有受到影响,或能够通过眼镜或者其他辅助装置获得患者需要的视力时;③不能期望手术提高视力,而没有其他摘除晶状体的指征;④患者同时患有其他严重疾病,不能安全地完成手术。

3. 术前检查 包括全身检查和眼部检查。

(1)全身检查:①血糖、血压的监测;②心、肺、肝、肾功能检查,确保可耐受手术;③血常规、尿常规、凝血时间检查。

(2)眼部检查:①视功能包括远视力、近视力、光定位、红绿色觉检查;②裂隙灯检查、检眼镜检查,记录角膜、虹膜、前房、视网膜以及晶状体混浊情况,排除眼部活动性炎症等病变;③其他特殊检查,包括眼压、角膜曲率以及眼轴长度测量、角膜内皮镜、眼电生理、眼部 B 超检查等。

4. 术前准备 包括术前冲洗结膜囊和泪道,散瞳剂散瞳等。

5. 手术方法 包括超声乳化白内障吸除术、白内障囊外摘除术等。

6. 白内障术后的视力矫正 白内障摘除后的无晶状体眼呈高度远视状态,为矫正视力可植入人工晶状体或术后佩戴框架眼镜及角膜接触镜。

（1）人工晶状体：人工晶状体为无晶体眼屈光矫正的最好方法，已广泛应用。

（2）框架眼镜：佩戴经济、方便，但如果单眼佩戴，可因物像不能融合而发生复视，故不能用于单眼白内障术后。

（3）角膜接触镜：可用于单眼白内障术后，但摘戴不方便，有继发角膜、结膜病变的隐患。

六、健康指导

1. 发现本病应积极进行治疗，以防并发症的发生。

2. 对有高血压、糖尿病、心脏病等基础疾病者，首先应积极控制和治疗基础疾病，而后择期行白内障手术。

3. 向患者及其家属讲解白内障的防治常识，注意合理饮食，加强营养，防护紫外线。

4. 慎用散瞳剂如阿托品，以免诱发急性闭角型青光眼急性发作。

第二节　青　光　眼

青光眼（glaucoma）是一组以视神经萎缩和视野缺损为共同特征的常见致盲性眼病，病理性眼压升高是其主要危险因素。眼压升高水平和视神经对压力损害的耐受性与青光眼视神经萎缩和视野缺损的发生和发展有关。青光眼有一定的遗传倾向，其导致的视功能损害不可逆转，若能及早诊治，大多数患者可避免失明。

正常眼压为 10~21mmHg，双眼眼压差应≤5mmHg，24 小时眼压波动范围应≤8mmHg。正常且稳定的眼压对保护视功能具有非常重要的作用，眼压过高或过低都将对眼组织和视功能造成严重影响。但是，高眼压并非都是青光眼，部分患者眼压虽已超过统计学正常上限，但长期随访并不出现视神经、视野损害，称为高眼压症。部分患者眼压在正常范围内，却发生了青光眼典型的视神经萎缩和视野缺损，称为正常眼压青光眼。因此，全面认识正常眼压及病理性眼压，对青光眼的诊断、治疗和预防都有十分重要的意义。

根据病因及发病机制、发病年龄等因素，临床上将青光眼分为原发性青光眼、继发性青光眼和先天性青光眼三大类。根据眼压升高时前房角的开放状态，原发性青光眼又分为闭角型青光眼和开角型青光眼。原发性闭角型青光眼又分为急性闭角型青光眼和慢性闭角型青光眼。

一、原发性闭角型青光眼

原发性闭角型青光眼是由于周边虹膜堵塞小梁网或与小梁网发生永久性粘连，引起房水外流受阻，眼压升高，造成视神经和视野损害的一类青光眼，它是所有青光眼类型中最常见的一种。根据眼压升高是骤然发生还是逐渐发生，原发性闭角型青光眼分为急性和慢性两种。

（一）原发性急性闭角型青光眼

原发性急性闭角型青光眼是因前房角的急性闭塞导致房水排出障碍，引起眼压急剧升高，并伴有相应症状和眼前节组织改变为特征的眼部疾病。多见于 50 岁以上中老年女性，双眼可同时或先后发病，与遗传因素有关。

【病因及发病机制】

1. 解剖因素　眼球局部解剖结构变异，包括浅前房、窄房角、眼轴较短、小角膜、晶状体较厚且位置相对靠前等，这些特征性眼部结构是导致眼压升高的解剖基础。

2. 诱因　情绪激动、长时间近距离用眼、暗处停留时间过长、局部或全身应用抗胆碱药物、过度疲劳等均可诱发本病的发生。

【临床表现】

典型的原发性急性闭角型青光眼临床上分为六期。

1. 临床前期　急性闭角型青光眼为双侧性眼病，一眼急性发作确诊后，另一眼即使没有任何临床症状，也可诊断为原发性急性闭角型青光眼临床前期。另外，部分患者在急性发作前，可以没有任何

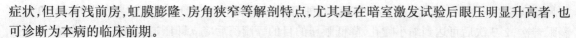

症状,但具有浅前房,虹膜膨隆、房角狭窄等解剖特点,尤其是在暗室激发试验后眼压明显升高者,也可诊断为本病的临床前期。

2. 先兆期 表现为一过性或反复多次的小发作。发作多出现在傍晚时分,突感雾视、虹视,可伴轻度眼痛、额部疼痛、鼻根部酸胀不适和恶心。上述症状历时短暂,休息后或自行缓解。查体可见睫状充血、角膜轻度雾状混浊、前房极浅、房角大范围关闭,瞳孔散大,对光反射迟钝,眼压升高,常在40mmHg以上。小发作缓解后,一般不留永久性组织损害。

3. 急性发作期

(1)症状:剧烈眼痛、头痛、畏光、流泪,视力急剧下降,常可降至眼前指数或手动,常有雾视、虹视,可伴有恶心、呕吐等全身症状。

(2)体征:①眼压急剧升高,达50mmHg以上;②球结膜水肿、睫状充血或混合充血;③角膜水肿呈雾状混浊,角膜后色素沉着;④前房变浅,房角关闭;⑤瞳孔呈竖椭圆形散大,对光反射迟钝或消失;⑥眼压恢复后,眼前段可遗留角膜后色素沉着、虹膜节段性萎缩、晶状体前囊下点状或片状白色混浊(青光眼斑),临床上称为青光眼三联征。

4. 间歇期 小发作自行缓解或经药物治疗后,房角大部分或全部重新开放,临床表现减轻或完全消失,不用药或仅用少量缩瞳剂即可将眼压维持在正常范围。但因本病瞳孔阻滞的解剖基础尚未解除,随时有可能再次发生急性发作。

5. 慢性期 多次小发作或急性大发作后,房角发生广泛粘连,小梁网功能也受到严重损害,表现为眼压中度升高,可达30~50mmHg,视力进行性下降;眼底检查可见青光眼性视盘凹陷,出现青光眼性视野缺损。

6. 绝对期 眼压持续性升高,导致眼组织特别是视神经严重破坏,视力已降至无光感;部分患者反复出现角膜水肿、知觉减退、顽固性眼痛。

【辅助检查】

1. 眼压测量 眼压升高。

2. 房角检查 房角的开放或关闭是诊断开角型青光眼或闭角型青光眼的依据,也是鉴别原发性青光眼和继发性青光眼的重要手段。可选用房角镜、眼前段超声生物显微镜、眼前节光学相干断层扫描仪检查。

3. 视野检查 视野改变是诊断青光眼的金标准。青光眼视野缺损的类型、发展方式及视野缺损与视盘改变的关系都具有一定特征性。

4. 视盘检查 青光眼视盘改变是诊断青光眼的客观依据。视杯扩大是青光眼视盘损害的重要特征。

【诊断要点】

1. 典型症状 眼痛头痛、视力骤降、恶心呕吐等。

2. 典型体征 眼压升高、角膜水肿、前房变浅、瞳孔散大、青光眼三联征等。

3. 辅助检查 视野检查、房角镜检查及眼前段超声生物显微镜检查等有助于青光眼的诊断和病情观察。

4. 暗室试验 对可疑患者可利用暗室试验进行检查。嘱被检查者先测一次眼压,然后在清醒状态下,暗室内静坐60~120分钟,在暗光下再测眼压,如测得的眼压比试验前所测眼压升高大于8mmHg,则说明该试验阳性,可诊断为青光眼。

【治疗】

治疗原则为迅速降低眼压,减少组织损害,积极挽救视力。先用药物降低眼压,开放前房角,眼压下降后及时选择适当的手术治疗,防止再次发作;如药物治疗未能将眼压降至正常,应尽早手术,对侧未发病眼如合并有前房浅、前房角狭窄,应及早行预防性手术。

1. 药物治疗

(1)拟副交感神经药(缩瞳剂):为治疗闭角型青光眼的一线用药。通过兴奋瞳孔括约肌,缩小瞳孔,解除周边虹膜对小梁网的阻塞,重新开放房角来降低眼压。常用药物为1%~4%毛果芸香碱滴眼液。急性发作时,每5分钟滴眼一次,共滴3次,然后每30分钟一次,共4次,以后改为每小时一次,如瞳孔括约肌未受损,一般用药 3~4 小时瞳孔即可缩小,可减量至一日 4 次。先兆发作时,每 30 分钟滴眼一次,2~3 次后可达到缩小瞳孔,降低眼压的目的。滴药后应立即压迫泪囊区 3~5 分钟,以免药液经泪道流入鼻腔吸收中毒。该药可引起眉弓疼痛、视物发暗、近视加深、头痛、出汗、胃肠道不适等副作用。

（2）β-肾上腺素能受体阻滞剂:通过抑制房水生成降低眼压。常用药物为 0.25%~0.5% 噻吗洛尔或 0.25%~0.5% 倍他洛尔滴眼液滴眼,每天 1~2 次。此类药物能减慢患者心率,对窦性心动过缓、心脏房室传导阻滞和支气管哮喘者禁用。

（3）碳酸酐酶抑制剂:通过减少房水生成降低眼压。常用药物为醋甲唑胺口服,25~50mg,每天 1~2 次,副作用主要表现为口周及手脚麻木,长期服用可引起代谢性酸中毒等。也可滴用 1% 布林唑胺滴眼液,每天 2 次,常见副作用为口苦及短暂性视物模糊等。

（4）高渗脱水剂:通过短期内提高血浆渗透压,使眼内水分进入血管,降低眼压。常用 20% 甘露醇注射液,1~2g/（kg·d）,快速静脉滴注。使用高渗剂后因颅内压降低,部分患者可出现头痛、恶心等症状,宜平卧休息。对年老体弱或有心血管疾病的患者,应注意呼吸及脉搏变化,防止意外发生。

2. 手术治疗　根据急性闭角型青光眼的临床分期不同,采用不同的手术方式。如前房角仍然开放或粘连范围小于 1/3 周,眼压稳定在 21mmHg 以下,可做周边虹膜切除术或激光虹膜周边切开术;如前房角粘连范围超过 2/3 以上,应用缩瞳剂后眼压仍超过 21mmHg,应做滤过性手术,以小梁切除术为代表;晚期青光眼疼痛难忍者,可选用睫状体冷凝术、透热术和光凝术。

3. 辅助治疗　全身症状严重者,可给予止吐、镇静、安眠药物,予以神经营养因子、钙离子通道阻滞剂、抗氧化剂等视神经保护治疗,局部滴用糖皮质激素减轻充血及虹膜炎症反应,为手术创造条件。

【健康指导】

1. 指导患者避免引起眼压升高的因素。如不宜长时间在暗处停留,忌烟、酒、浓茶等刺激性食物,一次饮水量不应超过 300ml,避免用力大便、咳嗽、打喷嚏、长时间低头或弯腰等动作,有青光眼病史的患者禁用阿托品类滴眼液或口服药等。

2. 指导患者学会自我监测,如出现眼胀眼痛、头痛、虹视、雾视、恶心、呕吐等,提示为青光眼的先兆,应立即就诊,及时治疗。

3. 积极宣传青光眼防治的意义,对 40 岁以上有青光眼家族史者定期进行检查,做到青光眼早发现、早治疗,尽可能保护其视功能。

（二）原发性慢性闭角型青光眼

原发性慢性闭角型青光眼是指由于周边虹膜与小梁网逐渐发生粘连,小梁网功能逐渐受损,房水外流受阻,眼压逐渐升高,最终导致视神经损害和视野缺损为代表的一类青光眼。

【病因及发病机制】

慢性闭角型青光眼也存在前房浅、房角窄等解剖结构变异,但程度较急性闭角型青光眼轻。房角窄是导致周边虹膜逐步与小梁网发生粘连的一个基本条件。另外,周边虹膜肥厚并向房角处堆积、虹膜在睫状体上的附着点靠前、睫状体前位等非瞳孔阻滞机制也参与了本病的发病过程。

【临床表现】

1. 症状　房角粘连和眼压升高进展缓慢。多数患者有反复发作的病史,发作时可有视物模糊、虹视及眼微胀等,冬季多见,经睡眠或休息后症状消失;约 1/3 的患者病程中无任何症状,直到视功能明显受损时才就医。

2. 体征　前房极浅,前房角狭窄、部分或大部分关闭,眼压多为中度升高,常在 40mmHg 以上。视盘在持续高眼压的作用下逐渐萎缩,形成病理凹陷。

3. 视野　首先出现生理盲点上下扩大,继之暗点延长形成弓形暗点或环形暗点、鼻侧阶梯状,周边视野向心性缩小,最终形成管状视野。

【诊断要点】

1. 周边前房浅,中央前房深度略浅或接近正常,虹膜膨隆不明显。

2. 房角为中度狭窄,有不同程度的虹膜周边前粘连。

3. 单眼发病者,非发病眼也有房角狭窄,或有局限性周边虹膜前粘连。

4. 眼压中等程度升高。

5. 眼底有典型的青光眼性视盘萎缩凹陷和视野缺损。

6. 眼前段无急性高眼压造成的缺血性损害体征。

【治疗】

对房角粘连范围不大的早期病例可采用缩瞳剂治疗,也可采用周边虹膜切除术或周边虹膜成形术。若房角已经发生广泛粘连,单用缩瞳剂眼压不能控制者,可行滤过性手术。

二、原发性开角型青光眼

原发性开角型青光眼,又称慢性单纯性青光眼,是指在前房角始终开放的情况下,眼压升高引起视盘萎缩和视野缺损的一种致盲性眼病。多数患者双眼发病,发病隐蔽,进展缓慢。部分患者单眼发病,只有当视力或视野损害影响到正常生活时,才引起重视,具有更大的危险性。发病率随年龄增高而升高,有家族遗传倾向。

【病因及发病机制】

病因及确切发病机制尚不十分清楚。组织学检查提示小梁网胶原纤维和弹性纤维变性,内皮细胞脱落或增生,小梁网增厚,网眼变窄或闭塞,施莱姆管壁内皮细胞空泡减少,细胞外及内皮下有基质沉着。此时,即使房角开放,房水外流也会受阻于小梁网 - 施莱姆管系统。

【临床表现】

1. 症状　双眼发病,起病隐匿,进展极为缓慢。早期多无明显的自觉症状,发展到一定程度时可出现轻度眼胀、视疲劳、雾视和头痛。中心视力一般不受影响,晚期视野严重受损时则出现行动受限和夜盲等症状。

2. 体征

(1)眼压:早期眼压不稳定,呈波动性升高,且波动幅度大,24 小时眼压测量较易发现眼压高峰和较大的波动值。

(2)眼前节:前房深浅正常或较深,虹膜平坦,房角开放。在双眼视神经损害程度不一致的患者可发现相对性传入性瞳孔障碍。

(3)眼底:①视盘凹陷进行性扩大和加深;②视盘上下方局限性盘沿变窄,可形成切迹,视杯 / 视盘(C/D)值增大,C/D>0.6;③双眼视盘凹陷不对称,C/D 差值 >0.2;④视网膜神经纤维层缺损,此改变早于视野缺损;⑤视盘上或周围可有浅表性线状出血。

3. 辅助检查结果

(1)视野缺损:是诊断青光眼和评估病情的重要指标。典型的早期视野缺损表现为孤立的旁中心暗点和鼻侧阶梯;随着病情进展,暗点相互融合、扩大形成弓形暗点、扇形暗点和环形暗点;晚期仅残存管状视野或颞侧视岛,最后残存视野消失。

(2)其他检查结果:获得性色觉障碍、视觉对比敏感度下降以及图形视网膜电图、图形视觉诱发电位等异常。

【诊断要点】

1. 眼压波动性升高　早期眼压并不是持续性升高,可进行 24 小时眼压测定,即在 24 小时内,每隔 2~4 小时测眼压 1 次,并做好记录。24 小时眼压波动应≤5mmHg,若≥8mmHg 则为病理状态,若波动在 5~8mmHg 为青光眼可疑,可进一步做激发试验明确诊断。

2. 眼底改变　C/D>0.6 或两眼 C/D 差值 >0.2,多视为异常,应结合其他临床特点做进一步检查。

3. 辅助检查　房角镜检查及眼前段超声生物显微镜检查可观察评价前房角结构,有助于明确青光眼诊断和选择治疗措施。视野、光学相干涉断层成像检查可了解视神经损害情况,反映病变损害程度。

【治疗】

开角型青光眼的治疗原则是通过控制眼压及视神经保护治疗,尽可能保存现有视功能。通过治疗使眼压维持在目标眼压水平或以下,通过监测视神经的结构和功能,确定有无进一步受损;如果病情恶化,应调整、确定更低水平的目标眼压。

1. 药物治疗

(1)常用药物:①前列腺素衍生物,如0.005%拉坦前列素、0.004%曲伏前列素滴眼液,通过增加葡萄膜巩膜途径外流而降低眼压;②β肾上腺素能受体阻断剂,如0.5%噻吗洛尔、0.25%倍他洛尔等滴眼液,通过抑制房水生成降低眼压;③α-肾上腺素能受体激动剂,如0.2%酒石酸溴莫尼定滴眼液,通过抑制房水生成和增加房水经葡萄膜巩膜途径外流而降低眼压;④拟副交感神经药,如1%毛果芸香碱,通过增加小梁网途径的房水引流;⑤碳酸酐酶抑制剂,如1%布林佐胺滴眼液,通过减少房水生成来降低眼压。

(2)用药原则:①先用低浓度,然后根据眼压波动情况,适当调整药物浓度;②当某单一药物不能控制眼压时,可改用其他药物,如仍不能控制眼压,则需两种药物联合应用;③拟前列腺素类药物作为一线用药;④促进房水排出的药物优于抑制房水生成的药物。

2. 激光治疗 如药物治疗不理想,可采用选择性激光小梁成形术。

3. 手术治疗 小梁切除术是最常用的手术方式。

4. 视神经保护治疗 钙离子通道阻滞剂如尼莫地平、硝苯地平,抗氧化剂如维生素C和E,植物药如银杏叶提取液、当归素、黄芩苷等有一定的视神经保护作用。

三、继发性青光眼

继发性青光眼是由于某些眼病或全身疾病,干扰或破坏了正常的房水循环,使房水流出通路受阻而引起眼压增高的一组特殊类型青光眼。继发性青光眼多累及单眼,一般无家族性。

1. 青光眼睫状体炎综合征 好发于青壮年男性,常为单眼发病,以反复发作的轻度前部睫状体炎及明显眼压升高为特征。典型病例呈发作性眼压升高,可达50mmHg以上。角膜上皮水肿,有少量灰白色羊脂状角膜后沉着物;房水轻度闪辉及少量细胞浮游;瞳孔轻度散大,对光反射迟钝;前房深度正常、房角开放、无虹膜后粘连。每次发作一般持续1~3周,常自行缓解,但易复发。滴用糖皮质激素滴眼液、0.25%~0.5%噻吗洛尔滴眼液、1%布林佐胺滴眼液可以缩短发作过程。

2. 虹膜睫状体炎所致继发性青光眼 虹膜睫状体炎未能有效控制,形成广泛的周边虹膜前粘连、瞳孔闭锁或瞳孔膜闭,造成房水流出障碍,导致眼压升高。急性期应及时散瞳,防止虹膜后粘连。一旦发生瞳孔闭锁、虹膜膨隆,应尽早行激光虹膜切开术或周边虹膜切除术。如房角发生不可逆性粘连,药物治疗不能控制眼压,可在炎症基本控制后行滤过性手术治疗。

3. 眼外伤所致继发性青光眼 眼球钝挫伤可导致眼球内出血、房角损伤或晶状体位置异常等眼内组织结构的改变,造成房水流出障碍,眼压升高,引起的青光眼。临床上常见的有房角后退性青光眼、溶血性青光眼、血影细胞性青光眼等。首先进行病因治疗,应用抗青光眼药物控制眼压,必要时行抗青光眼手术治疗。

4. 晶状体源性青光眼 由于晶状体膨胀、晶状体脱位、晶状体溶解等诱发的青光眼。治疗原则为晶状体摘除术,如房角已有广泛粘连,可考虑行白内障联合青光眼手术治疗。

5. 糖皮质激素性青光眼 长期眼部或全身应用糖皮质激素,可引起眼压升高,导致药物源性青光眼,临床表现与原发性开角型青光眼类似,糖皮质激素的应用史有助于鉴别。多数患者在停用糖皮质激素后眼压可以逐渐恢复正常,对于少数眼压仍然持续升高的患者,可以参照开角型青光眼的处理原则进行治疗。对临床需要长期糖皮质激素治疗的患者,则应密切观察眼压情况。

6. 睫状环阻塞性青光眼 睫状环阻塞性青光眼又称恶性青光眼,多见于各种内眼手术术后。由于晶状体或玻璃体与水肿的睫状体相贴而发生睫状环阻塞,使房水不能流入前房而向后逆流至玻璃体后或进入玻璃体腔,将晶状体虹膜隔向前推,使前房变浅,眼压升高。常于抗青光眼术后数小时至数月发病,前房消失或极浅,眼压极高,用常规抗青光眼治疗方法不能控制。应尽快滴用散瞳剂充分麻痹睫状肌,静脉滴注高渗脱水剂,口服醋甲唑胺,眼部和全身应用糖皮质激素。药物治疗无效时需及时考虑手术治疗。

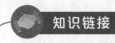

世界青光眼日

　　青光眼是全球第二位致盲性眼病。青光眼可以发生于任何年龄,其患病率随着年龄增长而增加。为宣传青光眼的防治知识、提高知晓率、加强对青光眼的预防意识,世界青光眼协会和世界青光眼患者协会在 2008 年共同发起将 3 月 6 日定为世界青光眼日。目的是通过各种宣传形式,告知青光眼发病的隐匿性,鼓励公众定期进行眼科检查,力争做到早发现、早治疗。

第三节　老年性黄斑变性

　　李女士,55 岁,双眼视物不清 3 个月,无眼红、疼痛、畏光、流泪。

　　眼科检查:右眼视力眼前数指 /10cm,左眼视力 0.5,均不能矫正。双眼晶状体透明,右眼视网膜下暗红色出血、硬性渗出,后极部见灰黄色病灶;左眼底后极部可见黄白色玻璃膜疣。

　　请思考:

　　1. 患者目前初步诊断为什么疾病?

　　2. 如何为李女士进行健康指导?

　　老年性黄斑变性是一种与年龄相关的致盲性、退行性眼底病变,其发病率随年龄增长而增加,又称年龄相关性黄斑变性(aged-related macular degeneration, ARMD)。患者可双眼先后或同时发病,视力呈进行性损害。该病是 50 岁以上人群常见的致盲性眼病之一,且发病率随年龄增长而增高。

一、病因及发病机制

　　本病为多因素致病,病因尚不完全明确,可能与遗传因素、代谢因素、营养因素和慢性光损伤等有关。

二、临床表现

　　根据临床表现和病理分为萎缩性老年性黄斑变性和渗出性老年性黄斑变性。

　　1. 萎缩性老年性黄斑变性　呈双眼对称性、缓慢性、进行性视力下降,伴视物变形。病理机制为进行性视网膜外层、色素上皮层、玻璃膜、脉络膜毛细血管萎缩变性。眼底检查见后极部色素紊乱,色素上皮下大小不一的黄白色玻璃膜疣。

　　2. 渗出性老年性黄斑变性　患者单眼突然出现中心暗点,视力明显下降,视物变形。病理机制为脉络膜新生血管形成引起的渗出、出血、瘢痕改变。眼底检查见后极部视网膜下出血、渗出,有时可见灰黄色病灶,或新生血管膜;神经上皮下或色素上皮下的出血呈暗红色,边缘略红,同时可有浅层鲜红色出血和融合性玻璃膜疣,晚期可见略隆起的白色斑块。

　　黄斑病变区扁平隆起,视网膜下渗出、半环形暗红色出血。病变区边缘环形黄白色脂性渗出。

三、辅助检查

　　光学相干断层扫描检查、荧光素眼底血管造影、吲哚菁绿脉络膜造影检查,可见脉络膜新生血管和渗漏。

四、诊断要点

发病年龄 >50 岁，双眼发病，视力缓慢减退。眼底检查见玻璃膜疣、色素紊乱、色素上皮萎缩、脉络膜新生血管、视网膜下或视网膜色素上皮下出血，伴黄白色渗出。

五、治疗

1. 萎缩型老年性黄斑变性　抗氧化剂药物可防止自由基对细胞的损害，保护视细胞，营养视网膜。抗氧化剂药物包括口服维生素 C、维生素 E、叶黄素、玉米黄素、类胡萝卜素、ω-3 长链不饱和脂肪酸等。

2. 渗出型老年性黄斑变性　尽早处理脉络膜新生血管，使脉络膜新生血管消退或萎缩。

（1）抗新生血管治疗：是目前治疗渗出性老年性黄斑变性的首选方式。可采用玻璃体腔注射抗血管内皮生长因子抑制剂或糖皮质激素抑制血管生长。

（2）光动力疗法：利用与脉络膜新生血管内皮细胞特异结合的光敏剂，在一定波长的光照下被激活后产生光氧化反应来杀伤内皮细胞，从而达到破坏脉络膜新生血管的作用。

（3）激光光凝术、经瞳孔温热疗法：采用激光封闭已形成的脉络膜新生血管，从而控制本病的进展；但不能阻止新的脉络膜新生血管形成，有一定的局限性，易复发。

六、健康指导

1. 戴深色墨镜，避免光损伤。
2. 养成良好生活习惯，戒烟限酒。
3. 服用抗氧化剂可一定程度上预防和改善本病。
4. 定期进行眼底检查，及早发现和治疗本病。

第四节　老年性聋

张先生，75 岁，双耳听力下降 5 年，加重伴双耳高声鸣响 1 年。既往有高血压、糖尿病史多年。纯音测听提示双耳感应神经性聋。

请思考：

1. 患者目前应考虑诊断是什么？
2. 如何为张先生进行健康指导？

老年性聋（presbycusis）又称年龄相关性听力损失，是与年龄相关的听力损失，其特征是进行性、不可逆的双侧对称性感音神经性听力下降，同时伴有言语识别能力下降。老年性聋发病率高，已成为听力残疾的首要因素。

一、病因及发病机制

本病是多种因素相互作用的结果，包括衰老、氧化损伤、遗传因素及环境因素；此外老年性聋的发生可能还与下列因素有关：

1. 噪声暴露　长期外部环境噪声是导致老年性聋的重要因素。

2. 耳毒性药物　老年人对药物的吸收、分布、代谢和排泄均发生改变，肝脏代谢、肾脏代谢和清除率下降，长期使用耳毒性药物可导致感音神经性聋。

3. 内耳的血管病变　动脉硬化是人类衰老的表现，也会影响听觉系统的血管，影响氧气交换，导致代谢障碍。

4. 饮食和相关因素 高脂血症引起血液黏滞度升高以及血小板聚集性增强,可导致毛细胞及支持细胞破坏,耳蜗神经及螺旋神经节退行性病变,造成内耳损伤。

二、临床表现

1. 听力下降 起病隐匿,进行性加重,一般双耳同时受累,亦可两耳先后起病,或一侧较重。主要表现为听力损失和言语识别能力下降。听力损失大多以高频听力下降为主,患者常常对鸟鸣、电话铃声、门铃声等高频声响极不敏感。言语识别能力下降往往是引起患者或家属注意的首发症状,甚至较听力下降更为严重,刚开始时仅出现于特殊环境中,如多人同时谈话或参加大型的会议时,后来逐渐发展为一般交谈亦感困难。

2. 耳鸣 多数患者伴有耳鸣,开始为间歇性,后逐渐发展为持续性。耳鸣多为高调性,如蝉鸣、哨声、汽笛声,部分患者表现为搏动性耳鸣,可能与合并高血压或动脉硬化有关。

3. 其他 由于听力下降,出现社交障碍,精神状态可不同程度受影响,甚至出现孤独、抑郁、反应迟钝等精神变化。

三、辅助检查

1. 耳镜检查 鼓膜无特征性改变,可有内陷、萎缩、钙化斑。

2. 纯音测听 感应神经性听力损失,部分患者由于鼓膜、听骨链随年龄老化而发生僵硬,故亦可合并传导性听力下降而呈现混合性聋,但仍以感音神经性聋为主。多先有高频听力下降,听力曲线有不同类型,如陡降型、缓降型、平坦型,偶有盆型、马鞍型及轻度上升型。

3. 阈上功能测试 双耳交替响度平衡试验和短增量敏感试验判断有无重振现象。耳蜗性听力损失者试验结果阳性。

4. 耳声发射 早期发现老年化过程中耳蜗的损害,也有助于鉴别耳蜗性和蜗后性老年性聋。

5. 言语测听 老年性聋多伴言语识别能力的降低,与听力下降程度常不一致。有些患者的纯音听力图仅提示轻 - 中度损害,而其言语识别率却明显下降;相反,有些患者言语识别率轻度降低,而纯音听力却明显下降。

四、诊断

60 岁以上老年人出现的双耳渐进性感音神经性聋,在排除其他病因以后,即可诊断为老年性聋。

五、治疗

因本病病因和机制复杂,目前尚无特效的治疗方法,主要是使用听觉辅助装置补偿听力损失。听觉辅助装置包括助听器、人工中耳、电子耳蜗的使用。早期佩戴助听器可尽早保护患者中枢神经系统的言语识别功能。药物治疗的目的主要是延缓老年性聋的发病进展,抗氧化剂药物对延缓听觉系统老化进程有一定的作用,营养神经、改善内耳微循环等药物对感音神经性聋亦有一定的治疗效果。

六、健康指导

1. 低盐、低脂饮食,戒烟酒,防治心血管疾病。

2. 避免接触噪声。

3. 避免应用耳毒性药物。

4. 注意劳逸结合,保持心情舒畅。

5. 改善脑部及内耳循环。

知识链接

听力辅助技术

　　听觉辅助装置包括助听器、人工中耳、电子耳蜗的使用。助听器是一种通过放大声音以改善听障患者声音感知能力的装置；人工中耳又称植入式助听器，是经手术植入效应器，将振动直接传递并驱动中耳或内耳上的植入元件，对于生活自理能力较差的老年患者尤其适用；电子耳蜗是把外界声音信号转变为电信号，直接刺激听神经纤维产生听觉，适用于重度、极重度或全聋的成人或小儿患者，在语言理解度方面优于助听器。

第五节　老年人鼻出血

　　张先生，65岁，右侧鼻腔出血3小时。3小时前，患者与家人争吵后突发右侧鼻腔出血，用纱布填塞后仍出血不止，伴心慌、呼吸急促。既往有类似出血病史，高血压病史10年。入院时：心率106次/min，血压155/90mmHg。

请思考：

1. 患者目前需要做哪些紧急处理？

2. 如何对该患者进行健康指导？

　　鼻出血（epistaxis）是临床常见症状之一，可单纯由鼻腔、鼻窦疾病引起，也可由某些全身疾病所致。轻者仅为涕中带血及滴血，严重者可为喷射性出血，导致失血性休克甚至危及生命。出血可发生于鼻腔任何部位，大多数发生于鼻中隔前下方的易出血区（利特尔出血区）。老年人鼻出血多来自于鼻腔后部的鼻 - 鼻咽静脉丛或鼻中隔后部的动脉，常因合并高血压、动脉硬化等基础疾病，鼻出血量相对较多且凶猛，不易止血。

一、病因及发病机制

（一）局部因素

　　1. 外伤　挖鼻、用力擤鼻、鼻骨骨折、鼻窦骨折等损伤鼻腔黏膜血管。鼻、鼻窦手术或经鼻插管等损伤黏膜或血管未及时发现或未妥善处理，均可引起鼻出血。

　　2. 炎症　各种鼻腔、鼻窦的感染均可发生黏膜病变损伤血管而出血。

　　3. 鼻中隔病变　鼻中隔偏曲、糜烂、穿孔等均可引起不同程度鼻出血。

　　4. 肿瘤　鼻腔、鼻窦及鼻咽部肿瘤溃烂出血，早期多表现为反复少量出血，晚期侵犯大血管可致大出血。

（二）全身因素

　　凡能引起动脉压或静脉压升高、凝血功能障碍或血管张力改变的全身性疾病均可发生鼻出血。

　　1. 心血管疾病　高血压、动脉粥样硬化、心力衰竭等。

　　2. 凝血功能障碍性疾病　各种血液病、服用抗凝药物、食物药物中毒等。

　　3. 急性传染病　流感、流行性出血热、麻疹、猩红热、疟疾、伤寒等。

　　4. 营养障碍或维生素缺乏　缺乏维生素C、维生素K、维生素P等。

　　5. 其他　遗传性毛细血管扩张症、内分泌失调、风湿热、肝肾慢性疾病等。

二、临床表现

　　单侧或双侧鼻腔出血，当出血量大或出血部位邻近鼻腔后部时，可向后流至后鼻孔，或再经对侧鼻腔流出,或经鼻咽部流至口腔吐出或咽下。出血量多少不一,轻者表现为涕中带血、滴血、流血。重者短时间内失血量达数百毫升,可有面色苍白、出汗、血压下降、失血性休克等。反复多次少量出血则可导致贫血。

三、辅助检查

1. 实验室检查　全血细胞计数、出血和凝血时间、凝血酶原时间、凝血因子等,以了解患者的全身情况。

2. 鼻腔检查　了解鼻出血的部位,进而选择适宜的止血方法。

3. 鼻咽部检查　待病情相对稳定后,可行鼻内镜检查,以了解鼻咽部有无病变。

四、治疗

鼻出血属于急诊。患者常因出血而情绪紧张和恐惧,应予以安慰,必要时镇静。根据出血部位及病因,选择不同的止血方法。

（一）局部治疗

1. 指压止血法　适用于出血量较少、出血部位在鼻中隔前下方易出血区的患者。压迫双侧鼻翼或将出血侧鼻翼压向鼻中隔 10~15 分钟,同时冷敷前额和后颈,以促使血管收缩减少出血。

2. 烧灼法　适用于出血量较少且出血点明确者。化学烧灼法常用 30%~50% 硝酸银或 30% 三氯醋酸。物理烧灼法用电凝、微波、射频等离子、冷冻或激光局部止血,应避免烧灼过深或同时在鼻中隔相对的两面烧灼以防止鼻中隔穿孔。

3. 填塞法　是最有效和最常用的鼻腔止血方法。适用于出血部位难以确定、出血较剧、烧灼法治疗无效或无相应条件者。临床常用填塞材料包括可吸收类和不可吸收类。可吸收材料有明胶海绵、纤维蛋白绵、可吸收高分子止血棉等。不可吸收材料有凡士林纱条、碘仿纱条、膨胀止血棉、止血气囊或水囊等。

（1）前鼻孔填塞法:对于少量弥漫性渗血者,采用前鼻孔填塞法,首选可吸收性填塞材料,避免对鼻黏膜造成损伤。填塞时一定要填充实,使填塞物对鼻腔出血部位产生一定的压力,才能达到止血的目的。凡士林纱条一般填塞 1~2 天,如同时使用抗生素,可延长至 3~5 天,否则有感染或局部压迫性坏死可能。如果填塞时间需要更长,可选用碘仿纱条。

（2）后鼻孔填塞法:对于出血部位在鼻腔后部且前鼻孔填塞无效者,可使用后鼻孔填塞法。先用凡士林纱条做成略大于后鼻孔的锥形纱球,用导尿管及缝线经口腔导入鼻咽部后鼻孔处固定,然后再行前鼻孔填塞。此法填塞时间一般为 3 天,抽取时可先松前鼻孔部分填塞物,观察有无活动性出血,然后再撤出后鼻孔栓子,后鼻孔栓子停留时间不超过 5 天。

4. 鼻内镜下止血术　该方法目前在临床已广泛应用,为鼻出血的检查、诊断和治疗提供了先进和准确的技术手段。鼻内镜下可精准找到出血点,同时在直视下行鼻腔填塞、射频等离子、激光、微波、高频电凝等手段完成止血治疗,具有损伤小、痛苦少、止血效果好的特点。

5. 血管结扎法　适用于严重出血且经反复前鼻孔填塞及内科治疗无效者,可选择相应的供血动脉结扎术。

6. 血管栓塞法　对于严重出血者如肿瘤或不明原因大出血的患者可采用此法。

（二）全身治疗

对于出血量大或行前、后鼻孔填塞的患者应视病情使用镇静剂、止血剂、抗生素、维生素等药物,必要时补液、输血、氧疗。老年患者注意纠正高血压及心、脑等重要脏器的功能状况。因全身性疾病引起鼻出血者应积极治疗原发病。

五、健康指导

1. 保持良好的心理状态,避免情绪激动,预防鼻出血再次发生。

2. 避免挤压碰撞鼻部,纠正挖鼻、用力擤鼻的不良习惯。

3. 注意温度、湿度变化,防止鼻腔干燥。

4. 选择富含铁、蛋白质、维生素食物,忌烟酒、辛辣食物,保持大便通畅。

5. 积极治疗原发病,高血压患者要遵医嘱规律服药,血液系统疾病患者要定期监测凝血功能。

思考题

1. 简述皮质性白内障的临床分期。
2. 简述急性闭角型青光眼的发病机制。
3. 常用的降眼压药物有哪几类?
4. 如何对老年性黄斑变性患者进行健康指导?
5. 老年性聋的临床表现有哪些?
6. 鼻出血的局部止血方法有哪些?

（徐　艳）

第十二章 常用急救技术

12章

第十二章
数字内容

 学习目标

1. 掌握心肺复苏术和海姆利希急救技术的操作流程和要领。
2. 熟悉心搏骤停的判断标准、复苏效果的判断、终止复苏的指标；老年人气道异物的表现。
3. 了解心搏骤停的常见原因；引起气道异物的危险因素。
4. 能快速识别心搏骤停、熟练进行现场心肺复苏并正确评价复苏效果；能够快速识别气道异物并正确实施海姆利希手法。
5. 具有敢于担当、沉着冷静、"争分夺秒"的急救意识。

第一节 心肺复苏术

 案例

李女士，65岁，如厕后感到胸闷不适，自行休息约5分钟后突然倒地，脸色苍白，呼之不应，胸廓无起伏，小便失禁。

请思考：

1. 该患者可能发生了什么急症？
2. 应该怎么做现场急救？

心肺复苏（cardiopulmonary resuscitation，CPR）是对各种原因所造成的心跳、呼吸骤停采取最初的急救措施，包括早期识别心搏骤停，及时启动紧急医疗服务体系，尽快帮患者重建循环和呼吸，保护脑功能，拯救生命。

由于心搏骤停多发生在医院外不同场所，由第一目击者开始复苏急救最为有效。因此，从事老年照护服务人员掌握复苏急救基本知识和技能，并向公众普及心肺复苏的知识与技术对挽救生命和提高复苏成功率更为重要。

一、心搏骤停

1. **概念及临床表现** 心搏骤停（cardiac arrest，CA）是指各种原因所致心脏有效射血功能突然停止,并随即出现意识丧失、呼吸停止、脉搏消失,是临床最紧急的危险情况。心搏骤停后 3 秒,患者会感到头晕;10~20 秒可发生晕厥或抽搐;30~45 秒可出现昏迷;60 秒后呼吸停止;4~6 分钟脑组织开始发生不可逆损害。

2. 心搏骤停的判断　心搏骤停的诊断要点:①突然意识丧失,呼之不应;②大动脉搏动消失;③呼吸停止或异常呼吸(如呈叹气样呼吸);④瞳孔散大;⑤面色苍白或转为发绀;⑥心电图示心室颤动、无脉性室性心动过速、心室静止、无脉心电活动。其中,前三项被称为心搏骤停"三联征"。

由于大动脉搏动消失有时难以判断,因此,非专业急救人员只要发现患者无反应、无呼吸或异常呼吸,就应视为心搏骤停,应立即开始心肺复苏,避免延误抢救时机。

二、基本生命支持流程

心肺复苏包括三个阶段:基本生命支持、高级生命支持和延续生命支持。基本生命支持是心肺复苏的初始急救技术,是指专业或者非专业人员在心搏骤停现场进行的徒手抢救,也称为现场心肺复苏术,又称徒手心肺复苏术。

现场心肺复苏要做到早期识别和呼救、早期心肺复苏、早期电除颤,包括 ABCD 四个步骤:即 A(airway)开放气道、B(breathing)人工呼吸、C(circulation)人工循环、D(defibrillation)除颤。为提高复苏质量,2010 年美国心脏协会(American Heart Association, AHA)心肺复苏指南将基本生命支持复苏顺序调整为 C-A-B-D。

三、心肺复苏术操作步骤

(一)检查判断

1. 环境安全　确保现场对施救者和患者都是安全的,如果环境不安全,立即将患者搬运至安全处或采取相应安全措施。将患者仰卧置于坚硬平坦的表面,使其头、颈、躯干平直无扭曲,双手放于躯干两侧。

2. 检查患者有无反应　操作者在患者一侧,拍患者双肩,大声呼喊患者(可大声喊"喂、喂,你怎么了?",注意轻拍重喊)。

3. 检查呼吸　快速检查患者是否有呼吸或不能正常呼吸(仅仅是喘息)。

4. 呼救　一旦初步判定患者神志昏迷,没有呼吸,则立即呼救,请旁人拨打"120"急救电话,启动急救医疗服务体系,并争取尽早获得一台自动体外除颤仪(automatic external defibrillator, AED)。

5. 判断患者有无颈动脉搏动　一手置于患者前额,使头部保持后仰,另一手在靠近抢救者一侧触摸颈动脉。可用示指及中指指尖先触及气管正中部位,男性可先触及喉结,然后向旁滑移2~3cm,在气管旁软组织深处轻轻触摸颈动脉搏动(图 12-1),检查时间至少 5 秒,但最多不超过10 秒钟。

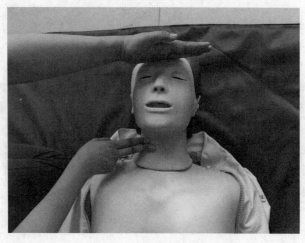

图 12-1　检查颈动脉搏动

如果判断患者脉搏消失、没有呼吸或不能正常呼吸,则按 C-A-B 程序从胸外心脏按压开始进行心肺复苏操作。

（二）胸外心脏按压

1. 按压部位　两乳头连线与胸骨交界处,或胸骨下 1/3 处。

2. 按压手法　施救者一手掌根部置于按压部位,另一手掌叠放其上,双手指相互紧扣,手指离开胸壁,身体前倾,肘关节伸直,与患者身体平面垂直,利用上身的重量垂直下压,然后放松,保证每次按压后胸廓完全回弹,按压与放松时间相等（图 12-2）。

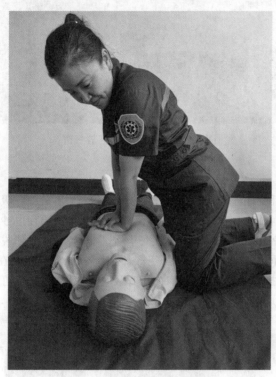

图 12-2　胸外心脏按压

3. 按压频率　100~120 次 /min,连续按压 30 次为一组。

4. 按压深度　成人 5~6cm。

下列情况可以视为胸外心脏按压的相对禁忌证:严重张力性气胸、重度二尖瓣狭窄、心脏胸膜置换术后、胸廓或脊柱严重畸形、心脏压塞、晚期妊娠、大量腹水等。

由于心肺复苏操作不正确,胸外按压部位和手的姿势不正确,用力过猛或老龄患者骨质松脆等原因,胸外心脏按压可能会导致肋骨骨折、胸骨骨折、血气胸、心包积血或压塞、肝脾破裂等并发症。

（三）开放气道

1. 清除气道内异物　如口腔内有异物或呕吐物,应将患者的头偏向一侧,用指套或纱布保护手指清除患者口中的异物、呕吐物等。

2. 开放气道方法

（1）仰头抬颏法:患者仰卧位,施救者将一手小鱼际置于患者前额,然后用手掌推动,使其头后仰;将另一只手的示指与中指放于下颌骨近下颏骨性部向上抬颏,使下颌尖、耳垂连线与地面垂直（图 12-3）。操作时不要压迫颏下软组织,以防压迫气道而造成使气道闭塞。

（2）托颌法:当怀疑患者有颈椎受伤时采用此方法,主要是为了避免搬动颈部而进一步损伤脊髓。患者仰卧,施救者位于患者头部,两手拇指置于患者口角旁,其余四指托于患者下颌部,保证颈部固定,用力使患者下颌向上抬起,至患者下齿高于上齿。

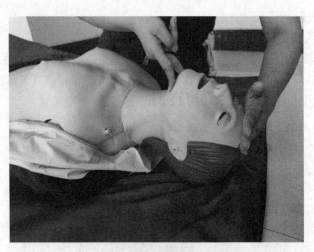

图 12-3　仰头抬颏法开放气道

（四）人工呼吸

放在前额的手用拇指和示指捏紧患者鼻子，正常吸一口气（不必深呼吸），立即用嘴唇封住患者的口周，使完全不漏气，向患者口腔内吹气。每次人工呼吸吹气时间要在 1 秒以上，应见到胸廓抬起，潮气量 500~600ml 为宜，避免过度通气。一次吹气完毕后，立即与患者口部脱离，抬起头部，放松捏鼻的手指，观察患者胸廓回复，同时再吸入一口新鲜空气，做下一次人工呼吸。在气道开放的前提下给予 2 次口对口人工呼吸。为了操作者安全，口对口人工呼吸时可使用面罩，也可先垫上一层薄的织物或消毒面膜进行防护（图 12-4）。

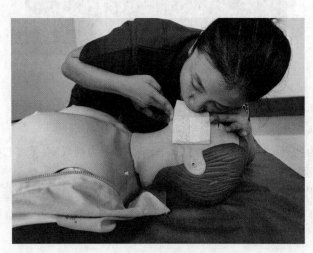

图 12-4　人工呼吸

（五）重复步骤

重复步骤（二）~（四），胸外心脏按压与人工通气比为 30：2，连续做 5 组为一个周期，大约 2 分钟，并检查一次脉搏。

（六）除颤

发生心搏骤停的最常见原因是心室颤动，室颤在数分钟内转为心室停搏，而除颤是治疗室颤最有效的方法。尽早除颤是患者存活的关键，每延迟 1 分钟存活率下降 7%~10%。对心脏骤停患者，应立即进行心肺复苏和尽早给予除颤。

四、复苏结果的判断

（一）复苏有效的指标

1. 大动脉搏动恢复。

2. 皮肤、黏膜、面色及口唇转为红润。

3. 瞳孔由散大到缩小，对光反射存在。

4. 神志改善，患者出现脑功能恢复迹象如眼球活动、睫毛反射甚至手脚开始抽动，肌张力恢复。

5. 自主呼吸出现。

（二）终止复苏的指标

经 30 分钟以上积极正规心肺复苏抢救后，仍无任何心电活动、自主循环不能恢复，可停止心肺复苏。淹溺、低温、电击和雷击、创伤与妊娠等特殊情况则应延长复苏时间。

第二节　气道异物梗阻的紧急处理

气道异物梗阻是指食物等异物误入气管、支气管，压迫气道或呛到咽喉部引起呛咳、呼吸困难，甚至窒息，是居家照护老年人常见的紧急情况，如不及时解除，数分钟内即可导致死亡。

一、危险因素

1. 生理因素　随着年龄的增长，咽喉管也和其他器官一样，在生理、形态及功能上发生退行性变化，引起吞咽功能的障碍、反射功能降低，不能有效避免异物进入气管。

2. 疾病因素　罹患脑卒中、认知障碍等疾病患者，可出现神经功能障碍引起吞咽困难。

3. 体位因素　长期卧床者，平卧于床上进食，食管处于水平位，若进食干燥食物或黏性食物，吞服时易黏附在喉部引起梗阻。

4. 常见诱因　气道异物梗阻常见的诱因包括：吞食大块难咽食物（如馒头、鸡蛋、排骨、汤圆等），饮酒后，戴义齿等。

二、临床表现

异物吸入气管时，患者感到极度不适，常不由自主地一手呈"V"字状紧贴于颈前喉部，不能发音，表情痛苦、满头大汗、皮肤发紫、呼吸急促、喘鸣，严重者可迅速出现意识丧失，甚至呼吸心跳停止。

三、急救方法

（一）成人腹部冲击法（海姆利希手法）

1. 意识清楚的患者　安置患者立位或坐位，救护者以前腿弓、后腿蹬的姿势站于患者背后，双臂环抱患者腰部，嘱咐患者弯腰、头部前倾（图 12-5）。一手握空心拳，拳眼抵于患者剑突与肚脐之间的腹中线部位，即腹正中线脐上 2 横指处；另一手握紧此拳，压紧腹部，快速向内、向上使拳头冲击腹部 4~6 次；反复冲击直到把异物排出（图 12-6）。如患者意识丧失，即开始心肺复苏。采用此法后，应注意检查有无危及生命的并发症，如胃内容物反流造成误吸、腹部或胸腔脏器破裂。

2. 意识不清的患者　安置患者仰卧位，头后仰。急救者骑跨于患者髋部。一手掌根置于剑突与肚脐之间的腹中部（腹正中线脐上 2 横指处），另一手直接放于该手手背，两手掌根重叠，压紧腹部（图 12-7）。快速向内、向上用力向腹部冲击 4~6 次。同时检查口腔有无异物排出，直至异物排出。

（二）自救腹部冲击法

患者本人可一手握拳，用拳头拇指侧顶住腹部脐上两横指处，用另一手再握紧拳头，用力快速向内、向上使拳头冲击腹部 4~6 次。如果不成功，患者应快速将上腹部抵压在一个硬质的物体上，如椅背、桌沿、走廊护栏，用力冲击腹部，直到把气道异物排出（图 12-8）。

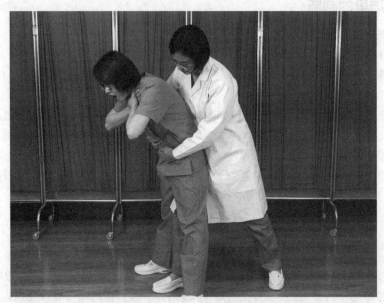

图 12-5 成人腹部冲击法姿势（意识清楚患者）

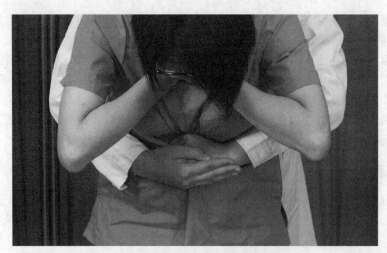

图 12-6 成人腹部冲击法（意识清楚患者）

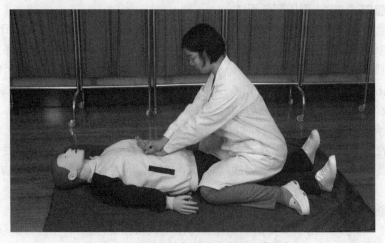

图 12-7 海姆利希急救法（意识不清患者）

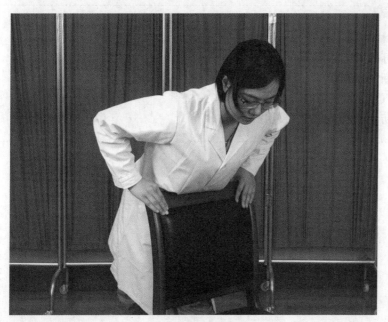

图 12-8 自救腹部冲击法

（三）胸部冲击法

适用于妊娠末期或过度肥胖者。救助者双臂无法环抱患者腰部,可用胸部冲击法代替海姆利希手法。救助者站在患者身后,把上肢放在患者腋下,将胸部环抱住。一只拳的拇指侧放在胸骨中线,避开剑突和肋骨下缘,另一只手握住拳头,向后冲压,直至把异物排出（图 12-9）。

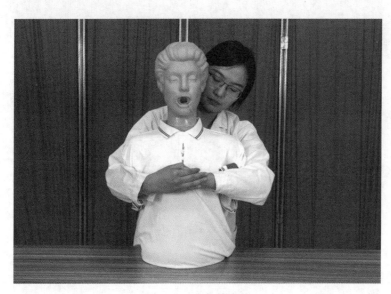

图 12-9 胸部冲击法

四、预防措施

气道异物梗阻的预防应注意以下几点:①将食物切成细块,细嚼慢咽,尤其是戴义齿者;②咀嚼或吞咽食物时,应避免大笑、讲话、行走或跑步;③避免酗酒。

思考题

1. 导致心跳呼吸骤停的原因有哪些?
2. 心肺复苏的流程是什么?
3. 如何判断复苏效果?
4. 老年人气道异物梗阻的急救方法有哪些?
5. 如何预防老年人气道异物梗阻?

（范新蕾）

参 考 文 献

［1］朱大年 . 生理学［M］. 9 版 . 北京：人民卫生出版社，2018.

［2］汪耀 . 实用老年病学［M］. 北京：人民卫生出版社，2014.

［3］胡秀英，肖惠敏 . 老年护理学［M］. 5 版 . 北京：人民卫生出版社，2022.

［4］杨俊卿，陈立 . 药理学［M］. 5 版 . 北京：人民卫生出版社，2022.

［5］葛均波，徐永健，王辰 . 内科学［M］. 9 版 . 北京：人民卫生出版社，2018.

［6］韩清华，孙建勋 . 内科学［M］. 8 版 . 北京：人民卫生出版社，2018.

［7］陈孝平，汪建平 . 外科学［M］. 9 版 . 北京：人民卫生出版社，2018.

［8］尤黎明，吴瑛 . 内科护理学［M］. 7 版 . 北京：人民卫生出版社，2022.

［9］李乐之，路潜 . 外科护理学［M］. 7 版 . 北京：人民卫生出版社，2022.

［10］王吉耀，葛均波，邹和建 . 实用内科学［M］. 16 版 . 北京：人民卫生出版社，2022.

［11］陈燕燕，赵佛容 . 眼耳鼻咽喉口腔科护理学［M］. 4 版 . 北京：人民卫生出版社，2018.

［12］杨培增，范先群 . 眼科学［M］. 9 版 . 北京：人民卫生出版社，2018.

［13］孔维佳，吴皓 . 耳鼻咽喉头颈外科学［M］. 3 版 . 北京：人民卫生出版社，2021.

［14］黎艳娜，王艺桥 . 我国老年人慢性病共病现状及模式研究［J］. 中国全科医学，2021，24（31）：3955-3962.